Avances recientes
en estimulación
cardíaca

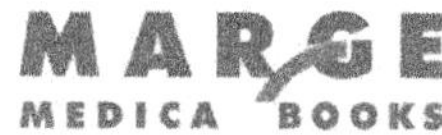

Avances recientes en estimulación cardíaca

Editor:
Dr. Lluís Mont i Girbau

Editor invitado:
Dr. José Martínez-Ferrer

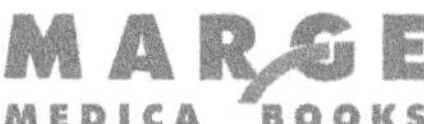

Colección: ARRITMIAS Y ESTIMULACIÓN CARDÍACA

AVANCES RECIENTES EN ESTIMULACIÓN CARDÍACA
Editor: Dr. Lluís Mont i Girbau
Editor invitado: Dr. José Martínez-Ferrer

1.ª edición 2009

© Copyright de esta edición: ICG Marge, SL

Edita
ICG Marge, SL
València, 558, ático 2.ª
08026 Barcelona (España)
Tel. +34-932 449 130
Fax +34-932 310 865
www.marge.es

Director editorial
Héctor Soler

Gestión editorial
Ana Soto
Laura Matos

Producción editorial
Estela Serrano
Miguel Ángel Roig

Colaboración editorial
Anna Palacios
Mercedes Lara

Impresión
Novoprint (Sant Andreu de la Barca, Barcelona)

ISBN: 978-84-92442-25-6
Depósito Legal:

Índice

Autores 9

Prólogo
L. Mont i Girbau y J. Martínez-Ferrer 13

Introducción
C. Moro Serrano 17

Capítulo 1
Modo de estimulación de elección en la disfunción sinusal. Cómo evitar
la estimulación ventricular
J. Martínez-Ferrer 23

Capítulo 2
Estimulación cardíaca permanente para el tratamiento y la prevención
de la fibrilación auricular
R. Ruiz-Granell y cols. 39

Capítulo 3
Modo de estimulación en pacientes ancianos, ¿bicameral o monocameral?
J. G. Martínez Martínez 51

Capítulo 4
Modo de estimulación de elección en pacientes con indicación de estimulación
y disfunción ventricular izquierda
I. García-Bolao y cols. 61

Capítulo 5
Estimulación en localizaciones alternativas. Tracto de salida de VD.
Haz de Bachmann's. ¿Existen evidencias de su utilidad?
J. Leal del Ojo González y cols. 77

Capítulo 6
Estimulación permanente en el haz de His
R. Barba Pichardo 89

Capítulo 7
Estimulación tras la ablación del nodo AV en pacientes con fibrilación auricular refractaria
L. Mont i Girbau y col. 109

Capítulo 8
Papel del marcapasos en el síncope neuromediado
A. Moya i Mitjans y cols. 123

Capítulo 9
Presente y futuro de la monitorización remota de los marcapasos
A. Hernández Madrid y cols. 137

Capítulo 10
Análisis y utilidad de los electrogramas almacenados
I. Fernández Lozano y cols. 153

Capítulo 11
Papel de la estimulación cardíaca en la miocardiopatía hipertrófica. ¿Tiene alguna utilidad?
A. Berruezo Sánchez y cols. 169

Capítulo 12
Prevención y manejo de las infecciones relacionadas con marcapasos
I. Anguera Camás y cols. 187

Capítulo 13
Implante de dispositivos en pacientes con anticoagulación y antiagregación
J. M. Tolosana Viú 203

Autores

Eduardo Alegría Barrero
Unidad de Arritmias
Departamento de Cardiología y Cirugía
Cardiovascular
Clínica Universitaria de Navarra
Facultad de Medicina
Universidad de Navarra
Pamplona

Concepción Alonso Martín
Unidad de Arritmias
Servicio de Cardiología
Hospital Universitari Vall d'Hebron
Barcelona

Ignasi Anguera Camás
Unidad de Electrofisiología y Arritmias
Servicio de Cardiología
Hospital Universitari de Bellvitge
L'Hospitalet, Barcelona

Rafael Barba Pichardo
Unidad de Arritmias y Marcapasos
Hospital Juan Ramón Jiménez
Huelva

Antonio Berruezo Sánchez
Unidad de Arritmias
Servicio de Cardiología
Institut Clínic del Tòrax (ICT)
Hospital Clínic Universitari de Barcelona
Barcelona

Víctor Castro Urda
Unidad de Arritmias
Servicio de Cardiología
Hospital Universitario Puerta de Hierro
Madrid

Eloy Domínguez Mafé
Unidad de Arritmias
Servicio de Cardiología
Hospital Clínico Universitario de Valencia
Valencia

Ignacio Fernández Lozano
Unidad de Arritmias
Servicio de Cardiología
Hospital Universitario Puerta de Hierro
Madrid

Juan M. Fernández Gómez
Unidad de Arritmias y Marcapasos
Hospital Juan Ramón Jiménez
Huelva

Ángel Ferrero de Loma Osorio
Unidad de Arritmias
Servicio de Cardiología
Hospital Clínico Universitario de Valencia
Valencia

Dolores García Medina
Servicio de Cardiología
Hospital Universitario de Valme
Sevilla

Roberto García Civera
Unidad de Arritmias
Servicio de Cardiología
Hospital Clínico Universitario de Valencia
Valencia

Ignacio García-Bolao
Unidad de Arritmias
Departamento de Cardiología y Cirugía
Cardiovascular
Clínica Universitaria de Navarra
Facultad de Medicina
Universidad de Navarra
Pamplona

Eduardo González Ferrer
Unidad de Arritmias
Servicio de Cardiología
Hospital Ramón y Cajal
Departamento de Medicina
Universidad de Alcalá
Madrid

Manuel González Correa
Servicio de Cardiología
Hospital Universitario de Valme
Sevilla

Antonio Hernández Madrid
Unidad de Arritmias
Servicio de Cardiología
Hospital Ramón y Cajal
Departamento de Medicina
Universidad de Alcalá
Madrid

Maite Izquierdo de Francisco
Unidad de Arritmias
Servicio de Cardiología
Hospital Clínico Universitario de Valencia
Valencia

José Julio Jiménez Nacher
Unidad de Arritmias
Servicio de Cardiología
Hospital Ramón y Cajal
Departamento de Medicina
Universidad de Alcalá
Madrid

Juan Leal del Ojo González
Servicio de Cardiología
Hospital Universitario de Valme
Sevilla

Marisa Gladys López
Unidad de Arritmias
Servicio de Cardiología
Hospital Ramón y Cajal
Departamento de Medicina
Universidad de Alcalá
Madrid

Alfonso Macías Gallego
Unidad de Arritmias
Departamento de Cardiología y Cirugía
Cardiovascular
Clínica Universitaria de Navarra
Facultad de Medicina
Universidad de Navarra
Pamplona

Vitelio Mariona Montero
Unidad de Arritmias
Servicio de Cardiología
Hospital Universitario Puerta de Hierro
Madrid

Ana M.ª Martín Arnau
Unidad de Arritmias
Servicio de Cardiología
Institut Clínic del Tòrax (ICT)
Hospital Clínic Universitari de Barcelona
Barcelona

Ángel Martínez Brotons
Unidad de Arritmias
Servicio de Cardiología
Hospital Clínico Universitario de Valencia
Valencia

Juan Gabriel Martínez Martínez
Unidad de Arritmias
Servicio de Cardiología
Hospital General Universitario de Alicante
Alicante

José Martínez-Ferrer
Unidad de Estimulación Cardíaca
Servicio de Cardiología
Hospital Txagorritxu de Vitoria
Vitoria

Roberto Matía Francés
Unidad de Arritmias
Servicio de Cardiología
Hospital Ramón y Cajal
Departamento de Medicina
Universidad de Alcalá
Madrid

M.ª Ángeles Mejías Alcaide
Unidad de Arritmias
Servicio de Cardiología
Hospital Ramón y Cajal
Departamento de Medicina
Universidad de Alcalá
Madrid

José M. Miró Meda
Servicio de Enfermedades Infecciosas
Instituto Clínico de Infecciones y
Dermatología (ICMiD)
Hospital Clínic Universitari de Barcelona
Barcelona

Lluís Mont i Girbau
Institut Clínic del Tòrax (ICT)
Hospital Clínic Universitari de Barcelona
Universitat de Barcelona
Barcelona

José Moreno Arribas
Unidad de Arritmias
Departamento de Cardiología y Cirugía
Cardiovascular
Clínica Universitaria de Navarra
Facultad de Medicina
Universidad de Navarra
Pamplona

Pablo Moriña Vázquez
Unidad de Arritmias y Marcapasos
Hospital Juan Ramón Jiménez
Huelva

Concepción Moro Serrano
Unidad de Arritmias
Servicio de Cardiología
Hospital Ramón y Cajal
Departamento de Medicina
Universidad de Alcalá
Madrid

Àngel Moya i Mitjans
Unidad de Arritmias
Servicio de Cardiología
Hospital Universitari Vall d'Hebron
Barcelona

Mercè Nadal Barangué
Institut Clínic del Tòrax (ICT)
Hospital Clínic Universitari de Barcelona
Universitat de Barcelona
Barcelona

Salvador Ninot Sugranyes
Servicio de Cirugía Cardiovascular
Institut Clínic del Tòrax (ICT)
Hospital Clínic Universitari de Barcelona
Barcelona

Luis Pastor Torres
Servicio de Cardiología
Hospital Universitario de Valme
Sevilla

Ricardo Pavón Jiménez
Servicio de Cardiología
Hospital Universitario de Valme
Sevilla

Amelia Peña Rodríguez
Servicio de Cardiología
Hospital Universitario de Valme
Sevilla

Rocío Picón Heras
Servicio de Cardiología
Hospital Universitario de Valme
Sevilla

Javier Quintana Figueroa
Servicio de Cardiología
Hospital Universitario de Valme
Sevilla

Nuria Rivas Gándara
Unidad de Arritmias
Servicio de Cardiología
Hospital Universitari Vall d'Hebron
Barcelona

Ricardo Ruiz-Granell
Unidad de Arritmias
Servicio de Cardiología
Hospital Clínico Universitario de Valencia
Valencia

Xavier Sabaté de la Cruz
Unidad de Electrofisiología y Arritmias
Servicio de Cardiología
Hospital Universitari de Bellvitge
L'Hospitalet, Barcelona

José María Tolosana Viú
Unidad de Arritmias
Servicio de Cardiología
Institut Clínic del Tòrax (ICT)
Hospital Clínic Universitari de Barcelona
Barcelona

Jorge Toquero Ramos
Unidad de Arritmias
Servicio de Cardiología
Hospital Universitario Puerta de Hierro
Madrid

José Venegas Gamero
Unidad de Arritmias y Marcapasos
Hospital Juan Ramón Jiménez
Huelva

Prólogo

El mundo de la estimulación cardíaca ha sufrido, en los últimos años, una revolución tecnológica de gran alcance. Durante un largo periodo de tiempo, se produjeron avances continuos en los dispositivos que facilitaron la forma de administrar la terapia de estimulación. Sin embargo, se trataba de mejoras cuantitativas, sin un cambio de fondo. Tras el advenimiento de los desfibriladores y, posteriormente, de la resincronización cardíaca, se ha producido un salto conceptual y cualitativo que nos ha obligado a replantearnos completamente el mundo de la estimulación cardíaca.

La presente obra, por tanto, pretende revisar algunos de estos temas novedosos; si bien es cierto que algunos de los capítulos de este libro hablan de conceptos y temas que están todavía en evaluación, su lectura puede contribuir a entender los límites del conocimiento actual y ayudar en la toma de decisiones, destacando aquello que es parte del conocimiento científico comprobado, junto con otros conceptos que son interesantes, pero que todavía no están suficientemente demostrados.

Otro hecho destacable es que los capítulos de esta obra han sido encargados a personas expertas en cada tema. Por lo tanto, no se trata de una mera revisión de la literatura, sino que los autores poseen una amplia experiencia personal, más allá de los datos publicados, a veces demasiado fríos y distantes, que no permiten, en ocasiones, dar el salto de la ciencia a la práctica diaria.

Entrando ya en la discusión de cada uno de los temas a tratar, el primer capítulo nos introduce en el concepto novedoso de la evitación de la estimulación ventricular. Una vez ha quedado claro que la estimulación en el ventrículo derecho produce desincronización eléctrica de los ventrículos, los distintos fabricantes han puesto especial empeño en desarrollar algoritmos que permitan evitar la estimulación innecesaria.

Otro tema que ha resultado muy polémico en los últimos años ha sido la contribución de la estimulación auricular a la prevención y tratamiento de la fibrilación auricular. El Dr. Ruiz Granell, quien posee una gran experiencia en el tema, discute la posible utilidad de los algoritmos de prevención y estimulación antitaquicardia. Éste es un tema complejo, puesto que muchos de los datos analizados provienen de estudios, en los cuales existía estimulación ventricular permanente, por lo que el posible beneficio de los algoritmos preventivos quedaría neutralizado por la estimulación ventricular.

El Dr. Juan Gabriel Martínez discute otro tema muy polémico como es la elección del modo de estimulación en los ancianos. Aunque la literatura sugiere que el beneficio de la estimulación biventricular es limitado, en la práctica diaria, la mayoría de cardiólogos preferimos una estimulación bicameral. Con la evidencia de que la estimulación en ventrículo derecho puede empeorar la disfunción ventricular, se ha creado una situación compleja, que obliga a menudo a valorar la necesidad de estimulación biventricular en pacientes con disfunción ventricular. El Dr. García-Bolao intenta guiarnos en el complejo tema de toma de decisiones.

A continuación el Dr. Leal y el Dr. Barba dedican sendos capítulos a la localización ideal del electrodo ventricular derecho. Ambos tienen una dilatada experiencia, el Dr. Leal en la estimulación septal y el Dr. Barba en la estimulación hisiana. Se trata de un tema apasionante, que sin duda abre nuevas expectativas en el mundo de la estimulación.

Otro asunto importante es el papel y el modo de estimulación tras la ablación del nodo AV en pacientes con fibrilación auricular refractaria. Aunque la posibilidad de realizar un aislamiento de venas pulmonares limita, en teoría, el número de pacientes candidatos a esta técnica, la realidad es que existen fracasos de la misma que requieren este tipo de intervención. En ellos, la elección adecuada de la forma de estimulación (unicameral o biventricular) condicionará de manera importante el futuro.

Para comentar la indicación de estimulación cardíaca en pacientes con síncope vasovagal contamos con la inestimable colaboración del Dr. Moya, que ha dedicado años al estudio de este problema. Es claro que algunos pacientes con síncopes recurrentes y pausas importantes se pueden beneficiar de la estimulación, sin embargo, sigue siendo muy difícil la toma de decisiones, particularmente en pacientes jóvenes y síncopes muy recurrentes.

Existe un campo relativamente nuevo que va a representar en los próximos años una ruptura en la forma de entender el seguimiento del paciente con dispositivos implantados. Para hablar de la monitorización remota de los dispositivos, hemos contado con la participación del Dr. Hernández-Madrid. Éste es un tema sin duda complejo que plantea dudas de responsabilidad legal del médico y que crea dificultades organizativas en los servicios, pero que es, sin duda, el mejor camino a seguir.

En la misma línea de mejora de las capacidades diagnósticas, el Dr. Fernández-Lozano nos habla del análisis y la utilidad de los electrogramas almacenados. Ésta es una herramienta disponible ya en un gran número de dispositivos de diversos fabricantes y que puede darnos mucha información. Sin embargo, requiere un mayor nivel de conocimiento y habilidad por parte de los médicos o técnicos encargados del seguimiento y, por ello, es una herramienta a menudo infrautilizada.

En el capítulo 11, el Dr. Berruezo analiza en detalle la utilidad de la estimulación cardíaca en los pacientes con miocardiopatía hipertrófica. Se trata de un tema sin duda polémico, pero en el que todavía existen visiones diversas en la valoración de su utilidad.

Finalmente, los dos últimos capítulos están dedicados a complicaciones de los dispositivos. El Dr. Anguera revisa el tema de las infecciones relacionadas con los marcapasos. Éste es un asunto de gran relevancia y gravedad. En particular, se considera que los implantes y recambios de marcapasos son intervenciones de bajo riesgo y, por ello, cualquier complicación supone una situación dramática, por lo inesperada, para el paciente. Lo cierto es que una endocarditis tras el implante de un marcapasos es una enfermedad, ocasionalmente, mortal. Por otro lado la morbilidad, los días de estancia hospitalaria y el sufrimiento que ocasiona al paciente son a menudo infravalorados; por eso, todo esfuerzo por evitar la infección es poco.

Otro aspecto especialmente dramático es la presencia de hematomas y hemorragias en relación con la anticoagulación y la antiagregación de los pacientes. Muchos de nuestros pacientes reciben hoy en día este tipo de terapias. Sin embargo, se debería extremar las medidas y los cuidados a la hora de realizar este tipo de intervenciones. Las consecuencias de un hematoma postimplante que obliga a suspender la anticoagulación pueden ser una trombosis protésica o una embolia. El Dr. Tolosana revisa a fondo las medidas a tomar y las pautas más recomendables.

Esperamos que este libro les resulte de lectura agradable y amena como lo ha sido para nosotros y que contribuya a clarificar algunos conceptos importantes sobre la estimulación cardíaca.

Dr. Lluís Mont i Girbau
Institut Clínic del Tòrax
Hospital Clínic
Universitat de Barcelona

Dr. José Martínez-Ferrer
Unidad de Estimulación Cardíaca
Servicio de Cardiología
Hospital Txagorritxu de Vitoria
Vitoria

Introducción

La Unidad de Arritmias del Hospital Clínico de Barcelona y el Hospital Txagorritxu de Vitoria promueven la edición de este nuevo libro sobre estimulación cardíaca. El momento es propicio para que los interesados en este tema encuentren no sólo un manual de formación, sino también un libro de consulta sobre los problemas que pueden aparecer en el día a día de estos dispositivos.

Digo que éste es un momento idóneo ya que, dada la imparable evolución de los conocimientos y de la tecnología, se hace necesario publicar nuevos libros sobre esta temática en el plazo máximo de un lustro. Y, dado que la última edición en nuestro país tiene ya cinco años de antigüedad, la presente obra es científicamente necesaria.

Los sistemas de estimulación cardíaca han evolucionado a un ritmo rápido e imparable a lo largo de la segunda mitad del siglo XX. De la función de estimulación ventricular sorda a los eventos eléctricos cardíacos, se pasó pronto a sistemas de estimulación con escucha de la señal eléctrica intracavitaria. Después aparecieron los sistemas bicamerales; la mejora en las baterías permitió una vida media de los generadores, cercana a los diez años y permitió, asimismo, incorporar herramientas diagnósticas en el marcapasos, es decir, una función de Holter. Varios capítulos de este libro se dedican a la estimulación mono y bicameral y a la utilidad de los electrogramas archivados por los marcapasos.

La sofisticación de los dispositivos no se detuvo ahí ya que pronto se pudieron ver, analizar e imprimir las señales eléctricas cardíacas y verificar la interpretación de los dispositivos implantados. Por ello, otra sección de la presente obra se ocupa de este importante tema.

La respuesta de la tecnología a los problemas que la clínica suscita es tan rápida que, en ocasiones, se adelanta a la evidencia científica. Me refiero, por ejemplo, a la antigua estimulación con generadores que empleaban baterías atómicas y que suponían una mayor longevidad de los dispositivos, pero a costa de comprometer con su radiación al paciente y a su entorno inmediato, por lo que pronto desaparecieron del mercado. También aludo a la más reciente estimulación para la prevención de las arritmias auriculares; un tema interesante, y de gran relevancia clínica, en el que las evidencias actuales son controvertidas, si bien se ha implementado en todos los dispositivos bicamerales de estimulación cardíaca. A este estudio se dedica un capítulo en el libro.

La evolución tecnológica de los marcapasos no se ha detenido nunca y la aparición de los desfibriladores cardioversores implantables supuso un nuevo hito en la utilización de la electricidad para tratar las taquiarritmias cardíacas en un sistema implantable miniaturizado. Este último paso, acaecido en la década de los setenta, supuso un gran adelanto en el área terapéutica. Los marcapasos servirían, así, para tratar las bradiarritmias cardíacas y otro dispositivo implantable, el cardioversor/desfibrilador, se ocuparía de las taquiarritmias. Aunque este tema colateral queda fuera del alcance editorial de este texto.

En los últimos diez años, el avance más relevante ha supuesto que se puede mejorar a pacientes seleccionados con insuficiencia cardíaca. Hablamos de la resincronización con estimulación biventricular. A este moderno y apasionante tema se dedican diversos capítulos en la presente obra.

No quisiera olvidar otro de los aspectos más novedosos y relevantes: éste consiste en incluir sistemas de monitorización hemodinámica en los dispositivos implantables de estimulación cardíaca, así como la posibilidad futura de implementar bombas de infusión de fármacos cardioactivos, en los mismos dispositivos.

Igualmente, otro campo de expansión y mejora ha sido el de seguimiento remoto por vía telemática de estos dispositivos. Un aspecto al que se dedica otro capítulo de este libro y que abre un nuevo y apasionante campo, en el que los profesionales deben encontrar la mejor manera de utilizarlo, para mejorar las condiciones del seguimiento clínico de sus pacientes.

La estimulación cardíaca, como no puede ser de otra manera, tiene planteados algunos retos. La tecnología trata de reproducir la perfecta fisiología que reparte, sincroniza y adapta a las necesidades biológicas la llegada del estimulo cardíaco. La estimulación en ápex de ventrículo derecho parece deletérea para la función cardíaca a largo plazo. Sin embargo éste es, hoy por hoy, el lugar convencional para la colocación de las sondas de estimulación en el corazón, en los marcapasos convencionales. Y aún no se ha encontrado ningún otro punto en el corazón, que suponga una alternativa superior y de más fácil colocación. Este tema de controversia es encarado en este libro, en dos de sus secciones.

Otra polémica actual recae en el concepto de estimulación fisiológica. Con la aparición de los sistemas doble cámara que incorporan escucha y estimulación en cámara auricular y ventricular, para preservar la sincronía de contracción aurículo-ventricular, se pensó que ésta sería la fórmula perfecta, ya que era la más parecida a la activación eléctrica fisiológica o normal. Sin embargo, hoy los marcapasos bicamerales implementan algoritmos programables que minimizan la estimulación ventricular, a favor del ritmo espontáneo del paciente.

Hay otros aspectos prácticos en la estimulación cardíaca que no han sido olvidados en este libro, como son la prevención y tratamiento de las infecciones de los implantables; la forma más adecuada de estimulación cardíaca en el anciano; la actualización en el manejo de los pacientes anticoagulados en el momento del implante o el recambio del generador con batería agotada.

Para finalizar, queremos destacar el hecho de que los marcapasos son, actualmente, unos dispositivos implantables del tamaño de una caja de cerillas; pequeñas maravillas tecnológicas, en cuanto a las herramientas diagnósticas y terapéuticas que incorporan. Su complejidad técnica y sus muchas posibilidades programables constituyen un reto para el médico que los utiliza, que cada día necesita renovar sus conocimientos para hacer un uso correcto de ellos.

Esta introducción no pretende ser una enumeración de capítulos, pero es de justicia reconocer que todos ellos, aun los que no he citado explícitamente, me parecen eminentemente prácticos y útiles, cubriendo los aspectos más importantes de los marcapasos.

Por el interés y la inteligencia del lector, así como por la claridad y sencillez en los conceptos expuestos en esta obra (realizada por autores de gran experiencia), confío plenamente en que se conseguirá el objetivo planteado al editarla, que es mejorar la calidad de la estimulación cardíaca.

CONCHA MORO SERRANO
Profesora titular de cardiología
Universidad de Alcalá
Madrid

Avances recientes en estimulación cardíaca

Capítulo 1

Modo de estimulación de elección en la disfunción sinusal. Cómo evitar la estimulación ventricular

J. Martínez-Ferrer

Unidad de Estimulación Cardíaca
Servicio de Cardiología
Hospital Txagorritxu de Vitoria
Vitoria

Dirección para correspondencia
Hospital Txagorritxu de Vitoria
Dr. J. Martínez-Ferrer
Josebautista.martinezferrer@osakidetza.net

La enfermedad del nodo sinusal (ENS) es una entidad sindrómica, frecuentemente adquirida, que engloba diferentes alteraciones del ritmo auricular. Las más características son: la bradicardia sinusal patológica; el síndrome bradicardia-taquicardia; las pausas sinusales (bien sea por ausencia de génesis del impulso eléctrico o por bloqueo de salida desde el nodo); las alteraciones del cronotropismo sinusal y determinados tipos de fibrilación o *flutter* auricular.[1] Su prevalencia es muy alta, afectando a más del 0,17 % de los sujetos asintomáticos de más de 50 años (datos obtenidos sin la utilización de Holter de 24 horas).[2]

Las alteraciones del funcionamiento del nodo sinusal pueden englobarse en dos grandes grupos según procedan de una disfunción del propio nodo sinusal o del miocardio adyacente (ENS intrínseca) o se generen por influencia de estímulos externos (ENS extrínseca), aun con nodo sinusal sin disfunción.

La etiología más frecuente de la ENS intrínseca es la idiopática. La causa isquémica está considerada como la segunda en frecuencia y, aunque la enfermedad arterial coronaria sea la entidad más frecuentemente asociada a la ENS, la relación causal no queda demostrada por tratarse de dos entidades relacionadas con el proceso de envejecimiento; además, en estudios necrópsicos no más del 30 % de los pacientes con ENS presentan lesiones coronarias de la arteria del nodo sinusal. Sí que se demuestra relación causa-efecto entre la ENS y procesos degenerativos, tales como la amiloidosis, diferentes enfermedades del colágeno, infecciones con afectación de la pared auricular, o traumáticas (canulación de cava, corrección de defectos congénitos, trasplante cardíaco, etc.). Por último, existe relación entre la presentación de la ENS con el infarto agudo de miocardio, con algunas enfermedades congénitas cardíacas o con determinados mecanismos autoinmunes.

La ENS con nodo sinusal normal puede presentarse por influencia de diferentes factores externos. Los más frecuentes son determinados fármacos cardioactivos, algunas enfermedades sistémicas (alterciones hidroelectrolíticas, patología tiroidea, anorexia nerviosa, hipotermia…) y en especial las alteraciones del sistema nervioso autónomo.

1　Manifestaciones clínicas y electrocardiográficas

Al tratarse de una entidad clínica con diferentes manifestaciones electrocardiográficas (bradicardia inapropiada, paros sinusales, arritmias auriculares rápidas…) sus manifestaciones clínicas también son variables.

La astenia, fatigabilidad o las alteraciones de la personalidad están relacionadas con mayor frecuencia con el cronotropismo negativo. Los mareos, síncopes o sensación de palpitaciones fuertes con los paros sinusales. La sensación de palpitaciones rápidas, la angina de pecho o la disnea se relacionan con mayor frecuencia con la aparición de arritmias rápidas auriculares.

Las alteraciones electrocardiográficas más frecuentes en la ENS son la bradicardia sinusal (que en la población general se considerará cuando encontremos frecuencias inferiores a 45-50 latidos por minuto); los paros sinusales (considerados patológicos cuando superan los tres segundos); podemos encontrar, también, pausas por bloqueo sinoauricular y, por último, en el síndrome bradicardia-taquicardia podemos observar (junto a bradicardia provocada generalmente por pausas sinusales) periodos de arritmias rápidas auriculares, generalmente fibrilación auricular (FA).

2　Tratamiento. Guías de actuación clínica

Aunque se ensayaron determinados tratamientos médicos para el control de la ENS sintomática, actualmente sólo se contemplan en determinados casos de afectación extrínseca y como control de la enfermedad causal de la alteración del ritmo. En estas situaciones, el control de la enfermedad puede resolver por completo la afectación cardíaca o convertirla en asintomática y no precisar otro tipo de actuación terapéutica. En determinados casos (por ejemplo con el uso de fármacos cardioactivos no prescindibles como desencadenante) no es posible corregir la alteración por esta línea de actuación, haciéndose imprescindible la utilización de estimulación cardíaca permanente, mediante marcapasos definitivo (MP). En pacientes con afectación intrínseca sintomática, el tratamiento de elección deberá ser siempre con MP. Por lo tanto, es especialmente importante establecer el diagnóstico causal, al menos entre estos dos grupos de entidades, ya que condicionará claramente nuestra decisión terapéutica.

No podemos olvidar que, dado que la mortalidad en la ENS aislada es escasa (5 % superior al de la población sana de la misma edad), la presencia de embolismo sistémico constituye la complicación más grave, especialmente en la forma bradicardia-taquicardia. Evidentemente su prevención debe quedar recogida en el tratamiento, evaluando la utilización de antiagregación y/o anticoagulación oral, especialmente en presencia de FA. La estimulación cardíaca permanente también desempeña un papel trascendente en la prevención y seguimiento de esta complicación como se abordará más adelante.

En verano de 2007 se publicaron las nuevas guías de actuación clínica de la Sociedad Europea de Cardiología.[3] Las indicaciones de estimulación en la ENS están revisadas y

Clase-I (nivel C)	Relación arritmia-síntomas documentada
	1. ENS con bradicardia sintomática con o sin taquicardia relacionada. La relación síntomas-arritmia debe ser espontánea o en relación con fármacos no evitables. 2. Síncope en paciente con ENS, espontáneo o inducido en (EEF). 3. ENS con insuficiencia cronotropa sintomática, espontánea o en relación con fármacos no evitables.
Clase-IIa (Nivel C)	**Relación arritmia-síntomas no documentada**
	1. ENS sintomática espontánea o inducida por fármacos no evitables en la que no se ha documentado relación causa efecto. La frecuencia cardíaca basal suele ser inferior a 40 latidos/minuto. 2. Síncope no explicado con diagnóstico de ENS en EEF (ej: TRNSC > 800 mseg).

Tabla 1. Indicaciones de marcapasos en la enfermedad del nodo sinusal.
EEF: estudio electrofisiológico. TRNSC: tiempo de recuperación del nodo sinusal corregido.

establecidas (véase la tabla 1). En junio de este año, la Sociedad Americana de Cardiología ha actualizado también sus guías de actuación,[4] no aportando ninguna modificación relevante con respecto a lo recogido por las europeas, especialmente en lo referente a la indicación de estimulación definitiva.

Podemos observar que tanto las indicaciones tipo I como IIa se caracterizan por tratarse de alteraciones eléctricas que permiten el diagnóstico de certeza de ENS en pacientes sintomáticos. La diferencia entre estos dos grupos de indicaciones se basa en que en el primero, indicación clase I, corresponde a pacientes con ENS y síntomas en los que está documentada la relación directa entre el trastorno del ritmo cardíaco y el síntoma correspondiente; por lo que se refiere a la clase IIa, esta relación de certeza no existe, aunque se dan las dos circunstancias de diagnóstico de ENS y la presencia de síntomas atribuibles a la misma. También vale la pena destacar que todas las indicaciones de MP en la ENS presentan un nivel de evidencia C. Existen numerosos trabajos que estudian esta entidad pero con grupos relativamente restringidos de pacientes. La diversidad de presentación arrítmica y la variedad y rápida evolución de los algoritmos implementados en los MP colaboran fuertemente en la dificultad para lograr niveles de evidencia A e incluso B.

3   Modos de estimulación en la ENS

Ya en la década de los sesenta se estableció la indicación de estimulación cardíaca mediante MP en los pacientes más sintomáticos con ENS.[5] La estimulación ventricular derecha demostró ser eficaz evitando los síncopes provocados por pausas sinusales sintomáticas. Posteriormente, numerosos estudios confirman que la estimulación mediante MP definitivo en la ENS contribuye eficazmente en el control de los síntomas, reduciendo la frecuencia de aparición de FA siendo dudosa su utilidad en la reducción de la mortalidad.[6-8]

3.1   *Estimulación fisiológica o estimulación ventricular en la ENS*

Desde los años ochenta se cuenta con un nuevo planteamiento, la llamada «estimulación fisiológica», que intenta mantener la sincronía auriculoventricular (AV) aproximándose a la fisiología cardíaca normal. Surgen los marcapasos DDD, complementados con respuesta de frecuencia en caso de cronotropismo negativo. Este concepto es aplicable plenamente en la ENS, salvo en pacientes con alta prevalencia de FA. De cualquier modo, no pocos casos de ENS presentan una conducción AV normal en los que una estimulación aislada AAI o AAIR resolvía el problema de ritmo. Se define conducción AV normal cuando se demuestra un intervalo AV normal, ausencia de bloqueos de rama, masaje del seno carotídeo normal y punto de *wenkebach* superior o igual a 140 latidos por minuto, aunque algunos trabajos recientes aceptan el primoimplante sin mayores complicaciones con punto de *wenkebach* inferior a 120 latidos/minuto. Inicialmente, la ventaja fundamental para la selección de este último tipo de estimulación consistía en la utilización de una sola sonda que hacía más sencillo el implante, creaba menos problemas de programación en el seguimiento y, cuando se consiguieron electrodos suficientemente estables que minimizaron las dislocaciones, ofrecía una duración del sistema claramente mayor con una clara ventaja en coste sanitario.

Durante la última década se han realizado diversos ensayos clínicos que han evaluado la utilidad de diferentes modos de estimulación en la ENS. Los objetivos principales de estos trabajos han sido la incidencia sobre la mortalidad, presencia de FA, tromboembolismos, accidentes vasculares cerebrales, insuficiencia cardíaca, calidad de vida de los pacientes y la presencia de síndrome de marcapasos (véase la tabla 2).

El primero de estos ensayos se publicó en 1998 por Andersen y colaboradores.[9,10] El estudio danés evaluó 225 pacientes con ENS y conducción AV normal comparando los resultados de la estimulación AAI frente a la VVI. Al cabo de cinco años y medio de seguimiento los pacientes tratados con modo auricular aislado presentaban menor incidencia de FA, tromboembolismo, insuficiencia cardíaca, mortalidad cardiovascular y mortalidad total. Finalmente, este ensayo ha sido el único que ha comparado el modo AAI de forma aislada y, con un periodo de seguimiento muy prolongado, ha contribuido a un cambio profundo en los criterios de selección del modo en la ENS.

Estos buenos resultados no son confirmados en los estudios aleatorios posteriores. Además, en todos ellos se ha comparado la estimulación AAI o DDD frente a la VVI con lo que, como veremos posteriormente al comentar los efectos de la estimulación en ápex de ventrículo derecho, los resultados no son superponibles.

Estudio	Año	Nº pacientes	% ENS	Media Seg.	Modo de estimulación
Danés[9-10]	1997	225	100%	5,5 años	AAI versus VVI
STOP-AF[11]	1997	350	100%	2,0 años	AAI/DDD versus VVI
PASE[12]	1998	407	43%	2,5 años	DDD versus VVI
PAC-A-TACH[15]	1998	198	100%	2,0 años	DDD versus VVI
MOST[14]	2002	2.010	100%	2,7 años	DDD versus VVI
CTOPP[13]	2004	2.568	42%	3,5 años	AAI/DDD versus VVI

Tabla 2. Cronología, número de pacientes incluidos y años de seguimiento de los estudios que evalúan los modos de estimulación en la ENS. AAI/DDD: estimulación fisiológica. Media seg.: seguimiento medio.

Lamas y colaboradores[12] incluyeron en el estudio PASE a 407 pacientes de los cuales 175 presentaban ENS. Fueron aleatorios a estimulación DDDR frente a VVIR con un seguimiento de 2,5 años. Los resultados fueron desalentadores para la llamada estimulación fisiológica. No se demostraron diferencias para mortalidad, calidad de vida, embolismos, accidente vascular cerebral ni FA. Había una tendencia no significativa a favor de la estimulación auricular en los pacientes con ENS. De todos modos, el periodo de seguimiento corto, problemas con el análisis de «intención de tratar» y un cruce de pacientes importante entre ambos grupos debilitaban seriamente los resultados de este ensayo.

Diversos estudios comparan la estimulación fisiológica (AAI/DDD) o DDD frente a la VVI. En la tabla 2 hemos seleccionado aquellos que aportan información útil referente a la ENS; en otros casos los pacientes incluidos no son seleccionados por patologías del ritmo sino solamente por indicación de MP y por este motivo no aportan luz sobre el tema que nos ocupa. Seguidamente, revisaremos los resultados más relevantes de estos ensayos que, con un tamaño de muestra mayor y un diseño específico, sí ofrecen individualmente resultados favorables a la estimulación auricular.

En el estudio CTOPP[13] se incluye a 2.568 pacientes con bradiarritmias sintomáticas sin FA, de ellos el 43 % con diagnóstico de ENS. Se los aleatoriza a estimulación AAI/DDD o VVI. Con un seguimiento de 3,5 años, no se encuentran diferencias entre ambos grupos en el objetivo combinado primario de ictus o muerte cardiovascular, ni en la tasa de hospitalización por insuficiencia cardíaca. No obstante, a los dos años de seguimiento, se observó una reducción del 18 % en la incidencia de FA en el grupo AAI/DDD, si bien también se observaron en este grupo un mayor número de incidencias perioperatorias. Un subgrupo de pacientes que fueron estimulados en aurícula por ENS no obtuvo beneficio en mortalidad o accidente vascular cerebral.

El estudio MOST[14] incluye 2.010 pacientes con ENS en ritmo sinusal. Se compara la estimulación en modo DDDR frente a VVIR. Tras un seguimiento medio de 2,7 años no se encuentran diferencias significativas en el objetivo primario de muerte de cualquier causa o ictus no fatal. En el grupo DDDR mejoró la calidad de vida, se redujo el riesgo de FA en un

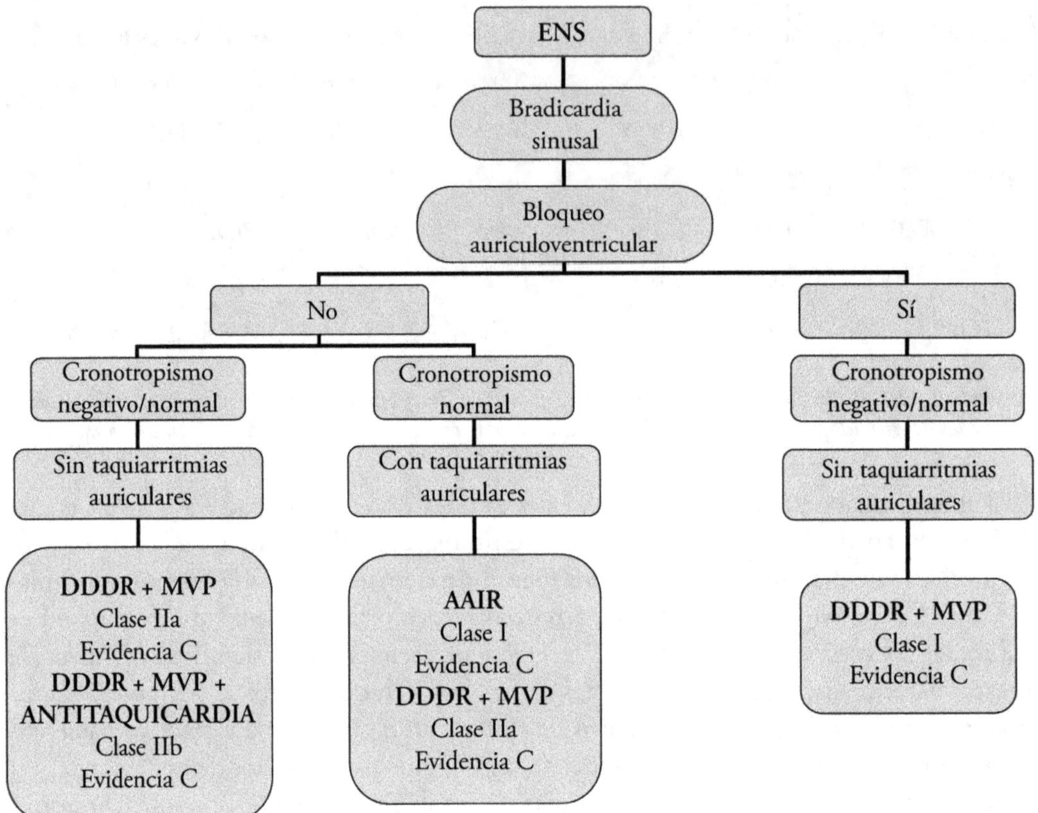

Figura 1. Selección del modo de estimulación en la ENS.

21 % y el riesgo de hospitalización por insuficiencia cardíaca en un 27 %. De nuevo, en este ensayo nos encontramos con un altísimo porcentaje de cruces, un 37,7 % de los componentes del grupo VVIR pasaron al grupo DDDR por decisión del paciente, especialmente por referir síndrome de marcapasos. En un subestudio posterior[17] se analizan los datos por la intención de tratar y se obtienen unos resultados similares. En ambos casos se objetiva una disminución significativa de la incidencia de FA, aunque se mantiene una tasa similar de ictus.

En el estudio PAC-A-TACH,[15] comparando la incidencia de FA en 200 pacientes con ENS aleatorios a DDDR o VVIR, no se encuentra diferencia entre ambos grupos. Quizás el tamaño de muestra y un seguimiento corto para este tipo de patología limite los resultados del ensayo.

En el año 2006 se publica un metaanálisis basado en los principales estudios aleatorios que comparan la estimulación AAI/DDD con la VVI en pacientes con bradiarritmias sintomáticas.[18] Se muestra una reducción en la incidencia de FA (el 17 frente al 22 %), una posible reducción de la incidencia del ictus y no encuentra diferencia en la tasa de mortalidad o en la incidencia de insuficiencia cardíaca. La mitad de los pacientes presenta ENS, y del análisis de los subgrupos se destaca un beneficio mayor de la estimulación fisiológica en los pacientes con ENS que en otras patologías. Concretamente, los pacientes con ENS tienen una reducción en el objetivo combinado de muerte e ictus, no demostrándose en los que presentan bloqueo AV o en la población general.

En algunos estudios se ha demostrado mejoría en la calidad de vida relacionada con el modo de estimulación.[19,20] Ni el ensayo CTOPP[13] ni el MOST[14] la confirman; sólo en este último se objetiva una mejoría significativa en la capacidad física en los pacientes a favor de la estimulación AAI/DDD.

Otra presentación típica y frecuente de la ENS es la aparición de arritmias rápidas auriculares dependientes de las bradicardias. Diferentes estudios han demostrado que la estimulación auricular es efectiva en su prevención. El estudio DANPACE, entre otros, avala esta afirmación.[9,10,13,14,21] De todos modos, la aparición de arritmias auriculares rápidas, a pesar de la estimulación descrita, especialmente FA, es un hecho frecuente en la ENS. La disminución de la carga arrítmica mediante algoritmos de sobreestimulación permanente no ha quedado documentada en los trabajos diseñados al respecto.[21] Los algoritmos activados por el inicio de la arritmia, tanto aislados como con sobreestimulación temporal tras la detección, han demostrado su utilidad en la disminución de la incidencia de FA.[22]

En las últimas guías de actuación clínica se propone finalmente un esquema de selección del modo de estimulación en las diferentes manifestaciones de la ENS, según queda expresado en la figura número 1.

3.2 Consecuencias de la estimulación en ápex de ventrículo derecho

La estimulación en ápex de ventrículo derecho produce una secuencia de activación anormal, provocando asincronía ventricular y, consecuentemente, disfunción ventricular que incrementa la insuficiencia mitral y cardíaca y, por tanto, conlleva depresión de la capacidad funcional, mayor incidencia de FA e incremento de la mortalidad. El subestudio MOST[23] relaciona la tasa de estimulación ventricular derecha con el riesgo de hospitalización por insuficiencia cardíaca y de FA.

En el estudio DAVID[24] se compara la evolución de un grupo de pacientes con estimulación en DDDR a 70 latidos/minuto con la de otro grupo con estimulación VVI a 40 latidos/minuto, que preservaba ritmo propio. El objetivo primario de muerte u hospitalización por insuficiencia cardíaca nueva o empeorada fue menor en el grupo en ritmo propio (el 13,3 % frente al 22,6 %).

En el estudio DANISH-II[25] se aleatoriza a 177 pacientes a estimulación de doble cámara y un intervalo AV corto, presentando estimulación ventricular en el 90 % del tiempo, o con un AV largo, logrando estimulación ventricular sólo del 17 %. Estos porcentajes se relacionan con la distinta incidencia de FA. Nielsen *et al.* sugieren que la estimulación ventricular predispone a la FA, aconsejándose el mantenimiento de la conducción AV intrínseca el mayor porcentaje de tiempo posible.

3.3 *Reducción de la estimulación ventricular derecha en la ENS*

En los últimos tiempos se han desarrollado diferentes algoritmos que intentan preservar el ritmo propio ventricular de los pacientes portadores de plataformas DDDR. Estas nuevas herramientas se podrían agrupar en dos tipos: aquellas que prolongan el intervalo AV buscando el latido ventricular conducido desde la aurícula, agrupadas en el concepto histéresis AV,[26] y las que permiten el bloqueo de alguna onda de contracción auricular antes de iniciar una estimulación secuencia AV, denominadas como con cambio de modo para preservar ritmo propio ventricular o *minimal ventricular pacing* (MVP).

En el primer grupo se encuentran todas las compañías del mercado. Aportan sistemas de alargamiento de un intervalo AV, programado ante la detección de ritmo conducido a ventrículo; en caso de que en un ciclo no se produzca este ritmo conducido estimulan el ventrículo al terminar el alargamiento mencionado y, hasta una nueva detección, permanecen con el intervalo AV basal, no extendido. Aportan, asimismo, un esquema programable de búsqueda de ese ritmo propio conducido en caso de que no se produzca espontáneamente. Si lo promueven permanecen con el intervalo AV alargado hasta que se produzca el primer fallo de conducción espontánea, momento en el que recuperan en intervalo AV basal. Lo llamativo de esta sistemática es que, siendo relativamente efectiva para reducir el porcentaje de estimulación de ventrículo, algunos modelos de MP pueden alargar este intervalo hasta cifras claramente fuera del fisiológico (entre 300 y 580 milisegundos), pero no ha sido estudiado de forma fehaciente su repercusión funcional.

En el segundo grupo se encuentran los algoritmos con la posibilidad del cambio de modo AAI a DDD y viceversa. Logran una mayor reducción del porcentaje de ciclos estimulados en ventrículo. Su esquema de funcionamiento podríamos resumirlo de la siguiente manera: tras la detección de conducción efectiva AV detectada por el marcapasos, pasa de modo DDDR a AAIR. Vuelve de AAIR a DDDR cuando se confirma la pérdida persistente de conducción AV. La definición del concepto persistente es diferente en cada empresa e incluso accesible a programación. En el caso de que no se produzcan complejos espontáneos conducidos de aurícula a ventrículo la programación del sistema incluye una búsqueda (una o varias veces al día) de ritmo conducido. También contamos con la opción de que, según la frecuencia de fracasos en un periodo de tiempo del mantenimiento de la conducción espontánea, el sistema de cambio de modo se desactive reconvirtiéndose a una estimulación DDD con histéresis de AV.

En este terreno el ensayo SAVEPACE[27] evalúa durante cinco años en 1.070 pacientes con ENS la incidencia en FA o fallo cardíaco en estimulación DDD con y sin MVP. El estudio se detiene a 1,7 ± 1 año al alcanzar el objetivo primario. Sobre un porcentaje de estimulación auricular similar en torno al 70 %, la estimulación ventricular con y sin MVP fue de 99,0 % versus 9,1 %. La incidencia de FA fue del 12,7 % frente al 7,9 %; ambos datos alcanzaron amplia significación estadística. No se demostraron diferencias en la mortalidad entre ambos grupos.

Recientemente, Pürerfellner *et al.* han publicado sus resultados sobre la comparación, evaluando su eficacia, entre la aplicación del MVP o sistemas de prolongación de intervalo AV demostrando la superioridad del MVP.[28]

Con esta información parece probado que es conveniente la reducción del porcentaje de estimulación en ventrículo derecho en el tratamiento de la ENS, así como la utilidad de los algoritmos implementados en los MP, especialmente el MVP.

Kühne y colaboradores publican los resultados de su estudio comparando la utilidad entre el uso de estimulación AAI frente a DDD-MVP en la ENS y concluyen que los resultados clínicos en ambos modos son similares presentando matices colaterales diferentes en cada uno.[29]

Por último, acaba de publicarse el diseño del estudio PreFER MVP. En este estudio, con un periodo de seguimiento de dos años, se evaluará la utilidad del MVP en 600 pacientes con recambio de marcapasos y su influencia en ingresos hospitalarios.[30] Parece razonable pensar que la reconversión de sistemas DDD, sin ahorro de la estimulación ventricular, en otros que sí lo posean sería beneficioso para los pacientes estimulados con ENS en ritmo sinusal. De cualquier forma será este estudio el que nos aclarará este aspecto.

3.4   *Selección de los lugares de estimulación en la ENS*

Hemos revisado previamente los efectos de la estimulación en ápex de ventrículo derecho. En la ENS tendremos que seleccionar una estimulación AAI o DDD con MVP. En el caso de utilizar esta última opción y que sea difícil evitar un porcentaje alto de estímulos ventriculares (presencia de bloqueo paroxístico AV) se podría ensayar la colocación de la sonda en tracto de salida de VD o en His. Aunque no esté demostrado de forma concluyente, en ambas localizaciones parece que disminuyen los efectos deletéreos sobre la función ventricular comparándolos con los producidos desde ápex.[31]

Cualquiera que sea el modo seleccionado, precisa la colocación de una sonda en aurícula derecha. Algunos trabajos han evaluado la conveniencia de estimular la aurícula derecha en orejuela frente a otras opciones, septo interauricular alto, *ostium* de seno coronario o incluso estimulación simultánea en dos puntos de las aurículas en un intento de resincronización para disminuir la carga arrítmica; evidentemente, en estas localizaciones fuera de la orejuela derecha se deben utilizar electrodos de fijación activa. Los resultados son débiles y a veces contradictorios, parece que la estimulación en septo auricular o en orejuela se demuestra como técnicamente accesible y segura. Aunque sin una clara influencia sobre la duración ni el número de episodios de FA, sí parece existir una tendencia a que la carga arrítmica sea menor estimulando desde septo interauricular.[32] De cualquier modo, la diferencia de carga arrítmica de FA de los pacientes con el mismo diagnóstico causal exige que sea recomendable el diseño de estudios clínicos con tamaños de muestra claramente mayores que los que encontramos habitualmente.[33]

La estimulación bifocal en orejuela derecha y *ostium* de seno coronario se ha evaluado, ya que parece tener relación con un mejor flujo en orejuela izquierda. Este hecho, a su vez, plantearía una menor incidencia de accidentes vasculares, ya que podría dificultar la formación de trombos a ese nivel. De todas formas este tipo de estimulación se encuentra en fase experimental y por el momento no ha demostrado ser efectiva. Además, se ha relacionado con un alto índice de dislocaciones que dificultan su utilidad clínica.[34]

4   Programación especialmente indicada en la ENS

No está clara la utilidad de la estimulación auricular permanente en los pacientes con ENS; de cualquier modo, aunque la sobreestimulación como sistema de control de la FA no ha demostrado su utilidad, la estimulación auricular con frecuencia de corte no muy baja, evitando pausas sinusales, si que parece tener un papel preventivo.

En el caso de estimulación mediante MP DDDR es preciso incluir todos los sistemas disponibles para preservar el ritmo propio ventricular.

Como hemos comentado anteriormente, varias de las medidas planteadas en el tratamiento eléctrico mediante MP de la ENS van encaminadas a prevenir, corregir o al menos disminuir la carga arrítmica de la FA. En ningún caso se ha logrado un control completo de esta arritmia y es frecuente su presentación en pacientes estimulados. Por ello, es imprescindible la implantación de sistemas DDDR con posibilidades de cambio de modo a VDIR, al detectar frecuencias auriculares altas (habitualmente superiores a 175 latidos/minuto). En caso de que el marcapasos implantado no posea esta opción nos podemos encontrar respuestas estimuladas rápidas indeseables en ventrículo derecho.

En numerosas revisiones se ha utilizado el cambio de modo como una herramienta indirecta para evaluar el control sobre la aparición de FA en pacientes estimulados. Actualmente, también disponemos de contadores que nos describen los episodios de frecuencia alta auricular, su duración y ubicación en el tiempo. Todo ello es de especial utilidad para establecer el manejo óptimo del control de la frecuencia ventricular en FA, así como el tratamiento antiarrítmico preventivo y la prevención mediante anticoagulación de accidentes vasculares, si bien en este aspecto no queda establecido, por el momento, el criterio mínimo de frecuencia y duración de los episodios de FA para su indicación, ya que los estudios prospectivos en los que se basa no han contado con una herramienta tan completa como el registro permanente de arritmias de un MP actual.

5   Banco de Datos Nacional de Marcapasos

No queremos terminar este repaso sobre la estimulación cardíaca definitiva en la ENS sin valorar cual es la realidad actual de indicación de MP en nuestro país. Los resultados expuestos seguidamente proceden del IV informe oficial del registro español de marcapasos de la Sec ción de Estimulación Cardíaca de la Sociedad Española de Cardiología, correspondiente a los datos del año 2006.[35] Se han registrado un total de 10.401 implantes, lo que supone el 35 % de todos los MP implantados. Un 24 % de los procedimientos corresponden a recambios.

5.1. *Estimulación en la enfermedad del nódulo sinusal*

Excluimos el subgrupo E6, ya que corresponde a la FA con bradicardia, evitando así la interferencia que produciría en la evaluación del modo de estimulación, puesto que en este caso debería utilizarse sistemáticamente el modo VVIR.

En la ENS la estimulación mayoritaria fue en modo DDD/R con un 67,7 %, situándose la AAI/R en 5,9 %, haciendo un total de un 73,7 % los modos con capacidad de estimulación y detección de la actividad auricular, base de la estimulación en la ENS (véase la figura 2).

Cabe también destacar un cierto aumento de la estimulación monocameral ventricular con un total del 25 %, y persiste, aunque con cierta disminución, un pequeño número de pacientes estimulados en modo VDD/R 1,2 %, ambos no indicados en la ENS con ritmo sinusal (además potencialmente sintomáticos por posible conducción retrógrada).

Cuando se comparan las indicaciones en dos grupos de edad con corte a los 80 años se observa una notable diferencia en el porcentaje de la estimulación VVI/R; llega a ser del 40,3 % en los de 80 o más años y del 17,5 % en los menores. Esto es debido a la menor utilización del modo de estimulación bicameral, DDD/R, manteniéndose unas cifras prácticamente similares en la estimulación monocameral en aurícula y el VDD/R en ambos grupos.

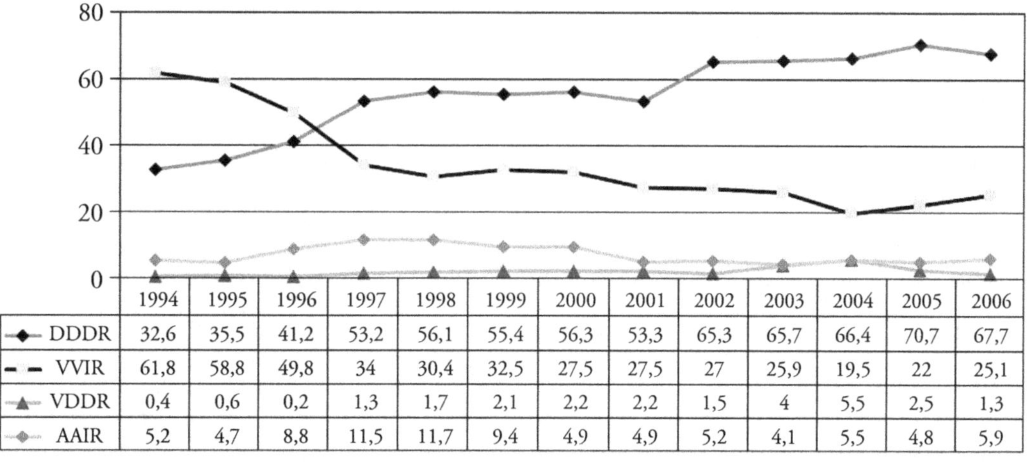

	1994	1995	1996	1997	1998	1999	2000	2001	2002	2003	2004	2005	2006
DDDR	32,6	35,5	41,2	53,2	56,1	55,4	56,3	53,3	65,3	65,7	66,4	70,7	67,7
VVIR	61,8	58,8	49,8	34	30,4	32,5	27,5	27,5	27	25,9	19,5	22	25,1
VDDR	0,4	0,6	0,2	1,3	1,7	2,1	2,2	2,2	1,5	4	5,5	2,5	1,3
AAIR	5,2	4,7	8,8	11,5	11,7	9,4	4,9	4,9	5,2	4,1	5,5	4,8	5,9

Figura 2. Evolución de los modos de estimulación en la ENS (E1-E8) en %. Excluido E6.
Datos obtenidos del Banco Nacional de Marcapasos, informe del año 2006.

Bibliografía

1. Rubenstein JJ, Schulman CL, Yurchak PM *et al.* Clinical spectrum of the sick sinus syndrome. Circulation 1972; 46: 5-13.

2. Kulbertus HE, de Leval-Ruten F, Demoulin JC. Sino-atrial disease: a report of a 13 cases. J Electrocardiol 1973; 6: 303-12.

3. Ardas P, Auricchio A, Blanc JJ *et al.* Guidelines for cardiac pacing and cardiac resynchronization therapy. The task force for cardiac pacing and cardiac resynchronization therapy of the European Society of Cardiology. Developed in collaboration with the European Heart Rhythm Association. Eur Heart J 2007; 28: 2256-295.

4. Epstein AE, DiMarco JP, Ellenbogen KA *et al.* ACC/AHA/HRS 2008 Guidelines for device-based therapy of cardiac rhythm abnormalities: a report of the American College of Cardiology/American Heart Association Task Force on Practice Guidelines. Circulation 2008; 117: e350-e408.

5. Adleman DS and Wigle DE. The bradycardia tachycardia asystole syndrome. Treatment by a pacemaker. Canad Med Assoc J 1969; 100: 75-77.

6. Hartel G, Talvensaari T. Treatment of sinoatrial syndrome with permanent pacing in 90 patients. Acta Med Scand 1975; 198: 341-50.

7. Skagen K, Hansen JF. The long term prognosis for patients with sinoatrial block treated with permanent pacemaker. Acta Med Scand 1975; 199: 13-5.

8. Lichstein E, Aithal H, Jonas S *et al.* Natural history of severe sinus bradycardia discovered by 24 hour Holter monitoring. Pacing Clin Electrophysiol 1982; 5: 185-89.

9. Andersen HR, Theusen L, Bagger JP *et al.* Prospective randomized trial of atrial versus ventricular pacing in sick-sinus syndrome. Lancet 1994; 344: 1523-528.

10. Andersen HR, Nielsen JC, Thomsen PEB *et al.* Long-term follow-up of patients from a randomised trial versus ventricular pacing for sick-sinus syndrome. Lancet 1997; 350: 1210-216.

11. Charles RG, McComb JM. Systematic trial of pacing to prevent atrial fibrillation (STOP-AF) Heart 1997; 78: 224-25.

12. Lamas GA, Orav J, Stambler BS *et al.* Quality of life and clinical outcomes in elderly patients treated with ventricular pacing as compared with dual chamber pacing. N Engl J Med 1998; 338: 1097-104.

13. Kerr CR, Connolly SJ, Abdollah H *et al.* Canadian Trial of Physiological Pacing: effects of physiological pacing during long-term follow-up. Circulation 2004; 109: 357-62.

14. Toff WD, Camm AJ, Skehan JD. Single-chamber versus dual chamber pacing for high-grade atrioventricular block. N Engl J Med 2005; 353: 145-55.

15. Mattioli AV, Vivoli D, Mattioli G. Influence of pacing modalities on the incidence of atrial fibrillation in patients without prior atrial fibrillation. Eur Heart J 1998; 19: 282-86.

16. Wharton JM, Sorrentino RA, Campbell P *et al.* Effect of pacing modalities on atrial tachyarrhythmia recurrence in the tachycardia-bradycardia syndrome: preliminary results of the Pacemaker Atrial Tachycardia Trial [resumen]. Circulation 1998; 98(Suppl I): I-494.

17. Hellkamp AS, Lee KL, Sweeney MO *et al.*, for the MOST investigators. Treatment crossovers did not effect randomized treatment comparisons in the mode selection trial (MOST). J Am Coll Cardiol 2006; 47: 2260-269.

18. Healy JS, Toff WD, Lamas GA *et al.* Cardiovascular outcomes with atrial-based pacing compared with ventricular pacing: meta-analysis of randomized trials, using individual patient data. Circulation 2006; 114: 11-17.

19. Newman D, Lau C, Tang AS *et al.* Effects of pacing mode on health-related quality of life in the Canadian Trial of Physiologic Pacing. Am Heart J 2003: 145: 430-37.

20. Fleischmam KE, Oraw EJ, Lamas GA *et al.* Pacemaker implantation and quality of life in the mode selection trial (MOST). Heart Rhythm 2006; 3: 653-59.

21. Schuchert A, Rebeski HP, Peiffer T, Bub E, Dietz A, Mortensen K, Aydin MA, Camm J, Gazarek S and Meinertz T. on behalf of the 3:4 Study Group. Effects of continuous and triggered atrial overdrive pacing on paroxystical atrial fibrillation in pacemaker patients. PACE 2008; 31: 929-34.

22. Hemels MEW, Ruiter JH, Molhoek GP *et al.* For the feature in AT500 study: chances for patients with episodes of atrial tachyarrhytmia without bradycardia indication for pacing (FACET) investigators. Right atrial preventive and antitachycardia pacing for prevention of paroxysmal atrial fibrillation in patients without bradycardia: a randomized study. Europace 2008; 10: 306-13.

23. Sweeney MO, Helkamp AS, Ellenbogen KA *et al*. Mode selection trial investigators. Adverse effect of ventricular pacing on heart failure and atrial fibrillation among patients with normal baseline QRS duration in clinical trial pacemaker therapy for sinus node dysfunction. Circulation 2003; 107: 2932-937.

24. Wilkoff BL, CooK JR, Epstein AE *et al*. Dual-chamber or ventricular backup pacing in patients with an implantable defibrillator: the dual chamber and VVI implantable desfibrillator (DAVID) Trial. JAMA 2002; 288: 3115-123.

25. Nielsen JC, Kristensen L, Andersen HR *et al*. A randomized comparison of atrial and dualchamber pacing in 177 consecutive patients with sick sinus syndrome: echocardiographic and clinical outcome. J Am Coll Cardiol 2003; 42: 614-23.

26. Savouré A, Fröhlig G, Galley D *et al*. A new dual-chamber pacing mode to minimize ventricular pacing. PACE 2005; 28: S43-S46.

27. Sweeney MO, Bank AJ, Alan JN *et al*. Search AV extensión and managed ventricular pacing for momoting atrioventricular conduction (SAVE PACe) trial. N Engl J Med 2007; 357: 1000-008.

28. Pürerfellner H, Brandt J, Israel C *et al*. Comparison of two strategies to reduce ventricular pacing in pacemaker patients. PACE 2008; 31: 167-76.

29. Kühne M, Schaer B, Kaufmann C *et al*. A randomized trial comparing two different appraches of pacemaker selection. Europace 2007; 9: 1185-190.

30. Quesada A, Botto G, Erdogan A *et al*. Prefer MVP investigators. Managed ventricular pacing vs. conventional dual-chamber pacing for elective replacements: the Prefer MVP study: clinical background, rationale and design. Europace 2008; 10: 321-26.

31. Tse H-F. Functional abnormalities in patients with permanent right ventricular pacing. The effect of sites of electrical stimulation. J Am Coll Cardiol 2002; 40: 1451-458.

32. Lozano I, Vincet A, Roda J *et al*. Paroxysmal atrial fibrillation prevention by pacing in patients with pacemaker indication. Europace 2003; 5: 267-73.

33. Hakacova N, Velimirovic D, Margitfalvi P *et al*. Septal atrial pacing for prevention of atrial fibrillation. Europace 2008; 9: 1124-128.

34. Stockburger M, Gerhardt L, Helms S *et al*. Bifocal versus unifocal right atrial pacing under plasma level controlled sotalol to prevent atrial fibrillation in patients with symptomatic sinus bradycardia and paroxysmal atrial fibrillation. Herzschrittmacherther Elektrophysiol 2007; 18(4): 250-58.

35. Coma R, Martínez J, Sancho MJ *et al*. Registro español de marcapasos. IV informe oficial de la Sección de Estimulación Cardíaca de la Sociedad Española de Cardiología. Año 2006. Rev Esp Cardiol 2008; En prensa.

Capítulo 2

Estimulación cardíaca permanente para el tratamiento y la prevención de la fibrilación auricular

R. Ruiz-Granell, A. Martínez Brotons, A. Ferrero de Loma Osorio, M. Izquierdo de Francisco, E. Domínguez Mafé, R. García Civera

Unidad de Arritmias
Servicio de Cardiología
Hospital Clínico Universitario de Valencia
Valencia

Dirección para correspondencia
Hospital Clínico Universitario de Valencia
Dr. R. Ruiz-Granell
rruizg@meditex.es

La fibrilación auricular es la arritmia sostenida más frecuente en la población general y su tratamiento supone un verdadero reto para la cardiología actual.[1] El papel que la estimulación cardíaca permanente puede jugar en el esquema terapéutico de esta arritmia no está completamente aclarado, aunque parecen existir evidencias científicas de que determinadas modalidades de estimulación pueden ser efectivas en algunos pacientes, mientras que otras, en las que se habían depositado esperanzas, no logran alcanzar una eficacia terapéutica suficiente como para ser recomendadas de forma rutinaria.

En este capítulo revisaremos aquellas situaciones en las que los marcapasos podrían ser útiles para el tratamiento de la FA, las modalidades de estimulación que se han desarrollado con esta finalidad y los resultados más relevantes obtenidos.

1 Bases electrofisiológicas

No puede decirse que el mecanismo íntimo de la FA sea bien conocido. Probablemente, esto se deba a que no hay un solo mecanismo electrofisiológico responsable de la arritmia. Dos hipótesis fundamentales intentan explicar la génesis de la FA: la reentrada aleatoria en la aurícula y el mecanismo focal con conducción fibrilatoria. Basándose en estas hipótesis, pueden intuirse los mecanismos mediante los cuales la estimulación auricular podría resultar beneficiosa en la prevención o en el tratamiento de la FA.

La estimulación auricular podría acortar los tiempos de conducción intrauricular, impediría la bradicardia y evitaría las pausas, acortando y homogeneizando de este modo los periodos refractarios auriculares y, por tanto, dificultando la reentrada. Por otro lado, la estimulación auricular disminuiría la ectopia auricular y, mediante algoritmos específicos de estimulación, podría conseguirse la supresión de las pausas postextrasistólicas, evitando la dispersión de refractariedad.

Es bien sabido que la sobrestimulación es capaz de cortar arritmias reentrantes o por actividad desencadenada. Observaciones clínicas han comprobado que en muchas ocasiones el inicio de una FA viene precedido por ritmos auriculares rápidos, relativamente regulares y estables, y en estudios experimentales se ha demostrado la posibilidad de capturar miocardio auricular durante episodios aparentes de FA. Así pues, la sobrestimulación auricular podría también ser una herramienta útil para la supresión de algunos episodios de FA.

Por último, deben tenerse en consideración algunos factores de orden mecánico. La disociación AV que se observa durante la estimulación ventricular en modo VVI provoca contracciones auriculares sobre válvula AV cerrada, dificulta el llenado ventricular y favorece la regurgitación valvular. La estimulación ventricular derecha, que se realiza generalmente desde el ápex, induce asincronía en la contracción ventricular con los consiguientes efectos hemodinámicos adversos. La sobrecarga auricular resultante de estos problemas es un claro favorecedor de FA. Es, pues, lógico esperar que el mantenimiento de la sincronía AV y la minimización de la estimulación ventricular innecesaria ejerzan un efecto beneficioso sobre la incidencia de FA.

2   Estimulación antibradicardia, modo de estimulación y FA

Diversos estudios[2-7] han comparado la estimulación auricular con la ventricular en pacientes con necesidad de estimulación antibradicardia, fundamentalmente pacientes con disfunción sinusal y conducción AV intacta. Si bien no se ha logrado demostrar que el modo de estimulación condicione la mortalidad o la presencia de insuficiencia cardíaca en este grupo de pacientes, si parece quedar claro, y así se pone de manifiesto en algún metaanálisis,[8,9] que los modos basados en la estimulación auricular disminuyen significativamente la incidencia de FA, con una reducción relativa del riesgo en torno al 20 %, y, también, disminuyen marginalmente la incidencia de accidentes cerebrovasculares. Es más, se ha comprobado que en este tipo de pacientes la estimulación ventricular innecesaria ejerce un efecto deletéreo, provocando un aumento de la incidencia de insuficiencia cardíaca y de FA.[10] Recientemente se ha demostrado que los algoritmos que minimizan la estimulación ventricular son capaces de conferir una reducción adicional del 40 % de la incidencia de FA.[11] En cambio, no es tan evidente el beneficio en pacientes con bloqueo AV y que, por tanto, necesitan estimulación ventricular permanente.[8,12]

Por otro lado, en pacientes portadores de marcapasos bicamerales por bradicardia y con historia de FA paroxística, Saksena *et al.*[13] han observado progresión a FA persistente (definida por una duración superior a siete días) en el 24 %. En estos pacientes se observó una carga arrítmica progresivamente creciente y muy relacionada con la presencia de cardiopatía; al mismo tiempo se observó una disminución de la ectopia auricular. Estos hallazgos contrastaron con los del grupo de pacientes en quienes no se observó progresión hacia FA persistente, en quienes la carga arrítmica media y mediana no aumentó con el tiempo, a pesar de que la densidad de ectopia auricular fue superior que en los pacientes que evolucionaron a FA persistente. Estos hallazgos sugieren que la progresión a FA persistente es más una cuestión de sustrato que de *triggers* y que, por tanto, las terapias dirigidas a la modificación del sustrato pueden ser imprescindibles.

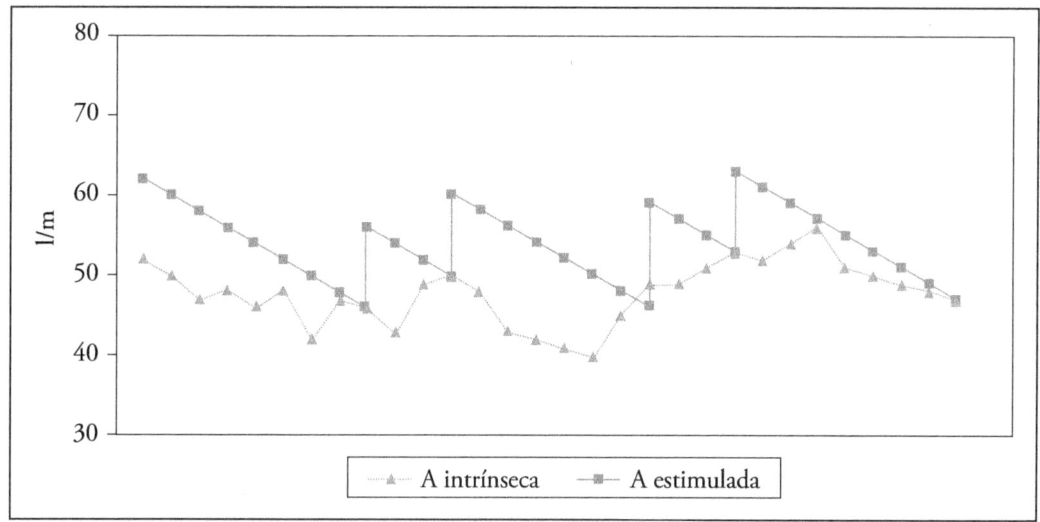

Figura 1. Diagrama de la frecuencia auricular en función del tiempo en un marcapasos con algoritmo de estimulación auricular preferencial. Los cuadrados sólidos indican la frecuencia de estimulación del marcapasos, mientras que los triángulos muestran la hipotética frecuencia auricular nativa del paciente. Nótese como la frecuencia de estimulación va disminuyendo hasta encontrar la frecuencia nativa; en ese momento la frecuencia de estimulación se eleva, de forma que la aurícula se mantiene activada de forma permanente a una frecuencia discretamente superior a la nativa.

3　Algoritmos específicos para prevención de FA

En la actualidad, prácticamente todos los fabricantes de marcapasos incluyen en alguno de sus modelos algoritmos supuestamente preventivos de la FA. Todos ellos se basan en mayor o menor grado en el aumento del tiempo durante el cual la estimulación auricular permanece activa. Podríamos considerar dos tipos fundamentales: los algoritmos de funcionamiento continuo y los disparados por algún suceso auricular.

Con los algoritmos continuos se pretende la estimulación auricular permanente por encima de la frecuencia intrínseca. Ello se consigue con oscilaciones a la baja del límite inferior de frecuencia hasta detectar un latido nativo, conociendo así la frecuencia intrínseca del paciente. Inmediatamente, el algoritmo sitúa el límite inferior de frecuencia auricular por arriba de esa frecuencia (véase la figura 1). Normalmente pueden programarse el número de latidos por minuto por encima de la frecuencia intrínseca que se desea, el límite superior de frecuencia que se le permite al algoritmo y la tasa de caída de la frecuencia de estimulación para la búsqueda de la frecuencia intrínseca.

Los algoritmos discontinuos se inician como respuesta a un suceso detectado. Los más frecuentes son los siguientes:

a) Supresión de extrasístoles auriculares: como respuesta a la detección de una extra-sístole auricular se realiza una sobrestimulación temporal auricular a una frecuen-

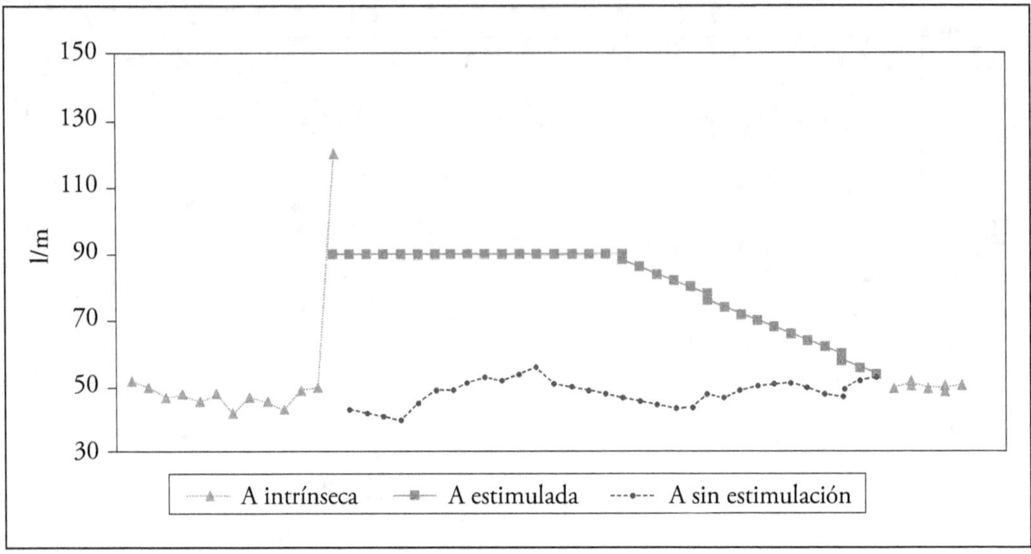

Figura 2. Diagrama representativo del funcionamiento de los algoritmos de supresión de extrasistolia auricular mediante estimulación postextrasistólica. Tras la aparición de una extrasístole auricular se inicia un periodo de estimulación auricular a una frecuencia determinada que intenta suprimir nuevas extrasístoles. Posteriormente, la frecuencia de estimulación disminuye progresivamente hasta permitir la reaparición de ritmo auricular nativo.

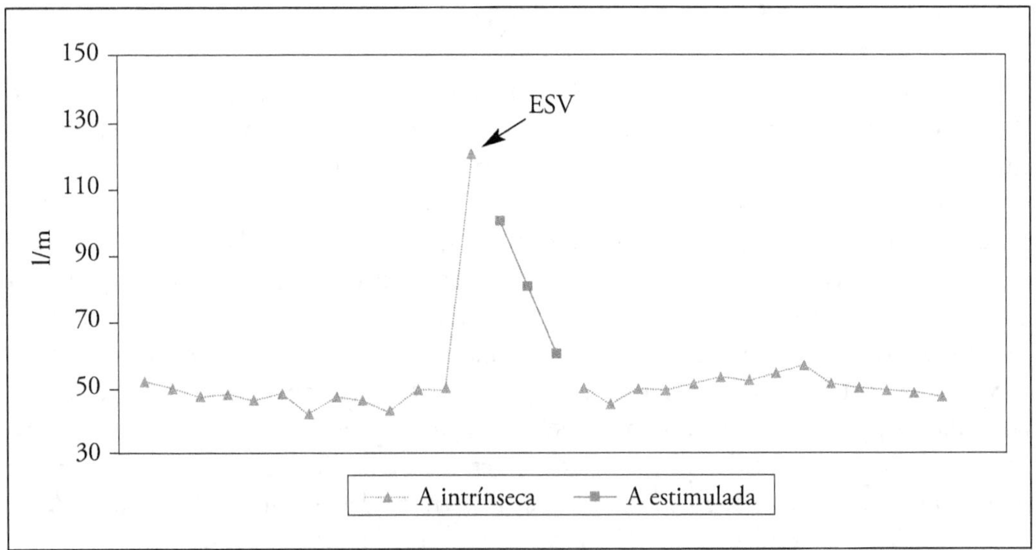

Figura 3. Representación del funcionamiento de un algoritmo de compensación de extrasistolia auricular para impedir la aparición de secuencias corto-largo. Tras la extrasístole (ESV) el marcapasos estimula la aurícula durante unos ciclos para suavizar las oscilaciones.

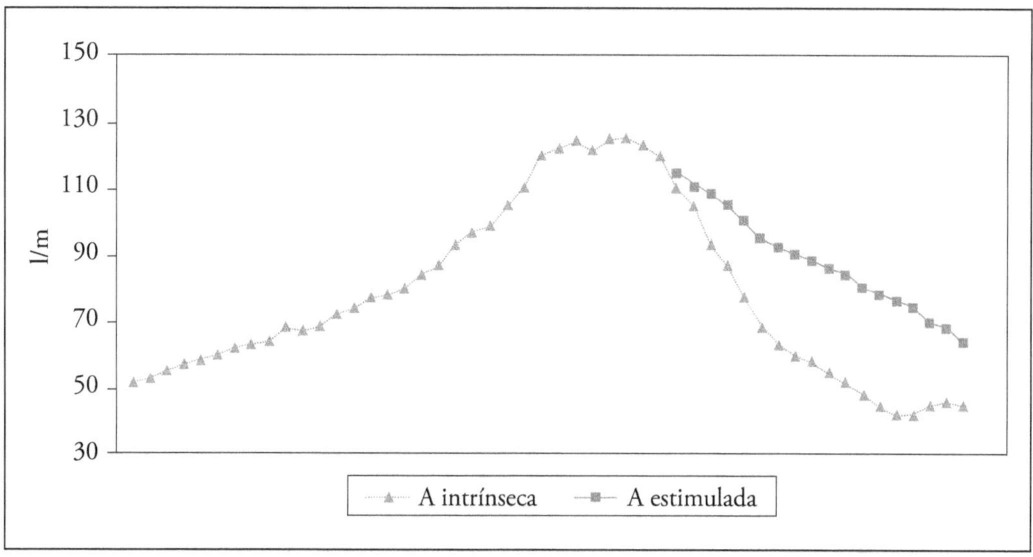

Figura 4. Estimulación auricular postejercicio. Tras una aceleración espontánea de la frecuencia auricular, el marcapasos impide la caída brusca de frecuencia mediante la estimulación a una frecuencia similar a la alcanzada espontáneamente, para luego ir disminuyéndola progresivamente hasta alcanzar el límite inferior de frecuencia.

cia y tiempo previamente programados, con la pretensión de suprimir la actividad ectópica (véase la figura 2).

b) Prevención de secuencias corto-largo: para evitar este tipo de secuencias, con la consiguiente dispersión de la refractariedad auricular, tras la detección de una extrasístole auricular se acorta el intervalo de escape a un ciclo sólo ligeramente superior al acoplamiento de la extrasístole, alargando sucesivamente los ciclos posteriores hasta alcanzar el límite inferior de frecuencia programado (véase la figura 3).

c) Respuesta postejercicio: tras un aumento de la frecuencia intrínseca, por ejemplo por un esfuerzo, el marcapasos impide un descenso brusco de la frecuencia cardíaca estimulando, inicialmente, a una frecuencia postejercicio que es ligeramente inferior a la intrínseca alcanzada, para posteriormente ir descendiendo esta frecuencia hasta la intrínseca del paciente o hasta el límite inferior de frecuencia programado (véase la figura 4). Se pretende evitar con ello los inicios de FA ligados a un descenso brusco de frecuencia cardíaca postesfuerzo.

d) Sobrestimulación postarritmia auricular: cuando el dispositivo ha diagnosticado una taquiarritmia auricular y ésta cede, tiene lugar una sobrestimulación auricular a una frecuencia y durante un tiempo previamente programado, para luego disminuir progresivamente la frecuencia hasta la programada (véase la figura 5). Esta actuación pretende evitar las recurrencias inmediatas asociadas a bradicardia.

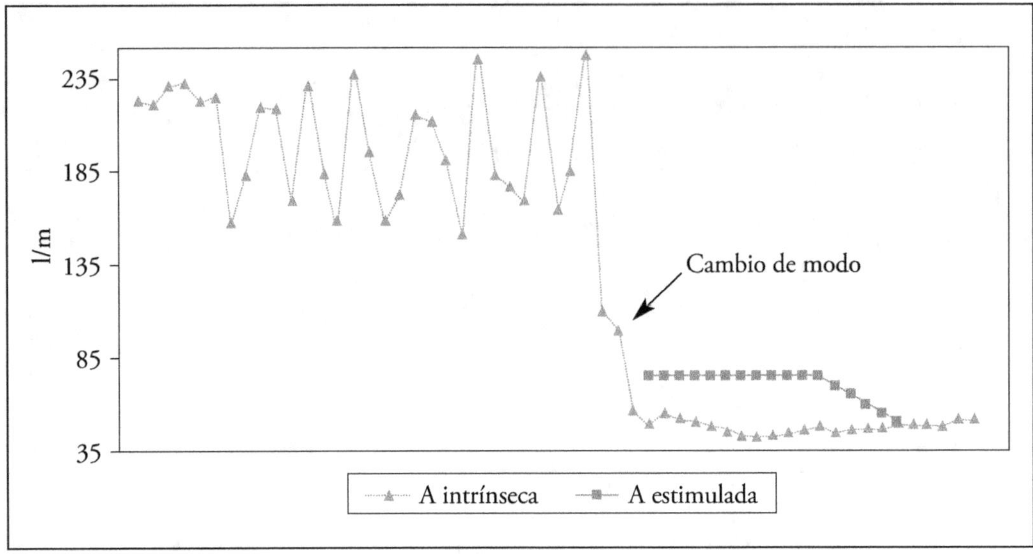

Figura 5. Sobrestimulación auricular post-taquiarritmia auricular. Con el uso de estos algoritmos se pretende mantener una frecuencia auricular elevada después de la finalización de un episodio de taquiarritmia auricular. Obsérvese cómo tras finalizar el periodo de frecuencia auricular elevada correspondiente a una FA (lo que normalmente coincide con la reversión del cambio de modo automático) el marcapasos inicia un periodo de estimulación auricular relativamente rápida, con el que se pretende evitar las recurrencias inmediatas.

La valoración de la eficacia de todos estos algoritmos se enfrenta a un problema metodológico, dado que las series que han intentado desvelar la bondad de estos dispositivos han incluido pacientes de muy diversa condición, con indicaciones heterogéneas, con uno o varios algoritmos activados, con distintos modos de valorar los efectos, etc.[12,14] Los resultados del estudio SAFARI[15] apoyaron la idea de que la activación de todos estos algoritmos en pacientes con indicación de marcapasos y antecedentes de FA disminuye significativamente la carga arrítmica cuantificada en horas/día, aunque con escaso efecto sobre el número de episodios de FA, el número de cardioversiones, los ingresos hospitalarios o el tiempo en ritmo sinusal. Recientemente, los investigadores del estudio AFT,[16] a través de un complejo protocolo de estudio no exento de escollos metodológicos, han concluido que tanto la sobrestimulación auricular convencional como los distintos algoritmos de prevención de FA son incapaces de reducir significativamente la carga arrítmica. Como se ha comentado, las dificultades metodológicas encontradas en este estudio ejemplifican los problemas que aquejan la mayoría de investigaciones sobre el mismo tema.[17] Por un lado, dificultades relacionadas con el dispositivo, como la necesidad de excluir un número considerable de pacientes (más del 50 % en el AFT) debido a problemas en la lectura de la memoria de los marcapasos implantados, bien porque la programación o la lectura se realizaron incorrectamente (aproximadamente el 10 %), bien por problemas de artefactos en la detección (cerca del 50 %). Una lección específica de este estudio es que las sondas bipolares auriculares son útiles para prevenir la sobredetección auricular, excepto en el caso de campo lejano ventricular. El uso de sondas y algoritmos especialmente dedicados para la supresión de ruido en el canal auricular es esencial para la correcta determinación de la carga arrítmica. Por otro lado, en muchos estudios de estas características es sorprendente el elevado número de pacientes que no presentan recurrencias o en quienes la carga arrítmica es muy baja, únicamente, con la estimulación antibradicardia convencional (brazo control o periodo de «lavado» en muchos estudios).[18-24] Cualquier beneficio obtenido debe, pues, ser adicional a este que ofrece la simple estimulación, lo que ocasionalmente dificulta la interpretación de los resultados. También pueden existir problemas en la cuantificación de la arritmia. Si bien se considera hoy un estándar el estudio de la carga arrítmica, expresada en minutos por día o semana en que el paciente se encuentra en taquiarritmia auricular,[25] la tremenda variabilidad y su distribución no normal hacen difícil el análisis estadístico.[17] Recientemente, en el estudio POT,[24] que luego comentaremos, hemos tenido que enfrentarnos a estos problemas metodológicos y en el trabajo original puede encontrarse una discusión sobre los mismos.

4   Algoritmos terapéuticos: estimulación antitaquicardia

La supresión de la FA mediante técnicas de estimulación auricular en el laboratorio de electrofisiología es poco menos que imposible. No obstante, se ha observado a través del estudio de electrogramas recogidos por marcapasos que, en muchas ocasiones, los episodios espontáneos se inician con arritmias auriculares relativamente regulares y estables, dando sustento a la idea de que la sobrestimulación auricular podría ser eficaz para su supresión. De esta forma, el estudio ATTEST[19] demostró que un marcapasos especialmente concebido era capaz de detectar episodios de taquiarritmia auricular de forma correcta y de aplicar esquemas antitaquicardia con una eficacia del 54 %, si bien ello no se traducía en una reducción de la carga arrítmica. Nuevamente los problemas metodológicos impedían una correcta interpretación de los datos, ya que, por un lado, no se requería una carga arrítmica mínima previa para entrar en el estudio y, por otro, el ensayo valoró la eficacia conjunta de algoritmos preventivos y estimulación antitaquicardia frente a estimulación convencional. Con ello, era imposible valorar el efecto aislado de la estimulación antitaquicardia.

Recientemente, con el estudio POT[24] intentamos cubrir esta laguna con un diseño aleatorio y cruzado que incluía pacientes con indicación de marcapasos y que presentaran tras el implante una carga arrítmica mínima semanal de 30 minutos. El objetivo era estudiar si la adición de estimulación antitaquicardia a los algoritmos de prevención suponía un efecto significativo sobre la carga arrítmica. El primer hallazgo de este estudio fue que durante una fase inicial de *run-in*, con estimulación convencional DDD, únicamente 85 de 175 pacientes presentaron la carga mínima suficiente para ser aleatorizados. Este efecto de supresión podría haberse atribuido a cualquier esquema terapéutico si no se hubiera exigido una carga arrítmica mínima para entrar en la fase real de estudio. El segundo hallazgo fue que la estimulación antitaquicardia no supone un beneficio adicional a la convencional usando algoritmos preventivos, puesto que se obtienen supresiones similares utilizando algoritmos preventivos únicamente o unidos a estimulación antitaquicardia. La única consideración que, por el momento, puede hacerse deriva de un metaanálisis realizado por Gillis *et al.*,[26] en el que se comprobó que en un subgrupo de pacientes en los que se demuestra que la estimulación antitaquicardia es eficaz en más del 60 % de los episodios (en general sobre arritmias regulares sugerentes de taquicardia o *flutter* auricular), dicha estimulación es capaz de reducir la carga arrítmica de forma significativa. Esto dejaría el uso de esquemas de estimulación antitaquicardia únicamente para los casos en que dichos esquemas se han demostrado claramente eficaces en pruebas terapéuticas individuales.

5 Estimulación biauricular y en localizaciones alternativas

Es bien conocida la asociación entre trastornos de conducción intrauricular y, sobre todo, interauricular y las taquiarritmias auriculares. Una forma de acortar el tiempo de activación auricular en estos casos es la estimulación simultánea en más de un punto, preferiblemente en ambas aurículas. Diversos estudios controlados no lograron demostrar que la estimulación multifocal en la aurícula derecha fuera mejor que la estimulación auricular convencional en la zona alta de la aurícula derecha,[27,28] siendo en algún estudio indistinguible el efecto de la sobrestimulación auricular del efecto de la estimulación multifocal.[27] La estimulación biauricular puede conseguirse mediante la estimulación sincrónica en la aurícula derecha y en el seno coronario; aunque en algún estudio inicial se observó una tendencia a un mejor control de la FA con estimulación biatrial, los resultados en ensayos controlados tampoco han sido muy alentadores.[29] Los requerimientos técnicos (dos sondas auriculares, conectores en «Y», dependencia del voltaje de salida auricular de la sonda con mayor umbral, etc.) han limitado el uso de la estimulación multipunto. Una alternativa es la búsqueda de lugares de estimulación auricular que logren acortar el tiempo de despolarización. Lógicamente se pensó inmediatamente en el tabique interauricular. Dentro de esta zona, pueden considerarse tres áreas: la zona alta del haz de Bachmann, la zona media de la fosa oval y la zona inferior del *ostium* del seno coronario y del triángulo de Koch. Los resultados han sido dispares[20,30,31] y se echa en falta un estudio numeroso, controlado, aleatorio y en el que los efectos de otros algoritmos o modalidades de estimulación no interfieran con la estimación de los efectos de la estimulación septal.

Conclusiones

Parece evidente que los pacientes con indicación de marcapasos por bradicardia, especialmente pacientes con disfunción sinusal y, sobre todo, si presentan antecedentes de FA, deben recibir modos de estimulación basados en la estimulación auricular. El paradigma de esta indicación es el síndrome taquicardia-bradicardia en el seno de la enfermedad del nodo sinusal. Adicionalmente, debe evitarse la estimulación ventricular innecesaria con algoritmos que maximicen el porcentaje de conducción AV nativa. Estos efectos no están tan claros en pacientes con bloqueo AV y, por tanto, dependientes de estimulación ventricular. Los algoritmos específicamente preventivos de FA no han mostrado de forma fehaciente su eficacia, al igual que ocurre con la estimulación antitaquicardia. No obstante, parece existir cierto soporte para el uso de los primeros en pacientes con elevada carga arrítmica y sin cardiopatía estructural, aunque serían necesarios ensayos clínicos más robustos que los publicados hasta la fecha para poder recomendar su uso sin reservas. El subgrupo específico de pacientes con episodios de taquiarritmia auricular que comienzan con ciclos regulares y estables y en quienes se demuestra la eficacia de la estimulación antitaquicardia es el único que parece beneficiarse de esta modalidad terapéutica. La estimulación auricular multifocal plantea problemas técnicos derivados del uso de más de una sonda auricular, lo que probablemente no compensa los resultados obtenidos. Por último, la eficacia de la estimulación septal, avalada por distintos ensayos preliminares, precisa de evidencias científicas más consistentes de las aportadas hasta la fecha.

BIBLIOGRAFÍA

1. Fuster V, Ryden LE, Cannom DS *et al.* ACC/AHA/ESC 2006 Guidelines for the management of patients with atrial fibrillation: a report of the American College of Cardiology/American Heart Association Task Force on Practice Guidelines and the European Society of Cardiology Committee for Practice Guidelines (Writing Committee to Revise the 2001 Guidelines for the management of patients with atrial fibrillation): developed in collaboration with the European Heart Rhythm Association and the Heart Rhythm Society. Circulation 2006;114: e257-e354.
2. Skanes AC, Krahn AD, Yee R *et al.* Progression to chronic atrial fibrillation after pacing: the Canadian Trial of Physiologic Pacing. CTOPP Investigators. J Am Coll Cardiol 2001; 38: 167-72.
3. Lamas GA, Lee KL, Sweeney MO *et al.* Ventricular pacing or dual-chamber pacing for sinus-node dysfunction. N Engl J Med 2002; 346: 1854-862.
4. Andersen HR, Nielsen JC, Thomsen PE *et al.* Long-term follow-up of patients from a randomised trial of atrial *versus* ventricular pacing for sick-sinus syndrome. Lancet 1997; 350: 1210-216.
5. Nielsen JC, Kristensen L, Andersen HR *et al.* A randomized comparison of atrial and dual-chamber pacing in 177 consecutive patients with sick sinus syndrome: echocardiographic and clinical outcome. J Am Coll Cardiol 2003; 42: 614-23.
6. Lamas GA, Orav EJ, Stambler BS *et al.* Quality of life and clinical outcomes in elderly patients treated with ventricular pacing as compared with dual-chamber pacing. Pacemaker Selection in the Elderly Investigators. N Engl J Med 1998; 338: 1097-104.
7. Gillis AM, Connolly SJ, Lacombe P *et al.* Randomized crossover comparison of DDDR *versus* VDD pacing after atrioventricular junction ablation for prevention of atrial fibrillation. The atrial pacing periablation for paroxysmal atrial fibrillation (PA3) study investigators. Circulation 2000; 102: 736-41.
8. Dretzke J, Toff WD, Lip GY *et al.* Dual chamber versus single chamber ventricular pacemakers for sick sinus syndrome and atrioventricular block. Cochrane Database Syst Rev 2004; CD003710.
9. Healey JS, Toff WD, Lamas GA *et al.* Cardiovascular outcomes with atrial-based pacing compared with ventricular pacing: meta-analysis of randomized trials, using individual patient data. Circulation 2006; 114: 11-7.
10. Sweeney MO, Hellkamp AS, Ellenbogen KA *et al.* Adverse effect of ventricular pacing on heart failure and atrial fibrillation among patients with normal baseline QRS duration in a clinical trial of pace-

maker therapy for sinus node dysfunction. Circulation 2003; 107: 2932-937.

11. Sweeney MO, Bank AJ, Nsah E *et al.* Minimizing ventricular pacing to reduce atrial fibrillation in sinus-node disease. N Engl J Med 2007; 357: 1000-008.

12. Knight BP, Gersh BJ, Carlson MD *et al.* Role of permanent pacing to prevent atrial fibrillation: science advisory from the American Heart Association Council on Clinical Cardiology (Subcommittee on Electrocardiography and Arrhythmias) and the Quality of Care and Outcomes Research Interdisciplinary Working Group, in collaboration with the Heart Rhythm Society. Circulation 2005; 111: 240-43.

13. Saksena S, Hettrick DA, Koehler JL *et al.* Progression of paroxysmal atrial fibrillation to persistent atrial fibrillation in patients with bradyarrhythmias. Am Heart J 2007; 154: 884-92.

14. Silberbauer J, Sulke N. The role of pacing in rhythm control and management of atrial fibrillation. J Interv Card Electrophysiol 2007; 18: 159-86.

15. Gold M, Hoffmann E. The impact of atrial prevention pacing on AF burden: Primary results of the study for atrial fibrillation reduction (SAFARI) trial. Europace 2006; 8: 222-23.

16. Camm AJ, Sulke N, Edvardsson N *et al.* Conventional and dedicated atrial overdrive pacing for the prevention of paroxysmal atrial fibrillation: the AFTherapy study. Europace 2007; 9: 1110-118.

17. Israel CW. Studying atrial fibrillation: what can we learn from the AF therapy study? Europace 2007; 9: 1107-109.

18. Israel CW, Hugl B, Unterberg C *et al.* Pace-termination and pacing for prevention of atrial tachyarrhythmias: results from a multicenter study with an implantable device for atrial therapy. J Cardiovasc Electrophysiol 2001; 12: 1121-128.

19. Lee MA, Weachter R, Pollak S *et al.* The effect of atrial pacing therapies on atrial tachyarrhythmia burden and frequency: results of a randomized trial in patients with bradycardia and atrial tachyarrhythmias. J Am Coll Cardiol 2003; 41: 1926-932.

20. Padeletti L, Purerfellner H, Adler SW *et al.* Combined efficacy of atrial septal lead placement and atrial pacing algorithms for prevention of paroxysmal atrial tachyarrhythmia. J Cardiovasc Electrophysiol 2003; 14: 1189-195.

21. Blanc JJ, De RL, Mansourati J *et al.* Atrial pacing for prevention of atrial fibrillation: assessment of simultaneously implemented algorithms. Europace 2004; 6: 371-79.

22. Carlson MD, Ip J, Messenger J *et al.* A new pacemaker algorithm for the treatment of atrial fibrillation: results of the atrial dynamic overdrive pacing trial (ADOPT). J Am Coll Cardiol 2003; 42: 627-33.

23. De Voogt W, van Hemel N, de Vusser P *et al.* No evidence of automatic atrial overdrive pacing efficacy on reduction of paroxysmal atrial fibrillation. Europace 2007; 9: 798-804.

24. Mont L, Ruiz-Granell R, Martínez JG *et al.* Impact of anti-tachycardia pacing on atrial fibrillation burden when added on top of preventive pacing algorithms: results of the prevention or termination (POT) trial. Europace 2008; 10: 28-34.

25. Kirchhof P, Auricchio A, Bax J *et al.* Outcome parameters for trials in atrial fibrillation: recommendations from a consensus conference organized by the german atrial fibrillation competence Network and the European Heart Rhythm Association. Europace 2007; 9: 1006-023.

26. Gillis AM, Koehler J, Morck M *et al.* High atrial antitachycardia pacing therapy efficacy is associated with a reduction in atrial tachyarrhythmia burden in a subset of patients with sinus node dysfunction and paroxysmal atrial fibrillation. Heart Rhythm 2005; 2: 791-96.

27. Lau CP, Tse HF, Yu CM *et al.* Dual-site atrial pacing for atrial fibrillation in patients without bradycardia. Am J Cardiol 2001; 88: 371-75.

28. Saksena S, Prakash A, Ziegler P *et al.* Improved suppression of recurrent atrial fibrillation with dual-site right atrial pacing and antiarrhythmic drug therapy. J Am Coll Cardiol 2002; 40: 1140-150.

29. Levy T, Walker S, Rochelle J *et al.* Evaluation of biatrial pacing, right atrial pacing, and no pacing in patients with drug refractory atrial fibrillation. Am J Cardiol 1999; 84: 426-29.

30. Padeletti L, Pieragnoli P, Ciapetti C *et al.* Randomized crossover comparison of right atrial appendage pacing *versus* interatrial septum pacing for prevention of paroxysmal atrial fibrillation in patients with sinus bradycardia. Am Heart J 2001; 142: 1047-055.

31. Hermida JS, Kubala M, Lescure FX *et al.* Atrial septal pacing to prevent atrial fibrillation in patients with sinus node dysfunction: results of a randomized controlled study. Am Heart J 2004; 148: 312-17.

Capítulo 3

Modo de estimulación en pacientes ancianos, ¿bicameral o monocameral?

J. G. Martínez Martínez

Unidad de Arritmias
Servicio de Cardiología
Hospital General Universitario de Alicante
Alicante

Dirección para correspondencia
Hospital General Universitario de Alicante
Dr. J. G. Martínez
jgmm@icarhos.net

INTRODUCCIÓN

La edad media de los pacientes a los que implantamos un marcapasos en nuestro hospital es de 76 años, muy similar a la que recoge el Registro Español de Marcapasos a partir del Banco Nacional de Datos de Marcapasos, que es de 75 años.[1] De estas cifras se desprende que aproximadamente la mitad de los pacientes que reciben un marcapasos son mayores de 75 años y en torno a una tercera parte, mayores de 80 años. Esto no es sorprendente, ya que con la edad, la fibrosis progresiva del sistema de conducción puede ocasionar alteraciones en el nodo sinusal, el nodo auriculoventricular y el tejido de conducción infranodal,[2] lo cual, con una expectativa de vida actual de 79,7 años (83 años para las mujeres y 76,4 para los hombres),[3] supone un numero creciente de población que precisará de un marcapasos definitivo.

La selección del modo de estimulación en pacientes con indicación de marcapasos definitivo ha sido objeto de diferentes estudios aleatorios en la última década,[4-8] siempre con la hipótesis y el deseo de demostrar que la estimulación bicameral o basada en aurícula es superior a la unicameral ventricular. Afortunadamente, y al contrario que en otros ámbitos de la cardiología, los principales ensayos clínicos que comparan ambos modos de estimulación han incluido una importante proporción de pacientes ancianos, con una media de edad que oscila desde los 73 años del CTPP *(Canadian Trial of Physiological Pacing)*[6] a los 79,9 del UKPACE *(United Kingdom Pacing and Cardiovascular Events Trial)*,[8] por lo que el análisis detallado de esos estudios es probable que nos dé la respuesta a nuestra pregunta.

La estimulación cardíaca definitiva pretende, en primer lugar, la eliminación de los síntomas provocados por la bradicardia, lo cual queda perfectamente solucionado con cualquier modo de estimulación; en segundo lugar, aspira a mantener la sincronía auriculoventricular, que se consigue con la estimulación bicameral o basada en la aurícula; y en tercer lugar, quiere garantizar una respuesta cronotrópica adecuada para satisfacer el incremento de la demanda metabólica con ejercicio, solucionado bastante adecuadamente con la inclusión de diferentes sensores en los dispositivos para aumentar la frecuencia de estimulación en respuesta a la actividad; por último, y no por ello menos importante, el intentar mantener la sincronía interventricular e intraventricular izquierda en la medida de lo posible, para lo cual es importante en aquellos pacientes que mantienen una conducción auriculoventricular intacta evitar la estimulación en el ventrículo derecho, quedando todavía pendiente por determinar el papel que juegan los lugares alternativos de estimulación en aquellos que precisen de estimulación ventricular. En este capítulo nos centraremos en la diferencia entre la estimulación unicameral en ventrículo derecho y la bicameral o basada en aurícula (DDD y AAI) en el paciente anciano, sin valorar la estimulación en tracto de salida o septo del ventrículo derecho o la resincronización.

1 Influencia del modo de estimulación en la morbilidad y mortalidad: estudios prospectivos aleatorios

Existen fundamentalmente cinco estudios aleatorios[4-8] que comparan los modos de estimulación *fisiológicos* (estimulación bicameral o basada en aurícula) y la estimulación unicameral ventricular (véase la tabla 1).

El más antiguo de ellos es el Danish *(Prospective randomised trial of atrial versus ventricular pacing in sick-sinus syndrome)*,[4] que aleatorizó 225 pacientes con una edad media de

Estudio	Pacientes	Seguimiento medio	Edad Media (años)	Disfunción sinusal (%)	Cruce a modo fisiológico (%)	Modo de estimulación fisiológica	Objetivo primario
Danish	225	5,5	76	100	2	AAI	Mortalidad, mortalidad cardiovascular, fibrilación auricular, tromboembolismos, insuficiencia cardíaca y bloqueo auriculoventricular
PASE	407	2,5	76	43	26	DDD	Calidad de vida
CTOPP	2.568	3	73	42	4,3	AAI/DDD	Mortalidad cardiovascular e ictus
MOST	2.010	4,5	74	100	37,6	DDD	Mortalidad de cualquier causa e ictus no mortal
UKPACE	2.021	4,6	80	0	3,1	DDD	Mortalidad

Tabla 1. Características de los principales estudios sobre selección de modo de estimulación.

76 años con disfunción sinusal a estimulación unicameral auricular (AAI) o ventricular (VVI), teniendo como objetivos la mortalidad total, la mortalidad cardiovascular, la fibrilación auricular, los tromboembolismos, la insuficiencia cardíaca y el bloqueo auriculoventricular. Con un seguimiento medio de 5,5 años, la estimulación auricular se asoció a una menor mortalidad cardiovascular y a menos eventos tromboembólicos, sin diferencias importantes en la mortalidad total, fibrilación auricular crónica e insuficiencia cardíaca. El riesgo anual de bloqueo auriculoventricular en el grupo de estimulación auricular fue de 0,6 %.

En el PASE *(Pacemaker Selection in the Elderly),*[5] se aleatorizaron 407 pacientes (43 % disfunción sinusal) con una edad media de 76 años (de 65 a 96) a los que se les implantó un marcapasos bicameral a estimulación unicameral ventricular (VVI) o a bicameral (DDD) con el objetivo primario de valorar diferencias en la calidad de vida, medida por el SF-36 *(36 item Medical Outcomes Study Short-Form General Health Survey).* Con un seguimiento medio de 2,5 años no se encontraron diferencias en la calidad de vida ni en los diferentes objetivos secundarios, incluidos la mortalidad global o los eventos cardiovasculares. Sin embargo, un 26 % de los pacientes asignados a estimulación unicameral ventricular cruzaron a estimulación bicameral por síntomas relacionados con síndrome de marcapasos. Sólo el grupo de pacientes con disfunción sinusal presentó beneficios moderados en la calidad de vida con estimulación bicameral en comparación a la unicameral ventricular.

El CTOPP *(Canadian Trial of Physiological Pacing)*[6,9] comparó la estimulación unicameral ventricular (n = 1.474) y la *estimulación fisiológica* (unicameral aurícula o bicameral, n = 1.094) en pacientes con una edad media de 73 años tanto con bloqueo auriculoventricular como con disfunción sinusal. Con un seguimiento medio de 6,0 años no se encontraron diferencias en la mortalidad de origen cardiovascular o ictus, objetivo primario del estudio. La tasa anual de fibrilación auricular fue significativamente menor en el grupo de estimulación fisiológica, pero este efecto no fue aparente hasta después de dos años del implante. Hay que reseñar que la incidencia de complicaciones perioperatorias fue significativamente mayor en el grupo de estimulación fisiológica, fundamentalmente desplazamiento de electrodos o disfunción en la detección y/o estimulación auricular. Sólo un 4 % de los pacientes asignados a estimulación unicameral ventricular cruzaron a bicameral.

El MOST *(Mode Selection Trial)*[7] aleatorizó 2.010 pacientes (con una edad media de 74 años) con disfunción sinusal a los que se les implantó un marcapasos bicameral a estimulación unicameral ventricular (n = 996) o bicameral (n = 1.014). Con un seguimiento medio de 4,5 años no se encontraron diferencias en la mortalidad total o ictus no mortal de ambos grupos (objetivo primario). En el grupo de estimulación bicameral el riesgo de fibrilación auricular fue significativamente menor. Un 37,6 % de los pacientes del grupo de estimulación unicameral ventricular cruzaron a bicameral, la mayoría por síntomas atribuibles a síndrome de marcapasos.

Por último, el más reciente de los estudios, el UKPACE *(United Kingdom Pacing and Cardiovascular Events Trial),*[8] aleatorizó a pacientes mayores de 70 años con bloqueo auriculoventricular a estimulación bicameral (n = 1.012) o unicameral ventricular (n = 1.009), sin encontrar tampoco diferencias en la mortalidad total (objetivo primario) entre ambos grupos con un seguimiento medio de 4,6 años. Tampoco hubo diferencias en la incidencia de fibrilación auricular, insuficiencia cardíaca o tromboembolismos. Solo un 3 % de los pacientes asignados a estimulación unicameral ventricular cruzaron a estimulación bicameral.

Un metaanálisis reciente de Healey JS,[10] que incluye estos cinco estudios, concluye que, comparada con la ventricular, el uso de estimulación basada en la auricular (AAI o DDD) no mejora la supervivencia ni reduce la incidencia de insuficiencia cardíaca o muerte cardiovascular. Sin embargo, la estimulación basada en la aurícula sí reduce la incidencia de fibrilación auricular y puede reducir discretamente la incidencia de ictus.

A la vista de estos estudios podríamos concluir que el modo de estimulación a utilizar en los pacientes ancianos (y, probablemente, en todos los pacientes candidatos a la implantación de un marcapasos) es la estimulación unicameral ventricular, ya que el uso de los sistemas de estimulación bicameral, además de ser económicamente mucho más costosos, no aportan ningún beneficio en cuanto a supervivencia y eventos cardiovasculares mayores, entrañando además un mayor riesgo de complicaciones perioperatorias.[6] Pero antes de dejarnos llevar por una impresión inicial, analicemos un aspecto: ¿es la mortalidad un objetivo primario en pacientes ancianos?

En España, según datos del Instituto de Mayores y Servicios Sociales (IMSERSO),[2] una persona que cumple los 65 años tiene una expectativa media de vida de 18,9 años más (16,8 años los hombres y 20,7 años las mujeres). En este escenario, ¿qué implicaciones pueden tener unos estudios que comparan la mortalidad con un seguimiento medio entre 2,5 y 6 años? Si planteamos la mortalidad como objetivo primario en la comparación de dos modos diferentes de estimulación es posible que debamos de aumentar el tiempo medio de seguimiento, posiblemente a más de diez años.

Una vez asumido que la mortalidad no es un objetivo primario en la comparación de diferentes modos de estimulación en pacientes ancianos, ¿qué ocurre con la morbilidad? y ¿qué ocurre con la calidad de vida?

2   Calidad de vida. Síndrome de marcapasos

El síndrome de marcapasos[11] es consecuencia de los efectos adversos electrofisiológicos y hemodinámicos de la estimulación unicameral ventricular. Los síntomas son muy variados, desde fatigabilidad, disnea, palpitaciones, sensación de latido en el cuello, mareos e incluso síncope, hasta otros más vagos como letargia o intolerancia al ejercicio. Los signos clínicos incluyen la existencia de ondas «a», cañón en el pulso venoso yugular, hipotensión intermitente o mantenida y signos de insuficiencia cardíaca congestiva.[12]

La pérdida de la secuencia eléctrica normal en el corazón puede tener consecuencias importantes en el gasto cardíaco. En un corazón normal, la contribución auricular al gasto cardíaco está en torno al 25 %.[13] Con el envejecimiento, los ventrículos se vuelven mas rígidos, por lo que la contribución auricular es todavía más importante.[14] Por ello, los pacientes ancianos son más vulnerables a las consecuencias de la pérdida de la sincronía auriculoventricular.

En pacientes portadores de marcapasos unicameral ventricular, tras el estímulo ventricular puede haber conducción retrógrada ventriculoauricular, pudiendo coincidir la contracción auricular con la sístole ventricular, momento en el que se encuentran las válvulas auriculoventriculares cerradas. Esto origina un aumento en la presión en la auricular y ciertas alteraciones neurohormonales (catecolaminas y péptido natriurético auricular) responsables del síndrome de marcapasos. La situación es parecida en aquellos pacientes con bloqueo auriculoventricular completo y estimulación unicameral ventricular, en los que aunque no exista conducción retrograda, si puede coincidir en ocasiones la contracción auricular con la sístole ventricular, perdiéndose además la sincronía auriculoventricular.

Es de destacar la alta incidencia de cruce de estimulación ventricular a fisiológica motivada por síntomas secundarios a síndrome de marcapasos en los estudios PASE[5] (26 %) y MOST[7] (20 %). En el PASE casi la mitad de los cruces ocurrieron en el primer mes tras la aleatorización a VVI. El uso de betabloqueantes y la presencia de miocardiopatía no isquémica fueron los únicos predictores de la intolerancia a la estimulación unicameral ventricular. Una variable hemodinámica que predijo el cruce fue una disminución de la presión arterial sistólica en supino a < 110 mm Hg durante la estimulación VVI en el momento del implante; sin embargo, la presencia de conducción retrógrada no predijo la intolerancia a la estimulación ventricular. Tras el cambio a estimulación bicameral los pacientes presentaron una mejoría significativa en la calidad de vida.

En el estudio MOST[7-14] la incidencia de síndrome de marcapasos fue del 13,8 % en el primer año y de 19,7 % a los cuatro años. Más de la mitad se desarrollaron en los primeros seis meses. La única variable que predijo el desarrollo de síndrome de marcapasos fue una frecuencia sinusal baja al implante y otra de estimulación programada alta. La calidad de vida mejoró tras la reprogramación de estimulación bicameral.

La comparación de las tasas de cruce de estimulación unicameral ventricular a bicameral, por síndrome de marcapasos principalmente, de los estudios PASE y MOST con las de los estudios CTOPP y UKPACE es sorprendente. Es estos últimos fue del 4 % y 3 %, respectivamente. ¿Cuáles pueden ser las razones de esta gran diferencia? Existen varias posibles explicaciones:

- Un posible sesgo en la selección de los pacientes. Tanto en el CTOPP como en el UKPACE la aleatorización fue entre un dispositivo unicameral y un dispositivo fisiológico (bicameral o auricular), mientras que en el MOST y el PASE siempre se implantaba un dispositivo bicameral, por lo que es posible que en los dos primeros estudios hubiese un sesgo en la selección de los pacientes, excluyendo a aquellos más susceptibles de desarrollar un síndrome de marcapasos.
- La mayor facilidad para cambiar de estimulación ventricular a bicameral en los estudios MOST y PASE, sin necesidad de reintervenir al paciente para la implanta-

ción de un segundo cable, pudo quizás aumentar el número de pacientes que se cruzaron a estimulación bicameral, ya que con una simple reprogramación del dispositivo se lograba el cambio.

- Un déficit en la detección de pacientes con síndrome de marcapasos al no incluirse de forma sistemática y periódica valoración de la calidad de vida en los estudios CTOPP y UKPACE.
- La diferencia en los sistemas sanitarios. MOST y PASE se desarrollaron principalmente en Estados Unidos, con un sistema sanitario privado y un paciente más demandante, mientras que CTOPP y UKPACE se llevaron a cabo en Canadá y en Reino Unido respectivamente, con un sistema sanitario público.

Posiblemente, la discrepancia en las cifras de desarrollo de síndrome de marcapasos se deba a una mezcla de todos estos factores y la incidencia real esté a mitad de camino entre ambas.

Por último, cabe plantear la hipótesis de si la falta de diferencias significativas en distintos objetivos como insuficiencia cardíaca, mortalidad cardiovascular, ictus, etc., pueda ser debida al posible efecto deletéreo que por sí misma tiene la estimulación ventricular convencional, esto es, en ápex de ventrículo derecho ya puesto de manifiesto en diferentes estudios.[15,16] Es curioso que el estudio que aleatorizó entre estimular el ventrículo y no estimularlo (Danish),[4] ha sido el único que ha demostrado una menor mortalidad cardiovascular eliminando la estimulación ventricular.

3 Recomendaciones

En pacientes ancianos con indicación de estimulación cardíaca definitiva, la selección del modo de estimulación no debe de estar basada en la edad, sino en el estado de salud, la calidad de vida y la expectativa de vida.

En pacientes con disfunción sinusal es preferible un modo de estimulación basado en la aurícula, bien AAI, si no existe ningún trastorno de la conducción auriculoventricular, bien DDD con programación de automatismos que favorezcan la conducción auriculoventricular íntrinseca y evitar la estimlación ventricular.

En pacientes con trastorno de la conducción auriculoventricular es preferible para mantener una sincronía auriculoventricular la implantación de un sistema bicameral y, si es posible, aunque todavía faltan estudios definitivos concluyentes, evitar la estimulación en ápex de ventrículo derecho y utilizar lugares alternativos, como el tracto de salida de ventrículo derecho en su porción septal.

En pacientes con fibrilación auricular permanente o en aquéllos en los que por sus condiciones de comorbilidad asociada presenten muy mala calidad de vida o una expectativa de vida corta, es preferible el uso de un sistema de estimulación unicameral ventricular (VVI).

BIBLIOGRAFÍA

1. Coma-Samartín R, Martínez-Ferrer J, Sancho-Tello MJ *et al*. Registro Español de Marcapasos. IV Informe Oficial de la Sección de Estimulación Cardíaca de la Sociedad Española de Cardiología. Rev Esp Cardiol 2007; 60(12): 1302-313.
2. Kusumoto FD, Philips R, Goldschlager N. Pacing therapy in the elderly. Am J Geriatr Cardiol 2002; 11: 305-06.
3. Esperanza de vida en Informe 2006: Las personas mayores en España. Ministerio de Trabajo y Asuntos Sociales 2006; 75-8.
4. Andersen HR, Nielsen JC, Thomsen PEB *et al*. Long-term follow-up of patients from a randomised trial of atrial *versus* ventricular pacing for sick-sinus syndrome. Lancet 1997; 350: 1210-216.
5. Lamas GA, Orav J, Stambler BS *et al*. Quality of life and clinical outcomes in elderly patients treated with ventricular pacing as compared with dual-chamber pacing. N Engl J Med 1998; 338: 1097-104.
6. Connolly SJ, Kerr CRK, Gent M *et al*. Effects of physiologic pacing *versus* ventricular pacing on the risk of stroke and death due to cardiovascular causes. Canadian Trial of Physiologic Pacing Investigators. N Engl J Med 2000; 342: 1385-391.
7. Lamas GA, Lee KL, Sweeney MO *et al*. Ventricular pacing or dual-chamber pacing for sinus-node dysfunction. N Engl J Med 2002; 346: 1854-862.
8. Toff WD, Camm AJ, Skehan JD. Single-chamber *versus* dual-chamber pacing for high-grade atrio-ventricular block. N Engl J Med 2005; 353: 145-55.

9. Kerr CR, Connolly SJ, Abdollah H *et al*. Canadian trial of physiologic pacing: effects of physiologic pacing during long-term follow-up. Circulation 2004; 109: 357-62.
10. Healey JS, Toff WD, Lamas GA *et al*. Cardiovascular Outcomes with atrial-based pacing compared with ventricular pacing: Meta-Analysis of randomized trials, using individual patient data. Circulation 2006; 114: 11-7.
11. Furman S. Pacemaker syndrome. PACE 1994; 17: 1-5.
12. Ross RA, Kenny RA. Pacemaker syndrome in older people. Age and ageing 2000; 29: 13-5.
13. Frielingsdorf J, Gerber AE, Hess OM. Importance of maintaining atrio-ventricular synchrony in patients with pacemakers. Eur Heart J 1994; 15: 1431-440.
14. Link MS, Hellkamp AS, Estes NA 3rd *et al*. High incidence of pacemaker syndrome in patients with sinus node dysfunction treated with ventricular-based pacing in the Mode Selection Trial (MOST). J Am Coll Cardiol 2004; 43: 2066-071.
15. The DAVID Trial Investigators. Dual-Chamber pacing or ventricular backup pacing in patients with an implantable defibrillator (DAVID) Trial. JAMA 2002; 288: 3115-123.
16. Tang AS, Roberts RS, Kerr C *et al*. Relationship between pacemaker dependency and the effect of pacing mode on cardiovascular outcomes. Circulation 2001; 103: 3081-085.

Capítulo 4

Modo de estimulación de elección en pacientes con indicación de estimulación y disfunción ventricular izquierda

I. García-Bolao, A. Macías Gallego, J. Moreno Arribas, E. Alegría Barrero

Unidad de Arritmias
Departamento de Cardiología y Cirugía Cardiovascular
Clínica Universitaria de Navarra
Facultad de Medicina
Universidad de Navarra
Pamplona

Dirección para correspondencia
Clínica Universitaria de Navarra
Dr. I. García-Bolao
igarciab@unav.es

Introducción

Tras el nacimiento de la estimulación cardíaca, el desarrollo clínico y tecnológico a lo largo de las décadas de 1960 y 1970 tuvo como principal objetivo el tratamiento de la bradicardia.[1] Durante esa etapa, los principales esfuerzos se centraron en el desarrollo de sistemas de estimulación endocárdicos progresivamente más fiables, seguros y de menor tamaño. Muy pronto se percibió que la estimulación eléctrica del corazón no sólo podía evitar el síncope, la manifestación más obvia de las bradiarritmias, sino que, además, podía simular los mecanismos fisiológicos normales de los que dispone un corazón sano a la hora de aumentar el gasto cardíaco, en determinadas situaciones. En este sentido, a partir de los años ochenta la estimulación eléctrica empezó a percibirse como un excelente método para optimizar el rendimiento hemodinámico del corazón. A lo largo de esa década, se puso especial énfasis en la estimulación doble cámara, el desarrollo de diferentes tipos de sensores que permitieran al generador de impulsos incrementar la frecuencia cardíaca en las determinadas situaciones y la implementación de algoritmos que simularan el comportamiento fisiológico de la conducción auriculoventricular en ejercicio. Desde el punto de vista clínico, este desarrollo fue acompañado de la constatación de que la estrategia de optimizar la hemodinámica cardíaca se asociaba a una mejoría de los síntomas y de la calidad de vida, a una disminución de la morbilidad e, incluso, a una mejoría de la supervivencia en pacientes con indicación convencional de estimulación y sin evidencia de cardiopatía estructural.[1] Más recientemente, a partir de los años noventa, la terapia de resincronización cardíaca (TRC) se desarrolló a partir de la imaginativa idea de corregir las alteraciones de conducción eléctricas que sufren algunos pacientes con disfunción ventricular izquierda e insuficiencia cardíaca.[2] Dichas alteraciones provocan una descoordinación en los patrones de contractilidad normales de las cámaras cardíacas que tienen efectos deletéreos sobre el rendimiento mecánico de la sístole ventricular izquierda y contribuyen a empeorar la insuficiencia cardíaca. Diferentes ensayos clínicos controlados y aleatorios, demostraron escalonadamente que la TRC era segura y factible técnicamente mediante un abordaje percutáneo, que mejoraba el estatus funcional y la calidad de vida, que disminuía el número de hospitalizaciones y que, además, remodelaba inversamente el ventrículo izquierdo, un potente predictor pronóstico en insuficiencia cardíaca.[3-6] El remodelado inverso del ventrículo izquierdo inducido por la terapia de resincronización demostró ser de una magnitud similar a la obtenida con bloqueadores beta-adrenérgicos[7,8] y acompañarse de una disminución de la fibrosis miocárdica ventricular.[9] Más recientemente, dos grandes ensayos multicéntricos, los estudios COMPANION[10] y CARE-HF[11] demostraron su efecto positivo sobre la mortalidad total a largo plazo en pacientes con insuficiencia cardíaca avanzada, disfunción ventricular izquierda y signos de desincronía ventricular, comúnmente detectada por una prolongación de la duración del complejo QRS.

Por tanto, la estimulación eléctrica cardíaca constituye no solamente un método para tratar la bradicardia de una manera eficiente desde el punto de vista hemodinámico, sino que es también un medio óptimo para el tratamiento de la insuficiencia cardíaca en subgrupos específicos de pacientes que no precisarían estimulación eléctrica por indicación de bradiarritmia. Es en este contexto en el que ha de situarse el presente capítulo: la controversia existente en cuanto al mejor tipo de estimulación que debe recibir una población muy concreta, pero cada vez más frecuente en la práctica clínica habitual, aquellos pacientes con indicación convencional de marcapasos (fundamentalmente por trastornos de la conducción auriculoventricular o por disfunción sinusal sintomática), pero que, además, presentan disfunción ventricular con o sin insuficiencia cardíaca preexistente. Es en estos pacientes en los que la elección de la estrategia de estimulación podría inclinar la balanza hacia una estabilización de la disfunción ventricular izquierda o hacia precipitar el desarrollo o empeoramiento de su insuficiencia cardíaca.

1   Fundamentos de la elección del modo de estimulación en pacientes con indicación de estimulación y disfunción ventricular izquierda

La elección del modo de estimulación en pacientes con indicación de estimulación cardíaca convencional (habitualmente por disfunción sinusal sintomática o por trastornos avanzados de la conducción auriculoventricular) puede estar sujeta a controversia científica dado que no existen estudios específicamente diseñados para esa subpoblación. Sin embargo, y dado que es evidente que la estimulación eléctrica puede alterar el comportamiento hemodinámico, parece plausible biológicamente que en esta subpoblación de pacientes, que bien padecen insuficiencia cardíaca o bien tienen un elevado riesgo de sufrirla, se deba considerar de manera especial los potenciales efectos hemodinámicos adversos a la hora de escoger el modo de estimulación.[12]

En la práctica clínica, estos efectos tienen especial relevancia en tres aspectos claves de la estimulación cardíaca que se desarrollan a continuación, a saber, la importancia de preservar la actividad auricular, el efecto deletéreo de la estimulación desde ventrículo derecho y la posibilidad de minimizar dicha estimulación o bien de realizar estimulación desde el ventrículo izquierdo.

2   La importancia de la preservar la actividad auricular

El efecto hemodinámico beneficioso del mantenimiento de la sincronía auriculoventricular mediante estimulación doble cámara está ampliamente demostrado mediante diversos estudios hemodinámicos agudos en diferentes situaciones clínicas.[13-17] Los mecanismos propuestos para explicar dichos beneficios son variados, pero principalmente incluyen[18] (véase la figura 1):

1. Un aumento de la precarga del ventrículo izquierdo debido al efecto de bomba de la sístole auricular y al incremento del retorno venoso. Ello provoca un aumento de la contractilidad del ventrículo izquierdo condicionado por un desplazamiento de la curva de Frank-Starling.
2. Una influencia positiva sobre la optimización de los tiempos diastólicos, minimizando la insuficiencia mitral protodiastólica, frecuente sobre todo en pacientes con insuficiencia cardíaca y disfunción ventricular izquierda.
3. El mantenimiento de la actividad sinusal, como mejor sensor para la modulación de la frecuencia cardíaca en pacientes con función sinusal preservada.
4. La prevención de los efectos deletéreos secundarios a la conducción ventriculoauricular, especialmente relevantes en el contexto de la disfunción sinusal con conducción auriculoventricular preservada.

Todos estos mecanismos contribuyen a la superioridad de la estimulación DDD comparada con la VVI en cuanto a incrementos de la presión arterial sistólica y media, de la

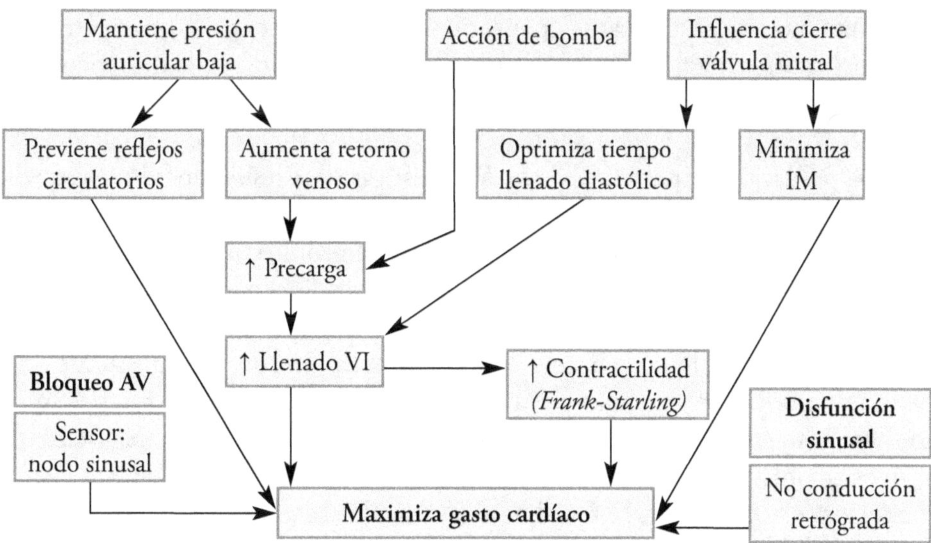

Figura 1. Resumen de los mecanismos fisiopatológicos involucrados en el beneficio de la estimulación basada en la aurícula.

presión telediastólica ventricular izquierda y del volumen sistólico, así como a una disminución de la presión capilar pulmonar. En términos de mejoría del gasto cardíaco, la estimulación DDD se asocia a una mejoría de entre el 10 y el 25 %, evaluada en diferentes estudios hemodinámicos agudos y distintas condiciones clínicas y experimentales (tanto en decúbito como en ortostatismo, a diferentes frecuencias, en pacientes sanos y con cardiopatía estructural y tanto en condiciones basales como durante estimulación inotrópica). Es muy probable que el beneficio de la estimulación bicameral sea mayor en pacientes con disfunción ventricular, especialmente si hay evidencia de insuficiencia cardíaca diastólica.[13-17]

Desde el punto de vista clínico, y sin limitarnos a estudios agudos, la estimulación basada en la aurícula tiene, a largo plazo, diversos beneficios clínicos que se extienden no sólo a los pacientes con insuficiencia cardíaca, sino a la población general de pacientes con indicación de estimulación.

El primer estudio que comparó la estimulación basada en la aurícula en relación a la estimulación VVI fue realizado por Andersen y colaboradores.[19,20] Dichos autores compararon la evolución clínica de una población final de 225 pacientes con disfunción sinusal sintomática con indicación de implantación de marcapasos que fueron sometidos, de manera aleatoria, a recibir estimulación AAI o VVI. Tras un seguimiento medio de 5,5 años, 39 pacientes fallecieron por diferentes causas en el grupo de estimulación AAI mientras que lo hicieron 57 en el grupo de pacientes tratados con marcapasos VVI (valor de p = 0,045). Además de observarse una reducción estadísticamente significativa de la mortalidad por cualquier causa, la estimulación AAI se asoció a menor incidencia de tromboembolismo y de fibrilación auricular en cualquiera de sus formas. Hay que destacar que, aunque la población estudiada eran pacientes con indicación de estimulación cardíaca pero no específicamente con cardiopatía estructural o disfunción ventricular, se encontró una mejoría en el estatus de insuficiencia cardíaca entre los pacientes estimulados desde la aurícula en cuanto a clase funcional NHYA y dosis de diuréticos.

Otros cuatro grandes estudios aleatorios posteriores[21-24] han comparado el efecto de la estimulación basada en la aurícula (bien DDD, bien AAI) con la estimulación VVI en una variada población de pacientes. Las características y los resultados clínicos de dichos ensayos clínicos se resumen en la tabla 1. De entre ellos, solamente uno incluyó exclusivamente pacientes con disfunción sinusal, otro hizo lo propio con pacientes con bloqueo auriculoventricular completo mientras que los otros dos incluyeron pacientes con cualquier etiología. Tal y como puede apreciarse, la estimulación basada en la aurícula parece ofrecer cierto beneficio en cuanto a mejoría de la calidad de vida, disminución de la incidencia de fibrilación auricular y reducción en el riesgo de embolismo sistémico. Su efecto sobre la mortalidad total, así como sobre el desarrollo de nueva insuficiencia cardíaca en esas poblaciones no es uniforme. Las principales limitaciones de esos cuatro ensayos clínicos se fundamentan en la alta incidencia de cruces entre los distintos tipos de tratamiento (incluso superiores al 35 % en alguno de los estudios),[23] así como en un importante número de pérdidas en el seguimiento. Por otro lado, el hallazgo de la ausencia de empeoramiento de la insuficiencia cardíaca es esperable en pacientes sin cardiopatía

Características	Estudio danés [20]	PASE [24]	CTOPP [21]	MOST [23]	UKPACE [22]
Indicación de estimulación	DNS	DNS y BAV	DNS y BAV	DNS	BAV
Nº de pacientes	225	407	2.568	2.010	2.021
Media seguimiento (años)	5,5	1,5	6,4	2,8	3
Modos de estimulación	AAI vs. VVI	DDDR* vs. VVIR*	DDD/AAI vs. VVI(R)	DDDR* vs. VVIR*	DDD(R) vs. VVI(R)
Reubicación o salida del estudio	VVI a AAI/DDD: 4 % AAI a DDD: 5 % AAI a VVI: 10 %	VVIR* a DDDR*: 26 %	Salida de VVI(R): 7 % Salida de DDD/AAI: 25 %	VVIR a DDDR: 37,6 %	VVI(R) a DDD(R): 3,1 Salida de DDD(R): 8,3 %
Estimulación auricular superior					
Calidad de vida o estado funcional	NR	DNS: sí / BAV: no	No	Sí	NR
Insuficiencia cardíaca	Sí	No	No	Marginal	No
Fibrilación auricular	Sí	No	Sí	Sí	No
Ictus o tromboembolismo	Sí	No	No	No	No
Mortalidad	Sí	No	No	No	No

R*: implantación de marcapasos con modulación de la frecuencia cardíaca a todos los sujetos; (R): implantación de marcapasos con modulación de la frecuencia cardíaca en algunos sujetos.
BAV: bloqueo auriculoventricular; DNS: disfunción de nodo sinusal; NR: no referido.
CTOPP: *Canadian Trial of Physiologic Pacing;* MOST: *Mode Selection Trial;* PASE: *Pacemaker Selection in the Elderly;* UKPACE: *United Kingdom Pacing and Cardiovascular Events.*

Tabla 1. Estudios aleatorios que han comparado la estimulación auricular con la ventricular.

estructural y, por tanto, no debe extrapolarse a la población que nos ocupa de sujetos con disfunción ventricular izquierda y cardiopatía estructural severa.

Un reciente metaanálisis que ha englobado estos estudios parece confirmar lo anteriormente expuesto.[25]

3   El efecto deletéreo de la estimulación innecesaria desde ápex de ventrículo derecho

A pesar de las limitaciones reseñadas anteriormente, resulta paradójico el escaso beneficio que, en esos cinco estudios, parece ofrecer la estimulación basada en la aurícula

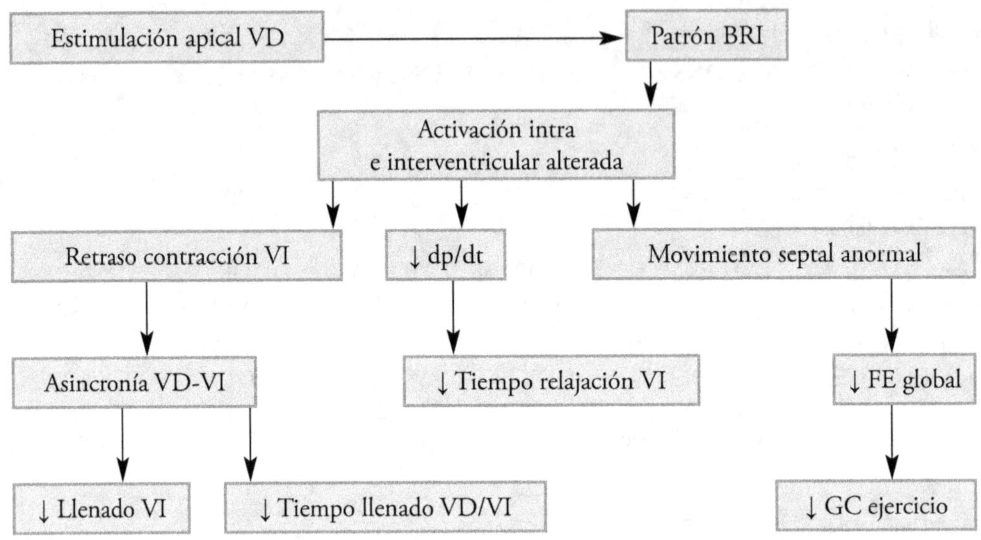

Figura 2. Mecanismos fisiopatólogicos del efecto deletéreo de la estimulación apical derecha.

sobre la VVI. Dado que tan sólo el estudio de Andersen[19,20] incluyó un verdadero brazo de estimulación AAI (sólo el 5,2 % de los pacientes incluidos en el brazo AAI/DDD del estudio CTOPP recibieron un marcapasos AAI), pronto surgió la interpretación de que el escaso beneficio observado en los grupos de estimulación basada en la aurícula pudiera deberse a que el posible beneficio de la preservación de la sincronía auriculo-ventricular era contrarrestado por el efecto deletéreo de una estimulación ventricular derecha innecesaria.

Existe una evidencia prácticamente unánime en la literatura científica acerca del efecto deletéreo de la estimulación eléctrica desde el ápex de ventrículo derecho, tanto en pacientes con marcapasos como en portadores de desfibrilador implantable. Este efecto parece ser debido a un remodelado ventricular desencadenado por el mayor estrés regional que aparece ante la modificación de la secuencia de activación ventricular (véase la figura 2).

3.1   *La estimulación ventricular derecha en pacientes sin disfunción ventricular*

En lo que se refiere a pacientes sin disfunción ventricular izquierda previa ni insuficiencia cardíaca, la estimulación apical derecha parece provocar un remodelado patológico del ventrículo izquierdo, como fue sugerido en el año 2004 por Thambo y colaboradores.[26] Estos autores estudiaron mediante ecocardiografía la función y morfología del ventrículo izquierdo de 23 pacientes cuya única patología cardíaca era la presencia de un bloqueo auriculoventricular completo congénito que había requerido la implantación de un marcapasos DDD convencional durante más de cinco años (media:

10 años ± 3 años), comparándola a la de treinta controles sanos de la misma edad y sexo. La principal conclusión del estudio fue que mientras que ningún paciente del grupo control presentaba ventrículos anormales, más de la mitad de los pacientes con bloqueo auriculoventricular congénito tratados mediante estimulación crónica desde ápex de ventrículo derecho tenían ventrículos considerados como patológicos. Además, no sólo los diámetros telediastólicos medios fueron superiores a los hallados en el grupo control (55 mm *versus* 46 mm; p < 0,05), sino que los pacientes con estimulación derecha crónica tenían más asincronía intraventricular e interventricular cuantificada mediante *doppler* tisular.

Las diferentes evidencias que sugerían un efecto adverso de la estimulación ventricular derecha movieron al grupo de Andersen a estudiar[27] si el escaso beneficio observado en los grupos de estimulación DDD pudiera ser debido al efecto contraproducente de la estimulación ventricular derecha innecesaria, que típicamente ocurre en pacientes con disfunción sinusal aislada sometidos a estimulación doble cámara. En dicho estudio,[27] pacientes con enfermedad del nodo sinusal fueron aleatorios a recibir estimulación AAIR, DDDR con un intervalo auriculoventricular programado largo (300 ms) o DDDR con un intervalo AV programado corto (150 ms). Consecuentemente, la prevalencia de estimulación ventricular fue mayor en los pacientes programados con un intervalo AV corto que en aquellos con un intervalo AV largo (90 % *versus* 17 %). A los 2,9 años de seguimiento medio, la incidencia de fibrilación auricular fue de 7,4 % en el grupo AAIR, 17,5 % en el grupo DDDR con intervalo AV largo y 23,3 % en el grupo con intervalo AV corto. Además, se objetivaron incrementos en las dimensiones de aurícula y ventrículo izquierdo en ambos grupos de pacientes con estimulación DDDR pero no en el grupo AAIR.

3.2   *La estimulación ventricular derecha en pacientes con disfunción ventricular*

A pesar de que la repercusión clínica de este fenómeno en corazones sanos es mínima o incluso inexistente, su efecto en pacientes con cardiopatía estructural y disfunción ventricular izquierda parece tener consecuencias relevantes, como puso de manifiesto el estudio DAVID[28] *(Dual chamber and VVI implantable defibrillator)*. Dicho ensayo incluyó a un total de 506 pacientes con disfunción ventricular izquierda (FE < 0,40) e indicación de desfibrilador pero sin indicación de estimulación antibradicardia que fueron aleatorios a programación DDD (y por tanto a un alto porcentaje de estimulación ventricular) o a programación VVI de *back-up* a una frecuencia de 40 latidos por minuto. El objetivo del estudio era determinar la eficacia de los desfibriladores con capacidad de estimulación bicameral respecto a estimulación de seguridad VVI y el punto final fue el tiempo al objetivo compuesto de muerte o a la primera hospitalización por insuficiencia cardíaca. Consecuentemente al diseño del estudio, el porcentaje de estimulación ventricular derecha fue del 78 % en el grupo DDD y de tan sólo el 4 % en el grupo VVI-40. La fracción de eyección media fue de 0,27. El número de pacientes que alcanzaron el *end-point* primario al año fue significativamente superior en el grupo

DDD comparado con el VVI *backup* (83,9 % *versus* 73,3 % respectivamente; riesgo relativo 1,61; 95 % CI, 1,06-2,44; $P < 0,03$). El estudio DAVID sugiere, por tanto, la existencia de una relación causal entre estimulación ventricular derecha y efectos adversos en pacientes con cardiopatía estructural y disfunción ventricular izquierda. Este efecto deletéreo de la estimulación desde ápex de ventrículo derecho en pacientes con disfunción ventricular preexistente ha sido también observado en otros ensayos clínicos.[29,30] Por ejemplo, entre los pacientes del estudio MOST[29] con un complejo QRS normal, el porcentaje acumulado de estimulación ventricular derecha se correlacionó con el número de hospitalizaciones por insuficiencia cardíaca, así como con la aparición de fibrilación auricular. De manera similar, en un subestudio del ensayo MADIT-II[29] (que incluía pacientes con miocardiopatía de origen isquémico a los que se les implantaba un desfibrilador automático) un alto porcentaje acumulado de estimulación ventricular derecha se asociaba a peor pronóstico en términos de supervivencia y de morbilidad cardiovascular.

3.3 Alternativas a la estimulación desde ápex de ventrículo derecho

Sin duda, y a juzgar por los excelentes resultados obtenidos en el grupo de estimulación AAI del estudio de Andersen y colaboradores,[20] la mejor estrategia para evitar las consecuencias de la estimulación ventricular derecha innecesaria es elegir el modo de estimulación AAI. Sin embargo, esto sólo es posible en pacientes con disfunción sinusal pura (sin trastornos de conducción auriculoventricular). Además, hay que tener en cuenta que la población objeto de este capítulo (pacientes con indicación de estimulación y disfunción ventricular previa) suele requerir estimulación cardíaca por trastornos de la conducción auriculoventricular o, en cualquier caso, tiene un alto riesgo de padecer dichas disfunciones a lo largo de su evolución, por lo que es prácticamente habitual la implantación, en este contexto, de sistemas de estimulación bicamerales.

Una de las alternativas es la estimulación desde otros sitios del ventrículo derecho. Los efectos deletéreos de la estimulación desde esta zona que se han comentado previamente se circunscriben a estudios realizados sobre pacientes estimulados desde ápex de ventrículo derecho. La estimulación desde sitios alternativos de ventrículo derecho, como tracto de salida o septo, puede presentar ciertas ventajas. Algunos estudios hemodinámicos agudos han demostrado cierta superioridad de la estimulación desde esas regiones en comparación con el ápex.[31] Sin embargo, su eficacia clínica a medio plazo no parece diferir cuando se comparan de manera aleatoria ambas estrategias de estimulación.[32]

Otra de las posibles alternativas consiste en la aplicación de algoritmos que previenen la estimulación innecesaria del ventrículo mediante la prolongación del intervalo auriculoventricular para promover la conducción intrínseca. Dichos algoritmos, introducidos recientemente en la tecnología de algunos dispositivos, permiten eliminar la estimulación ventricular excepto durante periodos de bloqueo auriculoventricular de alto grado.

En un estudio reciente,[33] llevado a cabo sobre más de 1.000 pacientes con disfunción sinusal sintomática y conducción auriculoventricular preservada, la frecuencia de estimulación ventricular acumulada fue del 9 % empleando uno de esos algoritmos, mientras que se elevó al 99 % durante estimulación bicameral convencional (p < 0,005). Esta disminución de la estimulación ventricular derecha se asoció a una reducción relativa del riesgo de padecer fibrilación auricular persistente del 40 %.

En pacientes con disfunción ventricular izquierda previa, la estrategia de minimización de la estimulación ventricular mediante algoritmos de prolongación del intervalo auriculoventricular ha sido recientemente evaluada en el estudio INTRINSIC-RV.[34] Los pacientes de este ensayo tenían indicación para la implantación de un desfibrilador, sin indicación de estimulación ventricular derecha y disfunción ventricular izquierda (la fracción de eyección media fue de 0,27). Se comparó el efecto de programar el dispositivo en situación de estimulación *back-up* (VVI a una frecuencia de 40) o bien DDD con un algoritmo de búsqueda de la conducción intrínseca, demostrándose que esta última estrategia no era inferior en términos del objetivo final compuesto de mortalidad total y hospitalización.

Aunque se necesitan más estudios para evaluar la eficacia clínica de estos nuevos algoritmos de histéresis del intervalo auriculoventricular, éstos parecen ser muy eficaces a la hora de minimizar la estimulación ventricular innecesaria.

4   El papel de la estimulación biventricular

Como se ha descrito en la introducción, un gran número de estudios aleatorios han demostrado la eficacia de la terapia de resincronización cardíaca mediante estimulación biventricular en el tratamiento de pacientes con insuficiencia cardíaca, disfunción ventricular izquierda y desincronía sin una indicación de estimulación cardíaca convencional.[3-11] La estimulación biventricular es capaz de corregir las alteraciones mecánicas secundarias a la desincronía eléctrica mediante la preexcitación eléctrica de la cara lateral del ventrículo izquierdo.

La necesidad de estimulación cardíaca desde el ventrículo derecho por una indicación convencional provoca una desincronía que puede precipitar o agravar la insuficiencia cardíaca en pacientes con disfunción ventricular preexistente. Por tanto, desde el punto de vista teórico, la aplicación de estimulación biventricular en esta situación clínica es un enfoque muy atractivo desde el punto de vista conceptual, no tanto para mejorar el estatus funcional del paciente, sino para evitar su deterioro secundario a la estimulación convencional.

Una de las principales evidencias al respecto la proporcionan los datos del estudio PAVE[35] *(Left ventricular-based cardiac stimulation Post AV Nodal Ablation Evaluation)* que aleatorizó de manera prospectiva a pacientes que requerían estimulación cardíaca tras una ablación del nodo auriculoventricular entre estimulación convencional desde ápex de ventrículo derecho y estimulación biventricular. Los pacientes del grupo de estimulación convencional mostraron un deterioro de la función ventricular izquierda y de su capaci-

Clase-IIa
La TRC es razonable para pacientes con FE ≤ 35 % en clase funcional NYHA III o IV ambulatoria que están recibiendo tratamiento médico adecuado y que requieren estimulación ventricular con frecuencia *(nivel de evidencia, C)*.
Clase IIb
La TRC puede ser considerada en pacientes con FE ≤ 35 % en clase funcional I o II que están recibiendo tratamiento médico adecuado y que requieren la implantación de un marcapasos permanente o de un desfibrilador implantable con los que se prevea estimulación ventricular con frecuencia *(nivel de evidencia, C)*.

Tabla 2. Resumen de las indicaciones de estimulación biventricular en pacientes con indicación de estimulación convencional y disfunción ventricular izquierda (modificado de referencia 12).

dad funcional, que fue evitado en el grupo de estimulación biventricular. Más aún, la ventaja que se observó en este último grupo se circunscribió predominantemente entre los pacientes que basalmente tenían disfunción ventricular previa o insuficiencia cardíaca.

De manera análoga, el estudio HOBIPACE[36] *(Homburg BIventricular PACing Evaluation)* incluyó a 33 pacientes con indicación convencional de estimulación cardíaca y signos de disfunción ventricular izquierda (FE < 0,40 y diámetro telediastólico de ventrículo izquierdo > 60 mm). El diseño del estudio era cruzado y los resultados fueron analizados de manera simple ciega. Los pacientes recibieron un dispositivo de resincronización cardíaca y a los tres meses fueron aleatorios a una primera fase de tres meses de duración, bien de estimulación derecha convencional, bien de estimulación biventricular, que fue seguida de una segunda fase en la que se cruzaron los tratamientos. Los objetivos primarios del estudio incluyeron puntos finales referentes a capacidad funcional (clase NYHA, consumo máximo de oxígeno y niveles de péptido natriurético cerebral) y a remodelado ventricular izquierdo. La evolución de la calidad de vida fue considerada un objetivo secundario del estudio HOBIPACE. Durante la fase de estimulación biventricular, se observó un incremento en el consumo máximo de oxígeno (p < 0,002), una mejoría en la fracción de eyección (p < 0,05) y una disminución del volumen telesistólico del ventrículo izquierdo. Pese al reducido tamaño de este estudio, sus datos sugieren que en pacientes que precisan estimulación cardíaca convencional en los que existe evidencia de disfunción ventricular izquierda, aún sin signos específicos de desincronía, la estimulación biventricular es superior a la estimulación ventricular derecha convencional.

Estos datos sugieren que la estimulación biventricular es una alternativa razonable en pacientes con indicación de estimulación cardíaca convencional con cardiopatía estructural y disfunción ventricular severa, sin otros criterios para terapia de resincronización, en vistas a frenar o minimizar el potencial deterioro asociado a la estimulación convencional. De hecho, las guías de práctica clínica para el tratamiento de las arritmias cardíacas con dispositivos de estimulación eléctrica de las sociedades americanas publicadas en el año 2008[12] ya incluyen la indicación de estimulación auriculobiventricular (terapia de resincronización cardíaca) para el tratamiento de algunos subgrupos de pacientes con disfunción ventricular izquierda y que precisan estimulación cardíaca por algún motivo (véase la tabla 2).

CONCLUSIONES

Los principales efectos hemodinámicos adversos de la estimulación cardíaca están condicionados por la pérdida de la sincronía auriculoventricular, en caso del modo de estimulación VVI, y los efectos deletéreos derivados de la desincronía inducida por la estimulación ventricular derecha. Dichos efectos hemodinámicos adversos pueden tener una importancia marginal en pacientes sin disfunción ventricular izquierda pero potencialmente tienen consecuencias clínicamente relevantes en pacientes con disfunción ventricular que requieren estimulación cardíaca por indicación convencional. En dichos pacientes, una incorrecta elección del modo de estimulación puede precipitar o agravar la insuficiencia cardíaca.

Las principales bases para la elección del modo de estimulación en el contexto de disfunción ventricular preexistente con o sin insuficiencia cardíaca deberían incluir los siguientes puntos:

1. Preservar la actividad auricular siempre que sea posible, eligiendo modos de estimulación basados en la aurícula (AAI/DDD).
2. Evitar la estimulación ventricular innecesaria, lo que incluye:

- Favorecer el modo AAI si no hay riesgo de desarrollo de trastorno de conducción auriculoventricular (lo cual no es frecuente en pacientes con disfunción ventricular).
- Emplear dispositivos con algoritmos de prolongación del intervalo auriculoventricular, en un intento de favorecer la conducción intrínseca.

3. Valorar la estimulación biventricular en pacientes con disfunción ventricular izquierda, aun en ausencia de otros criterios de indicación de terapia de resincronización cardíaca.

BIBLIOGRAFÍA

1. Feld GK. Evolution of diagnostic and interventional cardiac electrophysiology: a brief historical review. Am J Cardiol 1999; 84: 115R-24R.
2. De Teresa E, Chamorro JL, Pulpón A. An even more physiological pacing: changing the sequence of ventricular activation. En: Steinback K *et al*, editors. Proceedings, VIIth World Symposium of Cardiac Pacing. Vienna 1983; p. 395-400.
3. Auricchio A, Salo RW. Acute hemodynamic improvements by pacing in patients with severe congestive heart failure. Pacing Clin Electrophysiol 1997; 20: 313-24.

4. Auricchio A, Stellbrink C, Block M *et al.* Effect of pacing chamber and atrioventricular delay on acute systolic function of paced patients with congestive heart failure. The pacing therapies for congestive heart failure study group. The guidant congestive heart failure research group. Circulation 1999; 99: 2993-3001.

5. Nelson G, Berger RD, Fectics BJ *et al.* Biventricular pacing improves cardiac function at diminished energy cost in patients with dilated cardiomyopathy and left bundle branch block. Circulation 2000; 102: 3053-059.

6. Cazeau S, Leclercq C, Lavergne T *et al.* Multisite stimulation in cardiomyopathies (MUSTIC) study investigators. Effects of multisite biventricular pacing in patients with heart failure and intraventricular conduction delay. N Engl J Med 2001; 344: 873-80.

7. Abraham WT, Fisher WG, Smith AL *et al.*, for the MIRACLE study group. Multicenter insync randomized clinical evaluation. Cardiac resynchronization in chronic heart failure. N Engl J Med 2002; 346: 1845-853.

8. Duncan A, Wait D, Gibson D *et al.* MUSTIC (multisite stimulation in cardiomyopathies) trial. Left ventricular remodelling and haemodynamic effects of multisite biventricular pacing in patients with left ventricular systolic dysfunction and activation disturbances in sinus rhythm: sub-study of the MUSTIC (multisite stimulation in cardiomyopathies) trial. Eur Heart J 2003; 24: 430-41.

9. García-Bolao I, Macías A, López B *et al.* A biomarker of myocardial fibrosis predicts long-term response to cardiac resynchronization therapy. J Am Coll Cardiol 2006; 47: 2335-337.

10. Bristow MR, Saxon LA, Boehmer J *et al.* Cardiac resynchronization therapy with or without an implantable defibrillator in advanced chronic heart failure. The comparison of medical therapy, pacing and defibrillation in heart failure (COMPANION) investigators. N Engl J Med 2004; 350: 2140-150.

11. Cleland JGF, Daubert JC, Erdmann E *et al.* The effect of cardiac resynchronization on morbidity and mortality in heart failure. For the cardiac resynchronization-heart failure (CARE-HF) study investigators. N Engl J Med 2005; 352: 1539-549.

12. Epstein AE, DiMarco JP, Ellenbogen KA *et al.* ACC/AHA/HRS 2008 Guidelines for Device-Based Therapy of Cardiac Rhythm Abnormalities: a report of the American College of Cardiology/American Heart Association Task Force on Practice Guidelines (Writing Committee to Revise the ACC/AHA/NASPE 2002 Guideline Update for Implantation of Cardiac Pacemakers and Antiarrhythmia Devices) developed in collaboration with the American Association for Thoracic Surgery and Society of Thoracic Surgeons. J Am Coll Cardiol 2008; 51: 1-62.

13. Samet P, Castillo C, Bernstein WH. Hemodynamic sequelae of atrial, ventricular, and sequential atrioventricular pacing in cardiac patients. Am Heart J 1966; 72: 725-29.

14. Samet P, Castillo C, Bernstein WH. Hemodynamic consequences of atrial and ventricular pacing in subjects with normal hearts. Am J Cardiol 1966; 72: 905-10.

15. Lascault G, Frank R, Iwa T *et al.* Comparison of DDD and 'VVI-R like' pacing during moderate exercise: echo-Doppler study. Eur Heart J 1992; 13: 914-17.

16. Boucher CA, Pohost GM, Okada RD *et al.* Effect of ventricular pacing on left ventricular function assessed by radionuclide angiography. Am Heart J 1983; 106: 1105-111.

17. Reiter MJ, Hindman MC. Hemodynamic effects of acute atrioventricular sequential pacing in patients with left ventricular dysfunction. Am J Cardiol 1982; 49: 687-92.

18. Kappenberger L, Gloor HO, Babotai I *et al.* Hemodynamic effects of atrial synchronization in acute and long-term ventricular pacing. Pacing Clin Electrophysiol 1982; 5: 639-45.

19. Andersen HR, Thuesen L, Bagger JP *et al.* Prospective randomised trial of atrial *versus* ventricular pacing in sick-sinus syndrome. Lancet 1994; 344: 1523-528.

20. Andersen HR, Nielsen JC, Thomsen PE *et al.* Long-term follow-up of patients from a randomised trial of atrial *versus* ventricular pacing for sick-sinus syndrome. Lancet 1997; 350: 1210-216.

21. Kerr CR, Connolly SJ, Abdollah H *et al.* Canadian Trial of Physiological Pacing: effects of physiological pacing during long-term follow-up. Circulation 2004; 109: 357- 62.

22. Toff WD, Camm AJ, Skehan JD. Single-chamber *versus* dual chamber pacing for high-grade atrioventricular block. N Engl J Med 2005; 353: 145-55.

23. Lamas GA, Lee KL, Sweeney MO *et al.* Ventricular pacing or dual-chamber pacing for sinus-node dysfunction. N Engl J Med 2002; 346: 1854-862.

24. Lamas GA, Orav EJ, Stambler BS *et al.* Quality of life and clinical outcomes in elderly patients treated with ventricular pacing as compared with dual-chamber pacing. Pacemaker Selection in the

Elderly Investigators. N Engl J Med 1998; 338: 1097-104.

25. Healey JS, Toff WD, Lamas GA *et al.* Cardiovascular outcomes with atrial-based pacing compared with ventricular pacing: metaanalysis of randomized trials, using individual patient data. Circulation 2006; 114: 11-7.

26. Thambo JB, Bordachar P, Garrigue S *et al.* Detrimental ventricular remodeling in patients with congenital complete heart block and chronic right ventricular apical pacing. Circulation 2004; 110: 3766-772.

27. Nielsen JC, Kristensen L, Andersen HR *et al.* A randomized comparison of atrial and dual-chamber pacing in 177 consecutive patients with sick sinus syndrome: echocardiographic and clinical outcome. J Am Coll Cardiol 2003; 42: 614-23.

28. Wilkoff BL, Cook JR, Epstein AE *et al.* Dual-Chamber Pacing or Ventricular Backup Pacing in Patients With an Implantable Defibrillator The Dual Chamber and VVI Implantable Defibrillator (DAVID) Trial. JAMA 2002; 288: 3115-123.

29. Sweeney MO, Hellkamp AS, Ellenbogen KA *et al.* Adverse effect of ventricular pacing on heart failure and atrial fibrillation among patients with normal baseline QRS duration in a clinical trial of pacemaker therapy for sinus node dysfunction. Circulation 2003; 107: 2932-937.

30. Steinberg JS, Fischer A, Wang P *et al.* The clinical implications of cumulative right ventricular pacing in the multicenter automatic defibrillator trial II. J Cardiovasc Electrophysiol 2005; 16: 359-65.

31. Manolis AS. The deleterious consequences of right ventricular apical pacing: time to seek alternate site pacing. Pacing Clin Electrophysiol 2006; 29: 298-315.

32. Kypta A, Steinwender C, Kammler J *et al.* Long-term outcomes in patients with atrioventricular block undergoing septal ventricular lead implantation compared with standard apical pacing. Europace 2008; 10: 574-79.

33. Sweeney MO, Bank AJ, Nsah E *et al.* Minimizing ventricular pacing to reduce atrial fibrillation in sinus-node disease. N Engl J Med 2007; 357: 1000-008.

34. Olshansky B, Day JD, Moore S *et al.* Is dual-chamber programming inferior to single-chamber programming in an implantable cardioverter-defibrillator? Results of the INTRINSIC RV (Inhibition of unnecessary RV pacing with AVSH in ICDs) study. Circulation 2007; 115: 9-16.

35. Doshi RN, Daoud EG, Fellows C *et al.* Left ventricular-based cardiac stimulation post AV nodal ablation evaluation (the PAVE study). J Cardiovasc Electrophysiol 2005; 16: 1160-165.

36. Kindermann M, Hennen B, Jung J *et al.* Biventricular versus conventional right ventricular stimulation for patients with standard pacing indication and left ventricular dysfunction: the Homburg Biventricular Pacing Evaluation (HOBIPACE). J Am Coll Cardiol 2006; 47: 1927-937.

Capítulo 5

Estimulación en localizaciones alternativas. Tracto de salida de VD. Haz de Bachmann's. ¿Existen evidencias de su utilidad?

J. Leal del Ojo González, R. Pavón Jiménez, D. García Medina,
J. Quintana Figueroa, A. Peña Rodríguez, R. Picón Heras,
M. González Correa, L. Pastor Torres

Servicio de Cardiología
Hospital Universitario de Valme
Sevilla

Dirección para correspondencia
Hospital Universitario de Valme
Dr. J. Leal del Ojo
jlealvalme@terra.es

1 Estimulación en tracto de salida de ventrículo derecho

Desde que S. Furman[1] inicia la estimulación cardíaca (EC) por vía endocárdica el objetivo fundamental no era otro que conseguir una EC estable y segura a largo plazo que permitiera el control de los síntomas secundarios a las bradiarritmias.[2] La aparición y mejora de los electrodos con «patitas»[3] que pueden implantarse, con facilidad y simplicidad, en la zona trabeculada del ápex del ventrículo derecho (AVD) garantiza una estimulación ventricular efectiva con una baja tasa de complicaciones, y convierte al AVD, durante muchos años, en el sitio electivo de estimulación ventricular.

La despolarización originada por la estimulación desde el AVD evita el sistema específico de conducción y se propaga exclusivamente a través del miocardio ventricular. La activación es del ápex a la base y produce un QRS ancho con patrón de BRI y eje superior izquierdo (véase la figura 1). Este BRIHH yatrogénico produce alteraciones estructurales: hipertrofia septal asimétrica,[4] desestructuración miofibrillar[5] y defectos de perfusión miocárdica[6] que afectan al patrón de contracción ventricular e incrementan el riesgo de aparición de disfunción ventricular izquierda.[7]

El desarrollo de insuficiencia cardíaca (IC) en la población estimulada en AVD es frecuente y se estima que la presentan entre el 25-30 % de los pacientes con bloqueo auriculoventricular de cualquier etiología.[8] Es evidente que, aunque la causa de IC sea multifactorial, al menos en parte, está producida por la propia estimulación en AVD, en particular, cuando la tasa de estimulación ventricular es mayor del 90 % y el tiempo de estimulación es superior a 4-5 años. Se considera, además, que la duración del complejo QRS estimulado (QRSst), independientemente de la indicación de la EC, es un buen predictor de aparición de IC. Un QRSst por encima de 160-165 m en pacientes con enfermedad del nódulo sinusal (ENS) o BAV incrementa, significativamente, el riesgo de desarrollo de IC.[9,10]

La fuerte evidencia de sus efectos negativos sobre la función ventricular o el incremento de la tasa de fibrilación auricular (FA) durante la estimulación crónica del AVD[11,12] ha cuestionado su seguridad, y ha estimulado la búsqueda de estrategias que puedan eliminar o reducir esos efectos peligrosos.

La localización del electrodo ventricular tiene un impacto importante sobre la función ventricular;[13] por ello, en aquellos pacientes, que requieran estimulación ventricular permanente (incluso con función ventricular normal) se ha propuesto un cambio de

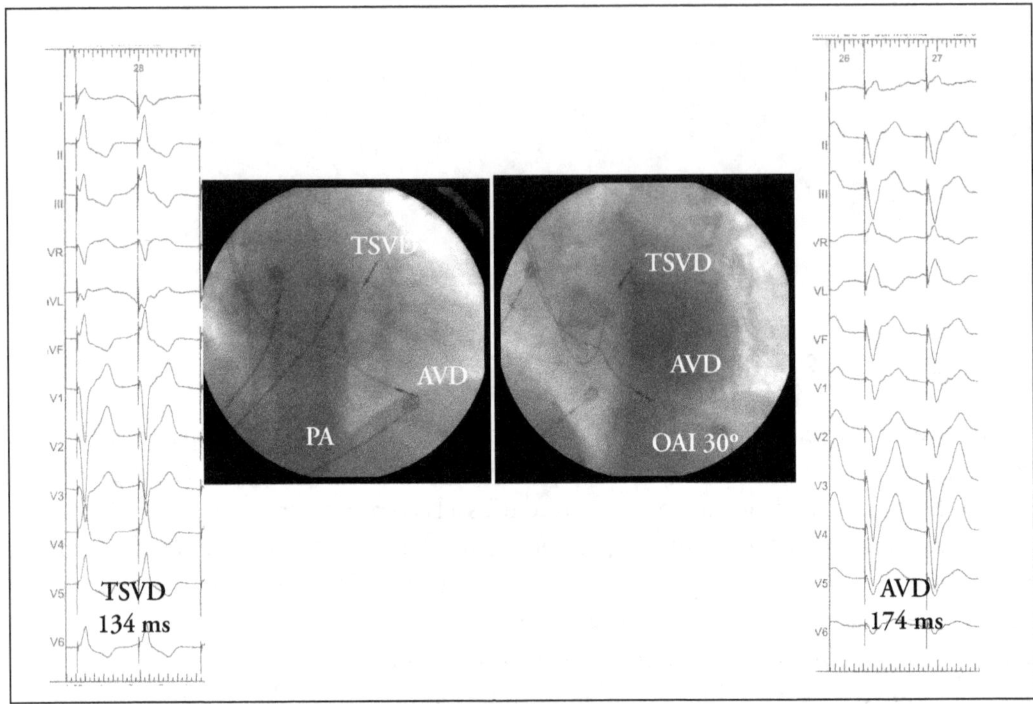

Figura 1. Proyección PA y OAI 30°. Electrodo en ápex de VD (AVD) y en tracto de salida de VD (TSVD). ECG de estimulación en AVD: Imagen de BRI, rS en II, III y aVF, QRS de 174 ms y ÂQRS en cuadrante superior. ECG de estimulación TSVD: Imagen de BRIHH, R altas en II,III y aVF, QRS de 124 ms y ÂQRS en cuadrante inferior.

actitud sobre el sitio de estimulación, enfocando nuestra atención hacia otras zonas del VD (his o tracto de salida de VD), en el ventrículo izquierdo o biventricular.[14]

Debido, fundamentalmente, a la facilidad de implantación en el tracto de salida de VD (TSVD) de los electrodos de fijación activa, éste ha sido el sitio más estudiado. La estimulación desde el TSVD produce una activación más fisiológica, desde la base al AVD y normaliza el eje del complejo QRS (véase la figura 1). Estudios experimentales han demostrado que el tiempo de activación del ventrículo izquierdo fue significativamente más corto durante la estimulación del TSVD que durante la estimulación en AVD[15] y esto se traduce en un QRSst de menor duración que el originado por la estimulación en AVD.[16]

La mayor parte de los estudios agudos sugieren que la estimulación en TSVD tiene cierta ventaja sobre la estimulación en AVD y produce un modesto pero significativo beneficio hemodinámico sobre la estimulación desde el AVD.[17] No obstante, los resultados de esas investigaciones son difíciles de interpretar y la conclusión más acertada es que, desde el punto de vista hemodinámico, la estimulación del TSVD no es inferior a la que ser realiza desde el AVD.[18,19]

Hay que tener en cuenta, no obstante, que los resultados de estudios agudos no coinciden, en muchas ocasiones, con los obtenidos a largo plazo, más aún en un tema como

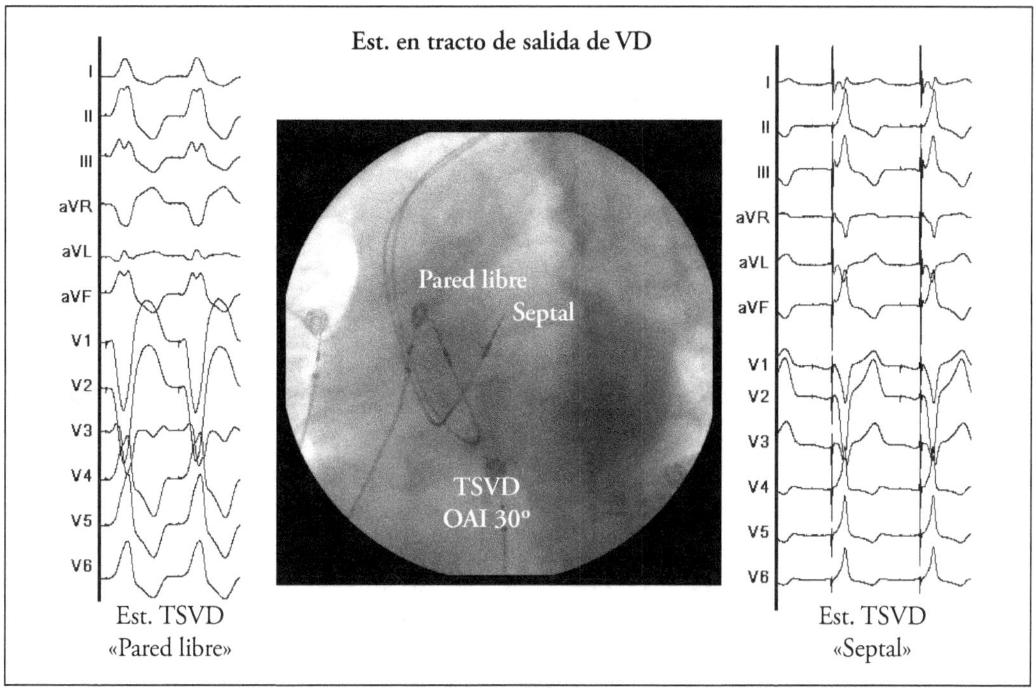

Figura 2. Proyección OAI 30°. Electrodos en pared libre y septal del TSVD. ECG de estimulación en «pared libre» y «septal» del TSVD. Observar la presencia de «melladuras» en II, III y AVF y QRS ancho en la estimulación de «pared libre».

el que nos ocupa, donde los efectos indeseables de las estimulación en AVD, dependen, en gran medida, de la duración del tiempo de estimulación.

Cuando se ha comparado a medio plazo la repercusión de estimular en el AVD o en el TSVD, los datos aunque escasos, siempre muestran la superioridad del TSV frente al AVD.[20,21] Los defectos de perfusión miocárdica y la fracción de eyección son significativamente mas frecuentes (83 % AVD *versus* 33 % en TSVD, p < 0,05) y más baja (47 ± 3 *versus* 56 ± 1 %, p < 0,01) respectivamente durante la estimulación en AVD.

El TSVD es una zona mal definida, delimitada superiormente por la válvula pulmonar y a nivel inferior por el tracto de entrada del VD y por la parte alta de la válvula tricúspide. La porción lateral del TSVD es la pared libre y el aspecto medial está formado por el *septum* o tabique interventricular.

La estimulación septal del TSVD, por su proximidad al sistema específico de conducción, produce una mejor activación ventricular que la estimulación desde la pared libre del TSVD y esto se correlaciona con la morfología y duración del complejo QRS[st]. En ambas posiciones (véase la figura 2) se produce una imagen de BRI en las derivaciones precordiales y el eje del complejo QRS[st] es inferior. El complejo QRS[st] originado desde el *septum* es claramente más estrecho que el que resulta de la estimulación en pared libre y las derivaciones DI y AVL suelen ser isoeléctricas o negativas en la estimulación septal, mientras que las derivaciones II, III y AVF presentan, con frecuencia, «melladuras» durante la estimulación de la pared libre.[22]

La implantación del electrodo en TSVD no complica, especialmente el procedimiento del implante. Todos los autores recomiendan utilizar electrodos de fijación activa y con un mínimo periodo de aprendizaje, sin necesidad de utilizar herramientas especiales y con una ligera modificación del estilete (doble curva, inicial anterior con los dos últimos centímetros dirigidos posteriormente) no ofrece especial dificultad.[23,24] Además de la proyección PA, se recomienda la OAD (30º-45º) y sobre todo la OAI (30º-45º) que informará de la posición posterior (hacia la columna vertebral) de la punta del electrodo cuando se dirige al *septum* o una posición mas anterior (hacia el esternón) cuando se orienta hacia la pared libre. Es importante prestar atención a las derivaciones electrocardiográficas de extremidades y documentar el patrón que se corresponde con la posición septal.

El comportamiento eléctrico de los electrodos implantados en el TSVD y las complicaciones son comparables a la de los electrodos implantados en AVD.[25]

No debe aceptarse la estimulación en AVD como «un mal necesario»[26] y sí, en cambio, deberíamos investigar más y determinar con certeza si la estimulación en TSVD mejora sustancialmente los resultados obtenidos con la estimulación en AVD.

Resumiendo, en aquellos pacientes, independientemente de la edad y función ventricular, que necesiten estimulación ventricular ocasional no hay evidencia para cambiar el AVD como sitio de estimulación. Sin embargo, en aquellos otros en los que la estimulación ventricular es frecuente o permanente, y dada la facilidad y seguridad de la estimulación en TSVD, hay datos para afirmar que no debemos dudar para utilizar el TSVD como el sitio primario de estimulación del VD.

2   Estimulación en el haz de Bachmann's

Hay que considerar al desarrollo de la EC doble cámara (DDD/R) como un importante avance tecnológico que permitió, en pacientes con bloqueo auriculoventricular (BAV), restaurar la sincronía auriculoventricular, y de la misma forma que en el caso del AVD, los electrodos «con patitas» preformados en «j» o rectos son dirigidos y fácilmente implantados en la zona trabeculada de la orejuela de la aurícula derecha (OAD), que se convierte, de ese modo, en el sitio tradicional para la estimulación auricular.

Desde el primer momento se reconoce la superioridad hemodinámica de la estimulación DDD/R frente a la estimulación ventricular aislada (VVI), pero ha sido mucho más tarde cuando estudios clínicos bien diseñados han demostrado que la estimulación auricular, sobre todo en pacientes con ENS, reduce el riesgo de aparición de FA paroxística y permanente, comparado con la estimulación ventricular.[27] En pacientes con ENS y episodios de FA paroxística, no son infrecuentes ondas P de larga duración que se han achacado no sólo al aumento de tamaño de la aurícula izquierda, sino también al retraso de conducción intra e interauricular. Por ello y, considerando que el patrón y el tiempo de activación

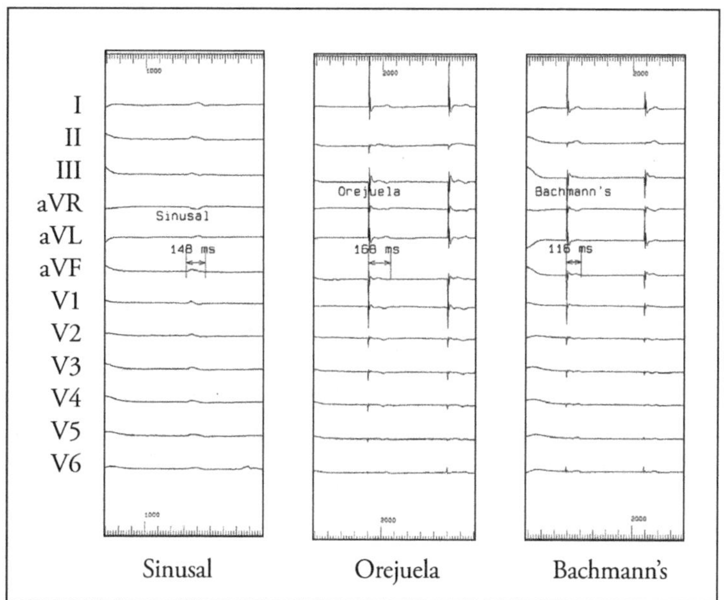

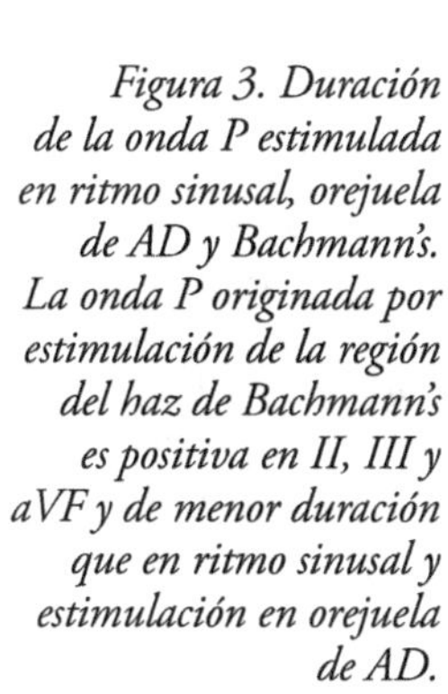

Figura 3. Duración de la onda P estimulada en ritmo sinusal, orejuela de AD y Bachmann's. La onda P originada por estimulación de la región del haz de Bachmann's es positiva en II, III y aVF y de menor duración que en ritmo sinusal y estimulación en orejuela de AD.

auricular influyen de manera significativa en el desarrollo de arritmias auriculares[28] se han propuesto sitios alternativos: estimulación en seno coronario,[29] estimulación biauricular[30] en la aurícula derecha[31] y en el tabique interauricular[32] a nivel antero-superior (en el haz de Bachmann's) o postero-inferior (en la proximidad del *ostium* del seno coronario).

La estimulación desde el *septum* interauricular es una opción atractiva y ofrece no sólo la simplicidad de un sitio único, sino que al estimular simultáneamente ambas aurículas, acorta el tiempo de conducción interauricular, la duración de la activación auricular y la duración de la onda P[33] (véase la figura 3) y puede, por tanto, reducir los episodios de arritmias auriculares, incluida la FA, frecuentemente asociados a ondas P de larga duración producidas por bloqueo interauricular de cualquier grado.

El tabique interauricular es una estructura compleja y compuesta por múltiples bandas musculares que proporcionan las rutas para la conducción intra e interauricular. Las bandas interauriculares están presentes en todas las partes del tabique interauricular y no se limitan al segmento antero-superior donde se encuentra el haz de Bachmann's y, en algunos corazones, los haces inferiores (alrededor del seno coronario) pueden ser más prominentes que el haz de Bachmann's, especialmente en aquellos que no tienen uno claramente identificable.[34]

La variabilidad anatómica de las rutas interauriculares puede explicar también diferentes patrones de conducción interauricular y su correspondiente morfología de la onda P como recientemente ha mostrado nuestro grupo.[35]

En un modelo experimental con cabras, Duytschaever M y cols.[36] han analizado la inducibilidad de FA mediante extraestímulos auriculares desde distintos sitios de estimulación (aurícula derecha, aurícula izquierda, haz de Bachmann's y biauricular). La esti-

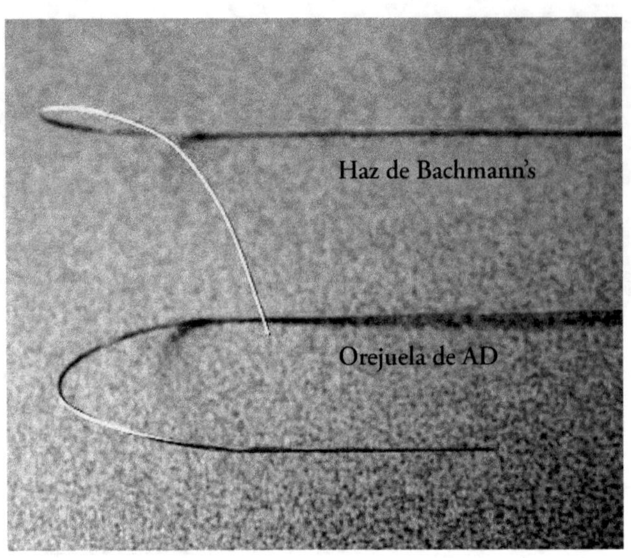

Figura 4. Estilete preformado para implantar el electrodo auricular en orejuela de AD y en la región del haz de Bachmann's. Observar modificación del brazo corto de la «jota» para implantar el electrodo en la región del haz de Bachmann's.

mulación del haz de Bachmann's reduce significativamente la ventana de vulnerabilidad y casi impide la capacidad de los extraestímulos liberados en cualquiera de los sitios analizados para inducir FA en este modelo.

Bailin SJ y cols.[37] comparan la eficacia de la estimulación en la región del haz de Bachmann's con la estimulación en orejuela de AD en pacientes con indicación estándar de estimulación cardíaca y episodios recurrentes de FA paroxística. En este estudio que incluye 120 pacientes aleatorios a estimulación auricular en la orejuela (n = 57) o región del haz de Bachmann's (n = 63) la progresión a FA persistente se reduce significativamente un 25 % (P < 0,05) en el grupo de estimulación septal en el primer año.

Si la estimulación septal previene o no la aparición de FA en pacientes con ENS con o sin episodios de FA paroxística, ha sido estudiado por Hermida JS y cols.[38] que seleccionan 124 pacientes aleatorios a estimulación septal (n = 57) y en la orejuela (n = 67), no observando diferencia significativa en la tasa de supervivencia libre de FA entre ambos grupos (65 % *versus* 64 %, P = 0,28), aunque en el subgrupo de pacientes con ≥ 1 episodio de FA tres meses antes del implante la supervivencia libre de FA sí fue mayor en el grupo de estimulación septal (70 % *versus* 40 %, P = 0,18)

La implantación del electrodo en la región del haz de Bachmann's no ofrece especial dificultad. Es necesario utilizar electrodos de fijación activa y nosotros preformamos el brazo corto de la «jota» para dirigir la punta del electrodo hacia la pared posterior de la AD (véase la figura 4). En posición OAI (30-45°) y posicionando la punta del electrodo a nivel posterior, se mapea el tabique interauricular hasta conseguir una onda P estimulada menor de 120 ms de duración y positiva en las derivaciones II, III y aVF (véase la figura 5). La mayor parte de las veces eso se consigue cuando la punta del electrodo se sitúa ligeramente por debajo y posterior a cuando está correctamente implantado en la orejuela de AD (véase la figura 6-1). Una buena medida es, por tanto, delimitar co-

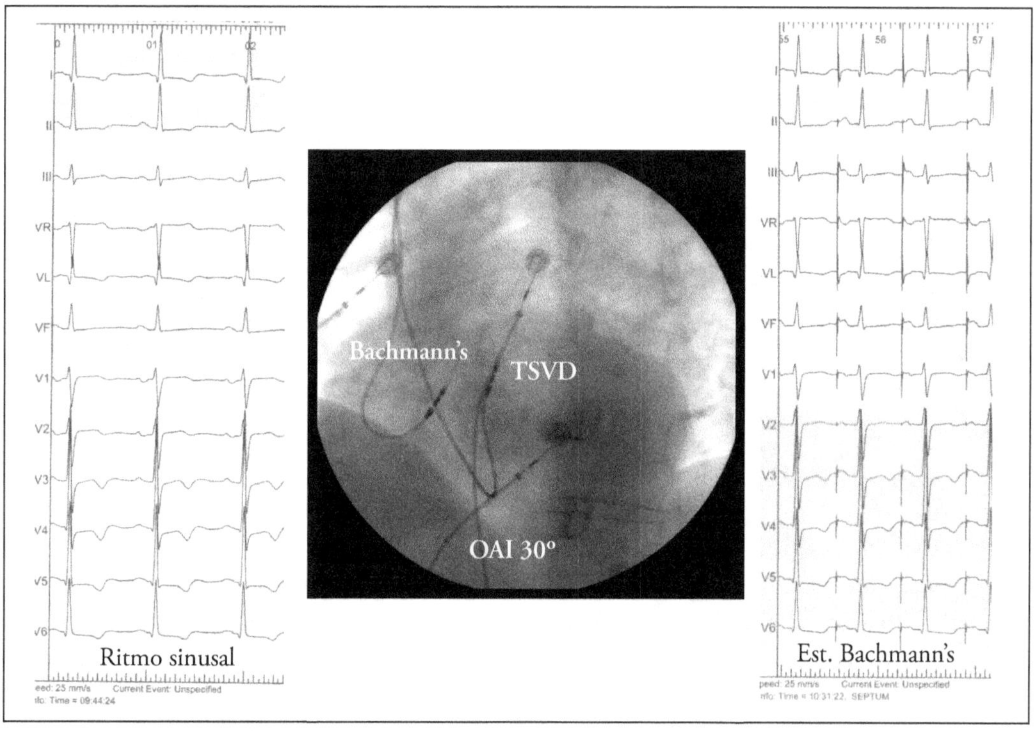

Figura 5. Proyección OAI 30º. Posición de electrodo auricular en región del haz de Bachmann's y ventricular en TSVD. Onda P sinusal normal. Onda P estimulada en haz de Bachmann's similar a P sinusal.

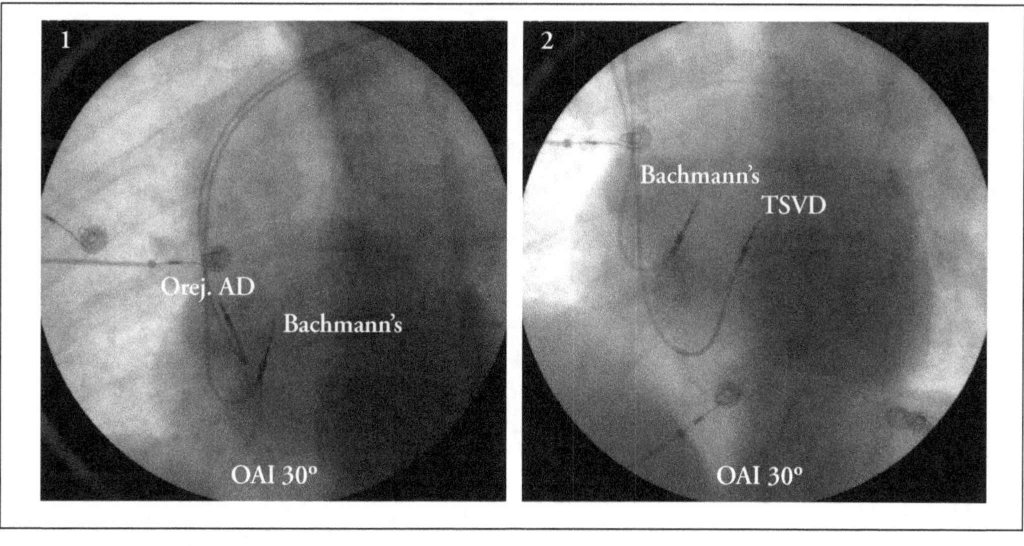

Figura 6.
1. Proyección OAI 30º. Electrodo en orejuela de AD y región del haz de Bachmann's.
2. Proyección OAI 30º. Electrodo en la región del haz de Bachmann's. Electrodo en TSVD (utilizado previamente para delimitar la orejuela de AD).

rrectamente la posición del electrodo en la orejuela antes de proceder a implantarlo en la región haz de Bachmann's.

Los umbrales de sensado y estimulación así como la impedancia no ofrecen diferencia de relevancia clínica. No obstante, es importante determinar el valor de la onda R de campo lejano, más frecuente que durante la estimulación en orejuela, pero fácilmente controlable con el sensado bipolar y la utilización de electrodos con distancia interelectrodos extremadamente corta.[39]

El comportamiento eléctrico de los electrodos a medio plazo y las complicaciones son similares al implantado en la orejuela de AD[40] y puede, por tanto, considerarse fiable y segura.

CONCLUSIÓN

En un futuro, es posible que la optimización de la resincronización auricular usando estimulación en el tabique interauricular necesite implantar el electrodo cerca de la ruta preferencial, identificada según la morfología de la onda P, ya que la posición generalizada en el área del haz de Bachmann's puede no ser óptima para todos los pacientes. Actualmente, sólo en aquellos pacientes con indicación estándar de estimulación cardíaca y significativa prolongación de la duración de la onda P o antecedentes de FA paroxística debe intentarse implantar el electrodo auricular en la región del haz de Bachmann's.

BIBLIOGRAFÍA

1. Furman S, Schwedel JB. An intracardiac pacemaker for stokes-adams seizures. N Engl J Med 1959; 261: 943-48.

2. Kirk J, Parsonnet V. Cardiac Pacing 1960-1985. A quarter century of medical and industrial innovación. Circulation 1998; 97: 1978-991.

3. Mond H, Sloman G. The small tined pacemaker lead. Absence of dislodgement. Pacing Clin Electrotrophysiol 1980; 3: 171-77.

4. Van Oosterhout MFM, Prinzen FW, Arts T *et al.* Asynchronous electrical activation induces asymmetrical hypertrophy of the left ventricular wall. Circulation 1998; 98: 588-95.

5. Adomian GE, Beazell J. Myofibrillar disarray produced in normal hearts and chronic electrical pacing Ame Heart J 1986; 112: 79-83.

6. Tse HF, Lau CP. Long-term effect of right ventricular pacing on myocardials perfusion and function. J Am Coll Cardiol 1997; 29; 744-49.

7. Manolis AS. The deleterious consecuences of right ventricular apical pacing. Time to seek alternate site pacing. Pacing Clin electrophysiol 2006; 29: 298-315.

8. Shimano M, Tsuji Y, Yoshida Y *et al.* Acute and chronic effects of cardiac resynchronization in patients developing heart failure with long-term pacemaker therapy for acquired complete atrioventricular block. Europace 2007; 9: 869-74.

9. Zhang XH, Chen H, SIU CHW *et al.* New-onset heart failure after permanent right ventricular apical pacing in patients with acquired high-grade atrioventricular block and normal left ventricular function. J Cardiovasc Electrophysiol 2008; 19: 136-41.

10. Shukla HH, Hellkamp AS, James EA *et al.* Heart failure hospitalization is more common in pacemaker patients with sinus node dysfunction and prolonged paced QRS duration. Heart Rhythm 2005; 2: 245-51.

11. Wilkoff BL, Cook JR, Epstein AE *et al.* Dual-chamber pacing or ventricular backup pacing in patients with an implantable defibrillator: The Dual

Chamber and VVI Implantable Defibrillator (DAVID) trial. JAMA 2002; 288: 3115-123.

12. Sweeney MO, Hellkamps AS, Ellenbogen KA *et al.* for the MOST investigators. Adverse effect of ventricular pacing on heart failure and atrial fibrillation among patients with normal baseline QRS duration in a clinical trial pacemaker therapy for sinus node dysfunction. Circulation 2003; 107: 2932-937.

13. Lieberman R, Padeletti L, Schreuder J *et al.* Ventricular pacing lead location alters systemic hemodynamics and left ventricular function in patients with and without reduced ejection fraction. J Am Coll Cardiol 2006; 48: 1634-641.

14. Sweeney MO, Prinzen FW. A new paradigma for physioloic ventricular pacing. J Am Coll Cardiol 2006; 47: 282-88.

15. Rosenqvist M, Bergfeldt L, Haga Y *et al.* The effect of ventricular activation sequence on cardiac performance during pacing. Pacing Clin Electrophysiol 1996; 19: 1279-286.

16. Leal del Ojo J, Vázquez R, Felices A *et al.* Pacing at apex and right ventricular outflow tract. Duration of the QRS complex. Europace. Monduzzi Editore. Ed. PE Bloch Thomsen 2001; 249-53.

17. De Cock CC, Giudici MC, Twist JW. Comparison of the haemodinamic effects of right ventricular outflow-tract pacing right ventricular apex pacing: a quantitative review. Europace 2003; 5: 275-78.

18. Barold SS, Herweg. Right ventricular outflow tract pacing: not ready for prime-time. Journal Of Interventional Cardiac Electrophysiology 2005; 13: 39-46.

19. McGavigan AD, Mond HG. Selective site ventricular pacing. Current Opin in Cardiology 2006; 21: 7-14.

20. Tse Hf, Yu C, Wong KK *et al.* Functional abnormalities in patients with permanent right ventricular pacing:the effect of sites of electrical stimulation. J Am Coll Cardiol 2002; 40: 1451-458.

21. Victor F, Mabo Ph, Manssur H *et al.* A randomized comparison of permanent septal *versus* apical right ventricular pacing: Short-term results. J Cardiovasc Electrophysiol 2006; 17: 238-42.

22. Hillock RJ, Stevenson I, Mond HG. The right ventricular outflow tract: A comparative study of septal, anterior wall and free wall pacing. Pacing Clin Electrophysiol 2007; 30: 942-47.

23. Vlay SC. Right Ventricular outflow tract pacing: practical and beneficial. A 9-year experience of 460 consecutive implant. Pacing Clin Electrophysiol 2006; 29: 1055-062.

24. Mond H, Hillock RJ, Stevenson IH *et al.* The right ventricular outflow tract: The road to septal pacing. Pacing Clin Electrophysiol 2007; 30: 482-91.

25. Burri H, Sunthorn H, Dorsaz P-A *et al.* Thresholds and complications with right ventricular septal pacing compared to apical pacing. Pacing Clin Electrophysiol 2007; 30: S75-S78.

26. Healey JS, Raymond Y, Tang A. Right ventricular apical pacing: a necessary evil? Curr Opin Cardiol 2007; 22: 33-8.

27. Healey JS, Toff WD, Lamas GA *et al.* Cardiovascular outcomes with atial-based pacing compared with ventricular pacing: meta-analysis of randomized trials using individual patient data. Circulation 2006: 114: 11-7.

28. Papageorgiou P, Monahan K, Boyle NG *et al.* Site dependent intra-atrial conduction delay. Relationship to initiation of atrial fibrillation. Circulation 1996; 94: 384-89.

29. Prakash A, Hill M, Lewis C *et al.* Comparative efficacy of high right atrial, coronary sinus an dual site atrial pacing in prevention of atrial fibrillation. Pacing Clin Electrphysiol 1996; 19: 634-39.

30. Revaul D, Allonnes G, Pavin D, Leclercq Ch *et al.* Long-term effects of biatrial symchronous pacing to prevent drug-refractory atrial tachyarrythmia: a nine-year experience. J Cardiovasc Electrophysiol 2000; 11: 1081-091.

31. Saksena S, Prakash A, Hill M *et al.* Prevention of recurrent atrial fibrillation with chronic dual site right atrial pacing. J Am Coll Cardiol 1996; 28: 687-94.

32. Katsivas A, Manolis AG, Lazaris E *et al.* Atrial septal pacing to synchronize atrial depolarization in patients with delayed interatrial conduction. Pacing Clin Electrophysiol 1998; 21: 2220-225.

33. Spencer III WH, Zhu DWX, Marckowitz T *et al.* Atrial septal pacing: a method for pacing both atria simultaneously. Pacing Clin Electrphysiol 1997; 20: 2739-745.

34. Platonov PG, Mitrofanova L, Ivanov V *et al.* Substrates for intra-atrial and interatrial conduction in the atrial Septem: anatomical study on 84 human hearts. Heart Rhythm 2008; 5: 1189-195.

35. Holmqvist F, Husser D, Tapanainen JM *et al.* Interatrial conduction can be accurately determined using standar 12-lead electrocardiography: validation of P-wave morphology using electroanatomic zapping in man. Heart Rhythm 2008; 5: 413-18.

36. Duytschaever M, Danse P, Eysbouts S *et al.* Is there an optimal pacing site to prevent atrial fibri-

llation? an experimental study in the chronically instrumented goat. J Cardiovasc Electrophysiol 2002; 13: 1264-271.

37. Bailin SJ, Adler S, Giudici M. Prevention of chronic atrial fibillation by pacing in the region of Bachmann's bundle: results of a multicenter randomized trial. J Cardiovasc Electrphysiol 2001; 912-17.

38. Hermida JS, Kubala M, Lescure FX *et al.* Atrial septal pacing to prevent atrial fibrillation in patient with sinus node dysfunction: results of randomized controlled study. Am Heart J 2004; 148: 312-17.

39. De Voogt W, Van Hemel N, Willems A *et al.* Far-fiel R-wave reduction with a novel lead design: experimental and human results. Pacing Clin Electrophysiol 2005; 28: 782-88.

Capítulo 6

Estimulación permanente en el haz de His

R. Barba Pichardo, P. Moriña Vázquez, J. Venegas Gamero,
J. M. Fernández Gómez

Unidad de Arritmias y Marcapasos
Hospital Juan R. Jiménez
Huelva

Dirección para correspondencia
Hospital Juan R. Jiménez
Dr. R. Barba
rbphuelva@yahoo.es

La contracción cardíaca originada por la estimulación del ápex ventricular derecho provoca una dinámica de cierre de la válvula mitral anómala,[1,2] una secuencia de activación miocárdica izquierda asíncrona,[2,3] tiene efectos no deseables sobre la función ventricular[4,5] tanto sistólica como diastólica y ha demostrado incrementos de morbilidad y mortalidad en determinados pacientes.[5-7] Todo ello, en el contexto de una gran variedad de efectos negativos como consecuencia de la estimulación apexiana[8] y tenemos resultados concluyentes para sostener que la estimulación DDD, no es superior a la VVI, en términos de calidad de vida, complicaciones vasculares o supervivencia cuando se estimula el ápex derecho.[9-11]

Se ha propuesto que el tracto de salida sea la alternativa al ápex, aunque sus ventajas no están claramente determinadas[12] y, en todo caso, no pasan de ser modestas.[13]

La estimulación selectiva del haz de His (StH) provoca una contracción ventricular vía sistema específico de conducción y por tanto no origina asincronía inter e intraventricular.[14] Además, cuando se emplean unidades DDD, la sincronía auriculoventricular (AV) se recupera, esta vez de forma verdaderamente fisiológica.

La StH, se inició experimentalmente en los años noventa.[15,16] En la literatura está documentada la seguridad de este sitio de estimulación, demostrándose que no deteriora la función ventricular; incluso se recupera en caso de estar deprimida.[17-20] Lo sorprendente es que la StH, puede corregir no pocos trastornos de la conducción clásicamente considerados infrahisianos, y, por tanto, puede ser utilizada en casos seleccionados de estos supuestos.[21,22]

1 Objetivos y fundamentos de la estimulación permanente del haz de His

Un primer objetivo de la StH es evitar asincronías inter e intraventriculares provocadas por la estimulación en el ápex o tracto de salida ventricular derecho y recuperar una sincronía AV fisiológica.

Un segundo objetivo de la StH, más desconocido y por tanto menos perseguido, es utilizarla para recuperar la sincronía inter e intraventricular en presencia de bloqueos clásicamente considerados infrahisianos. La teoría de la disociación longitudinal del haz de His[23-25] mantiene que éste contiene fibras ya diferenciadas, aisladas y disociadas longitudinalmente para las ramas derecha e izquierda, y que éstas pueden lesionarse en el propio tronco hisiano. Esto se expresaría en el ECG como típicos bloqueos de ramas o AV completo en caso de afectarse ambos haces. En estos casos, la estimulación distal al área lesionada, provoca una conducción fisiológica a través del sistema His-Purkinje. De este modo, el QRS se normaliza[26] y se recupera la sincronía ventricular perdida por el trastorno de conducción.[21,22] Según lo anterior los teóricos bloqueos infrahisianos, podrían clasificarse en centrales (haz de His) o periféricos (en las ramas o más allá) según se corrijan o no con la StH

Así pues, la StH, persigue estos dos objetivos. Por un lado, evitar asincronías ventriculares, causadas por la estimulación en lugares «clásicos», recuperando al mismo tiempo una sincronía AV verdaderamente fisiológica. Por otro, intentar corregir la asincronía ventricular izquierda en presencia de bloqueos cuyos orígenes se localicen en el tronco de His.

2   Implante de electrodos en el haz de His. Umbral agudo y crónico

En una primera etapa de nuestra experiencia, cuando pretendíamos una StH permanente, para facilitar la localización radiológica y eléctrica del tronco hisiano, colocábamos por vena femoral derecha, un electrodo tetrapolar que ubicábamos en la zona cardíaca donde se registra la actividad eléctrica hisiana. Era el denominado electrodo de referencia. Posteriormente, en el momento del implante, le aproximábamos el electrodo definitivo, bipolar y de fijación activa (véase la figura 1), hasta obtener registro hisiano, comprobando los efectos de la StH y si éstos eran satisfactorios extraíamos la hélice fijadora.

Actualmente, vamos con el electrodo hisiano definitivo, sin referencia, con el paciente monitorizado para implante de Mp definitivo y registro de las doce derivaciones del ECG, en posición radiológica oblicua anterior derecha e introduciendo al electrodo la guía conformada manualmente hasta una «J» cerrada de unos 3 cm de brazo, y conectamos mediante una alargadera con pinzas de cocodrilo los terminales al polígrafo de electrofisiología. Mapeamos la zona del anillo tricúspideo superior, donde habitualmente se registra actividad del His, y cuando se consigue visualizarla, hacemos estimulación objetivando los efectos sobre el QRS; si obtenemos captura del tronco de His con umbral máximo de 2,5 V para 1 ms, y una conducción AV 1:1 por encima de 120 s/m, intentamos fijar el electrodo, para lo que extraemos la hélice fijadora a la par que, mediante rotación antihoraria, hacemos presión sobre la pared septal miocárdica. Posteriormente, sacamos la guía y si no se objetivan desplazamientos y se mantienen la estimulación hisiana, fijamos el electrodo a plano muscular pectoral según técnica habitual.

Hemos empleado distintas configuraciones y durezas de guías, incluso algunas deformables tipo Locator de St. Jude Medical. Hemos utilizado asimismo distintos introductores, más o menos largos, y también algunos dirigibles, pero con el procedimiento descrito es con el que más efectividad hemos conseguido.

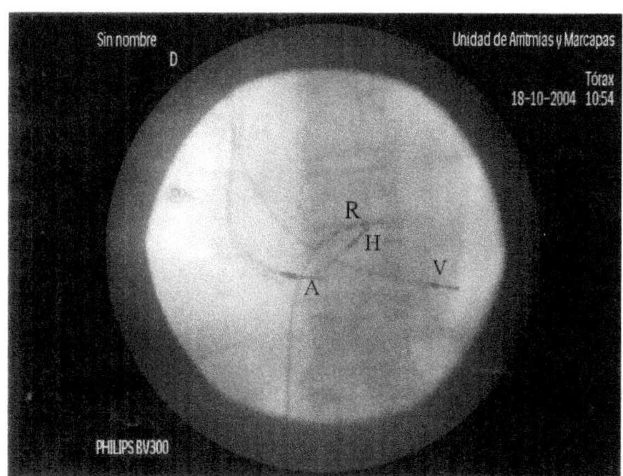

Figura 1. Radioscopia en el momento de implante de electrodo hisiano. R: electrodo de referencia. H: electrodo de estimulación definitiva en His. V: electrodo de seguridad en ápex ventricular derecho. A: electrodo auricular, en posición septal posterior.

En la actualidad, el electrodo que más estabilidad mecánica nos proporciona es el modelo Tendril 1788 TC (St. Jude Minneapolis, MN, USA). Éste posee la ventaja de que al ser de baja polarización, permite un registro adecuado de las señales intracavitarias, al mismo tiempo que estimula.

A veces es posible registrar la actividad aceptable del His a través del analizador de umbral que se emplea para los implantes tradicionales, pero la mayoría de las veces esto no sucede. El registro de un hisiograma amplio, indica habitualmente umbral de estimulación adecuado, aunque no siempre este mejor sitio «eléctrico» coincide con el de mayor facilidad de anclaje, teniéndose que equilibrar estas estrategias.

Para el implante del electrodo hisiano precisamos pues: un polígrafo que registre las derivaciones del ECG y la actividad eléctrica del His; alargaderas de conexión polígrafo/electrodo definitivo y equipo de radioscopia con posibilidad de obtener proyecciones oblicuas; el analizador de umbral es también necesario.

Como se ha comentado, el umbral agudo máximo que debe considerarse como aceptable es de 2,5 V, para 1 ms de duración. Estos parámetros pueden considerarse elevados comparados con los obtenidos en el ápex o tracto de salida, pero hemos de asumir desde el principio que, con la tecnología actual, la estimulación hisiana conlleva un mayor consumo energético. La curva de maduración hasta el umbral crónico, presenta, en comparación con la miocárdica, un incremento más pronunciado con menos recuperación en cronicidad. Esto es así cuanto más alto sea el umbral agudo. En nuestra experiencia,[27] el riesgo de pérdida de captura es real si aquel es superior a los 2,5 V/1 ms.

Los umbrales de StH, obtenidos en presencia de bloqueo suprahisianos, son, en general, ligeramente inferiores que los obtenidos para los bloqueo infrahisianos; quizás en presencia de éstos exista mayor grado de fibrosis, calcificación o degeneración de la región hisiana.

Los datos de impedancia obtenidos en el momento del implante, se sitúan en el rango bajo de la normalidad (en torno a 300 ohmios), quizás en relación con un contacto subóptimo del electrodo.

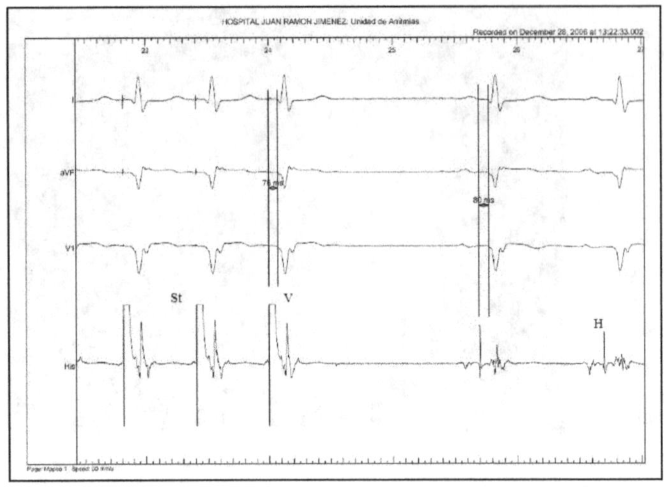

Figura 2. Los tres primeros QRS de la izquierda son estimulaciones «puras» del His. Los dos de la derecha son sinusales conducidos. El intervalo St-V (latencia) es igual al HV. St: estímulo. V: ventriculograma. H: hisiograma.

3   Patrones electrocardiográficos de estimulación en His

3.1   *En presencia de bloqueos suprahisianos*

Dependiendo a veces de la posición del electrodo y a veces de la energía de estimulación empleada, podemos observar dos tipos fundamentales de patrones.

3.1.1   *Captura pura y exclusiva del His*

Cuando se produce una captura pura, directa y exclusiva del tronco hisiano, se visualiza una latencia entre la espiga de estimulación y el QRS, que es igual o ligeramente inferior al tiempo de conducción infrahisiano (intervalo HV del hisiograma) (véase la figura 2), seguido de un QRS de morfología y duración normales. Por añadido, no se observan al-

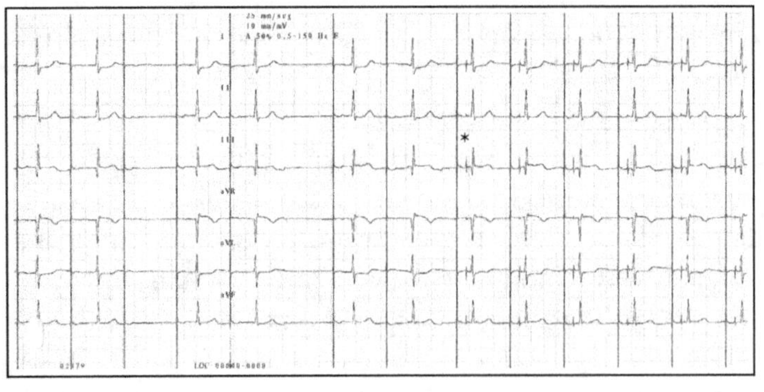

*Figura 3. Marcapasos con estimulación AAI mostrando bloqueo AV de 2.º tipo I. A partir de * se ha programado en DDD con estimulación en His y captura pura del mismo. Obsérvese la misma morfología y repolarización entre los QRS propios y estimulados.*

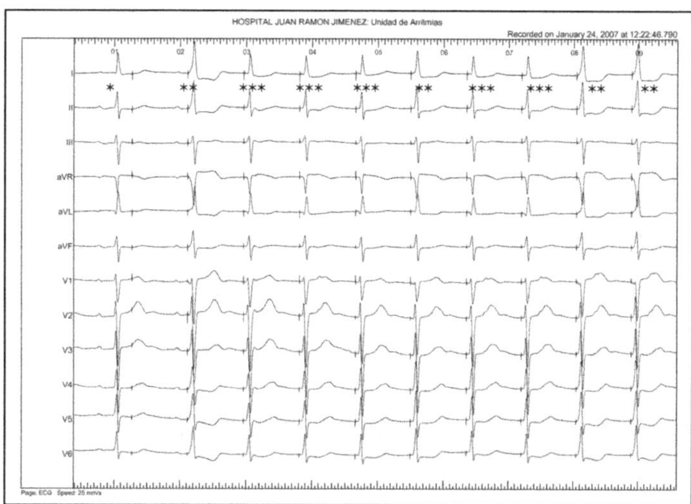

*Figura 4. ECG en que se observan tres morfologías diferentes de QRS. El marcado con * es un sinusal conducido. Los ** son complejos de fusión por captura de His y miocardio adyacente. Los *** son capturas puras de His.*

teraciones en la repolarización. Es decir, la captura hisiana pura ocasiona un QRS, que tiene la misma morfología, duración y repolarización que el sinusal conducido o que el ritmo de escape suprahisiano cuando exista (véase la figura 3).

La captura pura del His se obtiene generalmente en zonas con una deflexión hisiana de buena amplitud, sin que esto sea obligatorio, y con una relación «A»/«V» variable. A veces se consigue con umbrales de 0,5 V y 1 ms o menos y otras con salidas cercanas a los 10 V para la misma duración.

3.1.2   Captura fusionada, His y miocardio adyacente

Es frecuente que al intentar la estimulación del His capturemos, además, el miocardio en torno al mismo; de esta forma se obtiene una morfología del QRS que denominamos «fusionada», ya que se produce por la suma de dos frentes de activación. Uno difunde vía sistema específico de conducción, por captura directa del His, y otro producido por la captura miocárdica adyacente al tronco hisiano. Los QRS fusionados tienen morfología ensanchada, de preexcitación anteroseptal, con ausencia de latencia y con trastornos de la repolarización más o menos evidente dependiendo del grado de fusión.

Esta morfología «fusionada» se obtiene prácticamente en los mismos lugares donde se producen capturas hisianas puras y está en relación con pequeños desplazamientos del electrodo o con el grado de energía empleada en la estimulación. A veces se observan con salidas energéticas superiores a cuando se captura exclusivamente el His y en otras ocasiones se aprecian con salidas inferiores. No es raro que solo puedan obtenerse capturas fisionadas, pero también es frecuente que en un mismo trazado electrocardiográfico, concurran capturas fusionadas y puras (véase la figura 4).

No vemos inconvenientes en aceptar el lugar donde se observan capturas fusionadas como definitivo, ya que con la captura «fusionada», el ventrículo izquierdo se despolarizará vía sistema Purkinje, evitándose asincronía intraventricular izquierda.

En el procedimiento de mapeo y estimulación de la zona hisiana, no es raro observar, de forma transitoria, otros tipos de capturas, como la auricular, la rama derecha o el miocardio adyacente al His, aunque esto, evidentemente, no tiene interés cuando se persigue una estimulación hisiana.

3.2   En presencia de los denominados bloqueos infrahisianos

Ya se ha comentado, según la teoría de disociación longitudinal del haz de His, la posibilidad de que algunos de los bloqueos de ramas, incluso los AV completos infrahisianos, sean debidos a daños de las fibras ramales localizadas en el tronco de His; en estos casos, si se logra capturar el «muñón» distal a la zona de bloqueo, se podrían corregir éstos. Pues bien, como veremos a lo largo del capítulo, hemos corroborado la veracidad de esta teoría, de modo que los denominados bloqueos «infrahisianos», los clasificamos en centrales o periféricos, según desaparezcan o no con la StH distal.

Los efectos que la StH tiene sobre la morfología los QRS dependen del tipo de bloqueo, rama derecha, izquierda o AV completo; y de la localización central o periférica de los mismos.

3.2.1   En presencia del bloqueo de rama derecha (BRD)

3.2.1.1   Captura pura del His

Si el bloqueo se asienta verdaderamente en la propia rama, mas allá del tronco de His, al estimular a éste, se seguirá manteniendo el BRD, con latencia estímulo QRS (véase la figura 5).

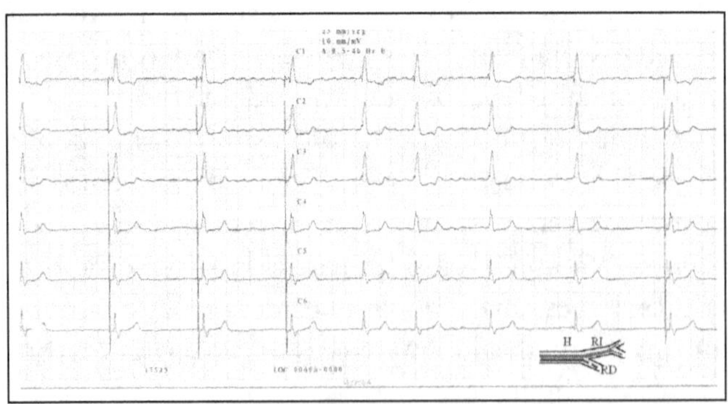

Figura 5. Derivaciones precordiales de un ECG en fibrilación auricular y BRD. Los tres primeros QRS de la izquierda y el último de la derecha van precedidos de una espiga de estimulación y latencia con persistencia del BRD. Se trata de un BRD periférico y estimulación con captura pura de His. H: tronco de His. RI: rama izquierda. RD: rama derecha.

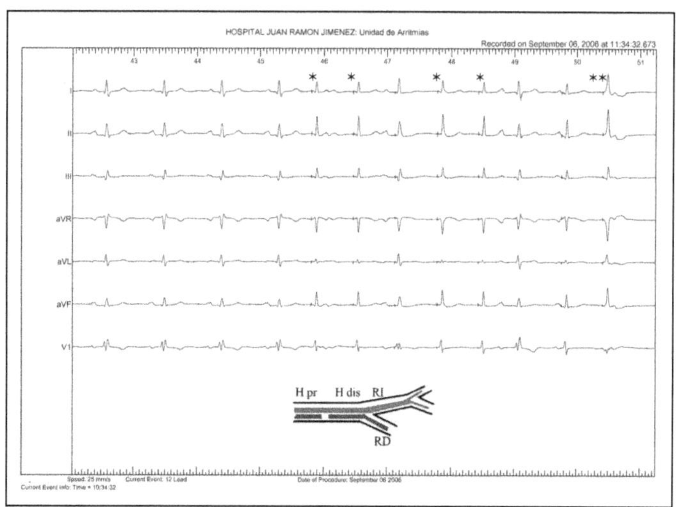

*Figura 6. ECG en ritmo sinusal con bloqueo AV de 1.º y BRD. Los QRS marcados con * van precedidos de una espiga de estimulación y latencia con desaparición del BRD y normalización de los QRS. Se trata de un BRD central y estimulación con captura pura del His distal. El QRS marcado con ** es una fusión por captura del His y miocardio adyacente. H pr: His proximal. H dis: His distal. RI: rama izquierda. RD: rama derecha.*

Si el bloqueo de rama derecha se asienta en el tronco hisiano y estimulamos la porción distal al bloqueo, el BRD desaparece, el QRS se normaliza y aparece latencia (véase la figura 6).

3.2.1.2   Captura fusionada

Si al estimular el His se obtiene captura fusionada, observaremos que desaparece el BRD, los QRS no se normalizan pues aparecen preexcitados y no hay latencia (véase la figura 6). Esto es independiente de que el BRD sea central o periférico.

Si el BRD es periférico, la captura fusionada genera dos frentes de activación; el primero por captura del His, alcanza el ventrículo izquierdo vía sistema específico de conducción; el segundo, con origen en la zona del miocardio próxima al His, preexcita al ventrículo derecho, fusionándose con el anterior; por lo tanto, el BRD desaparece, pero el QRS no se normaliza ya que aparece preexcitado y no hay latencia.

Si el BRD es central, la captura fusionada genera otra vez dos frentes de activación. El primero por captura al His distal a la lesión y vía sistema específico de conducción, alcanza ambos ventrículos; esto haría desaparecer el BRD. El segundo, con origen en la zona del miocardio próxima al His, preexcita al ventrículo derecho, fusionándose con el anterior; por lo tanto, el BRD desaparece, pero el QRS no se normaliza ya que aparece preexcitado y no hay latencia.

Por lo tanto, si sólo se obtienen capturas fusionadas, no podrá distinguirse si el BRD es central o periférico. Sólo si en algún momento se observa captura pura del His, con o sin desaparición del BRD, podrán diferenciarse bloqueos centrales de periféricos (véase la figura 7).

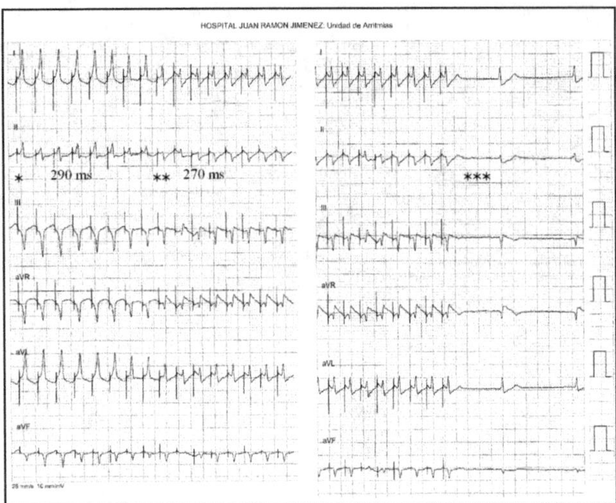

*Figura 7. ECG con BRD y StH a frecuencia creciente. Desde * a ** con intervalo de 290 ms, aparecen complejos de morfología preexcitada, sin latencia y sin BRD. A partir de ** el intervalo de estimulación es de 270 ms, el QRS es entonces de morfología de BRD, con latencia, siendo idéntico al QRS propio ***. Se trata de un BRD periférico con estimulación en His y captura fusionada del mismo y miocardio adyacente (QRS *). A partir de ** se alcanza el periodo refractario del miocardio, con lo que la captura se hace hisiana pura, mostrando entonces el BRD basal. Se trata de un BRD periférico.*

Si existe ritmo sinusal conducido, el BRD puede desaparecer al estimular con Mp DDD cualquier zona ventricular derecha. No hay más que programar un AV estimulado, permitiendo que el impulso sinusal alcance al ventrículo izquierdo al mismo tiempo que se estimula con el Mp el derecho. Sería equivalente a la captura fusionada, pero a diferencia de ésta, no evidencia preexcitación y provoca una clara imagen de estimulación ventricular derecha si se pierde la conducción sinusal (véase la figura 8).

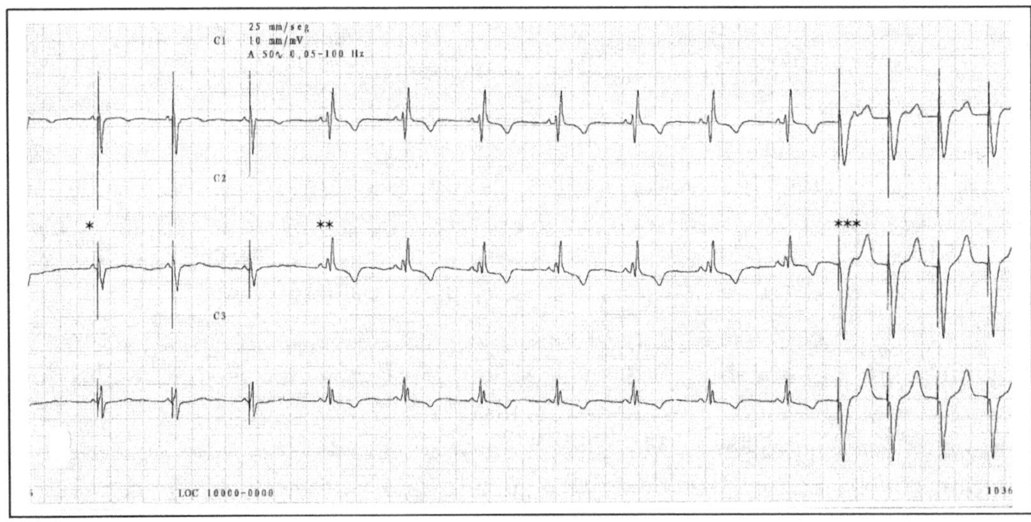

*Figura 8. ECG en ritmo sinusal y BRD. Los QRS marcados con * están ocasionados por un Mp DDD estimulando en tracto de salida de ventrículo derecho e intervalo PV similar al PQ propio, lo que hace desaparecer el BRD. A partir de ** intervalo PV se alarga para permitir la conducción AV propia, apareciendo entonces el BRD. En ***, al programar VVI a 100 s/m, se hacen evidentes los efectos de la estimulación ventricular derecha.*

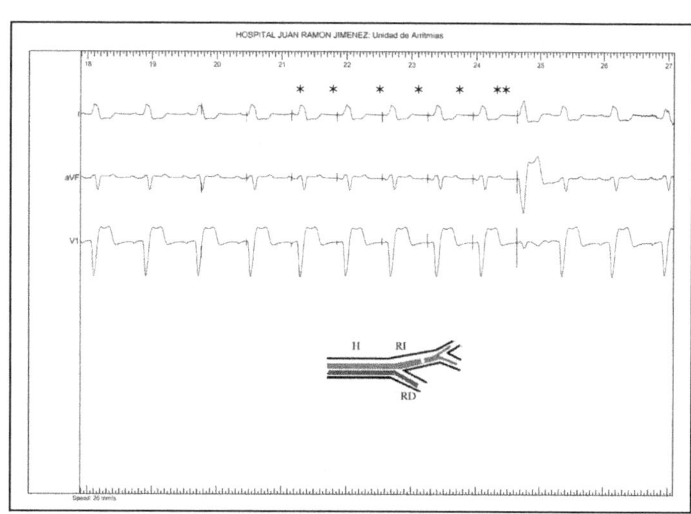

*Figura 9. ECG en ritmo sinusal y BRI. Los QRS marcados con * van precedidos de una espiga de estimulación y latencia persistiendo el BRI. Se trata de un BRI periférico y estimulación con captura pura del His proximal. El QRS con ** corresponde a una captura exclusiva del miocardio adyacente al His. H: tronco de His. RI: rama izquierda. RD: rama derecha.*

3.2.2 En presencia del bloqueo de rama izquierda (BRI)

3.2.2.1 Captura pura del His

Como sucede con los BRD, si el BRI se asienta realmente en la citada rama, bloqueo periférico, éste persistirá con presencia de latencia al capturar el His (véase la figura 9). Si la lesión de la rama izquierda radica en el tronco hisiano, bloqueo central, y se estimula en zona distal a la lesión, desaparece el BRI con normalización de los QRS y con presencia de latencia (véase la figura 10).

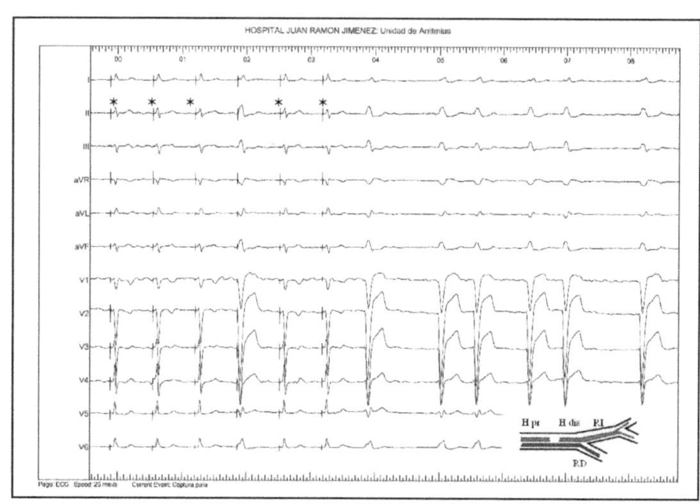

*Figura 10. ECG en fibrilación auricular y BRI. Los QRS marcados con * van precedidos de espiga con latencia y desaparición del BRI, normalizándose el QRS. Se trata de un BRI central y estimulación con captura pura del His distal. H pr: His proximal. H dis: His distal. RI: rama izquierda. RD: rama derecha.*

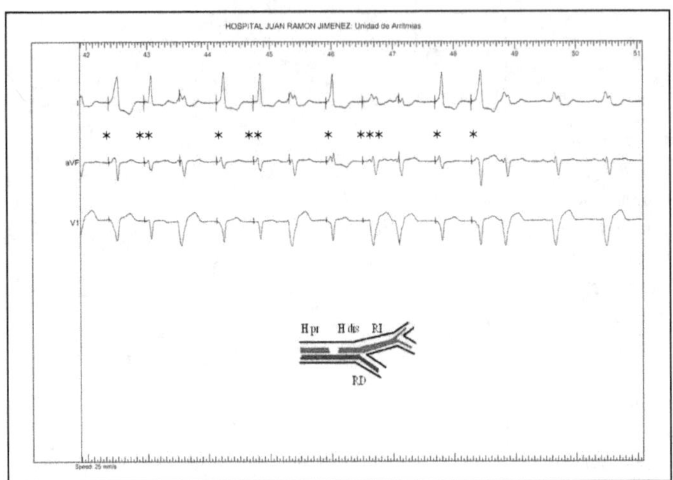

*Figura 11. ECG en ritmo sinusal y BRI. Se observan distintas morfologías de los QRS estimulados. Los QRS marcados con * van precedidos de espiga de estimulación, sin latencia, sin BRI pero sin normalización por preexcitación de los mismos. Los QRS marcados con ** van precedidos de latencia con desaparición del BRI y normalización de los mismos. El QRS con *** va precedido de latencia y muestra el BRI basal. Estos cambios se deben a la existencia de un BRI tipo central con estimulación y captura del His distal más miocardio adyacente en *, «captura fusionada fina». Captura pura del His distal en **, y captura pura del His proximal en ***. Se explica por pequeños desplazamientos del electrodo estimulador.*

3.2.2.2   Captura fusionada «fina»

Llamamos captura fusionada «fina» a aquella que se produce en presencia de un BRI central cuando se captura el His distal a la lesión y al mismo tiempo el miocardio adyacente al mismo (véase la figura 11). En este caso existen dos frentes de activación. El primero captura al His distal a la lesión y vía sistema específico de conducción alcanza ambos ventrículos. Esto haría desaparecer el BRI. El segundo frente, con origen en la zona del miocardio próxima al His, preexcita al ventrículo derecho, fusionándose con el anterior. Por lo tanto, el BRI desaparece, pero el QRS no se normaliza ya que aparece preexcitado y no hay latencia.

La captura fusionada fina sólo puede obtenerse en presencia de BRI tipo central, ya que un BRI nunca podrá corregirse estimulando desde cualquier zona del ventrículo derecho, si no es que el ventrículo izquierdo se despolariza vía rama izquierda, y esto sólo es posible capturando el tronco hisiano en su recorrido ventricular derecho en presencia de un BRI tipo central.

3.2.2.3   Captura fusionada «ancha»

Así denominamos a la producida por captura del His, en presencia de BRI periférico o central, en este caso con captura proximal, antes de la interrupción de la conducción de la rama izquierda, y al mismo tiempo el miocardio adyacente. Los dos frentes de activación originados despolarizan al ventrículo derecho, no existiendo excitación ventricular izquierda vía His-Purkinje. Esto da como resultado un QRS ensanchado, de morfología diferente al propio BRI, siendo difícil de diferenciar de la captura miocárdica exclusiva. No tiene más interés que el hacernos ver la inoportunidad de la StH.

Sin que conozcamos las razones, en nuestra experiencia es más frecuente que los BRI manifiesten un comportamiento tipo central y los BRD sean más de comportamiento periférico. No obstante, antes de catalogar un determinado bloqueo en periférico, y dado que la zona de interrupción en la conducción hisiana puede localizarse distalmente, hay que estimular capturando estas porciones más distales para ver si un determinado bloqueo manifiesta comportamiento central en esas circunstancias (véase la figura 11).

3.2.3 *En presencia de un bloqueo completo infrahisiano*

3.2.3.1 Captura pura del His

La captura hisiana pura se identifica por la aparición de un QRS de morfología y duración normales con latencia. Una vez más se explica por la localización del bloqueo en el tronco del His, y captura de la porción distal del mismo, con despolarización ventricular vía His-Purkinje (véase la figura 12).

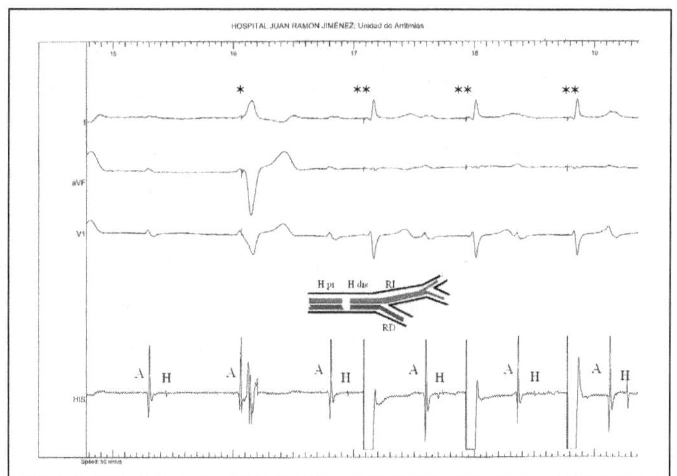

*Figura 12. ECG en ritmo sinusal y bloqueo AV completo infrahisiano. Se observa AH sin V conducido en el registro del His. Los QRS son estimulados. El complejo marcado con * es producido por un marcapasos externo. Los ** van precedidos de espiga y latencia y tienen un QRS de morfología y duración normales. Se trata de un bloqueo completo infrahisiano de tipo central, con capturas puras del His distal. A: auriculograma. H: hisiograma. H pr: His proximal. H dis: His distal. RI: rama izquierda. RD: Rama derecha.*

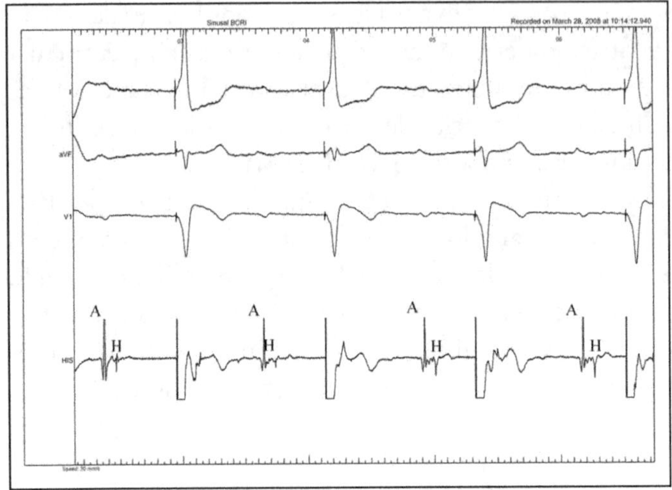

Figura 13. ECG en ritmo sinusal y bloqueo completo infrahisiano. Se observa AH sin V conducido en el registro del His. Los QRS son estimulados y van precedidos de espiga sin latencia y de aspecto preexcitado. Se trata de un bloqueo completo infrahisiano de tipo central con capturas fusionadas del His distal y miocardio. A: auriculograma. H: hisiograma.

3.2.3.2 Captura fusionada

Tiene la misma explicación que la captura fusionada en presencia de bloqueo suprahisiano e igual que aquélla manifiesta latencia y preexcitación de los QRS (véase la figura 13).

4   Indicaciones para la estimulación permanente del haz de His

Los pacientes con bloqueos del nodo AV son, en nuestro criterio, candidatos ideales a la StH definitiva, ya que, por lo general, se trata de personas más jóvenes, con menos patología cardíaca añadida, que toleran mejor el tiempo quirúrgico y suelen presentar menos dificultades de anclar el electrodo junto con mejores umbrales de estimulación. Existe, además, una experiencia bibliográfica[13,16-19] que avala la seguridad de la StH en presencia de bloqueos nodales. Nosotros la consideramos como primera opción para bloqueos AV congénitos o adquiridos, incluyendo los ocasionados por aplicación de radiofrecuencia.

La StH puede teóricamente plantearse, en presencia de bloqueo de ramas o completo infrahisiano, cuando se demuestre la desaparición de los mismos con la StH previa. La experiencia en estos casos es muy limitada y, en general, el implante del electrodo hisiano presenta más dificultades técnicas. Además, y sobre todo cuando sólo se obtiene captura pura del His, ante la posibilidad que la zona de inserción del electrodo quede englobada en una hipotética progresión del bloqueo, se recomienda, por seguridad, implantar un electrodo adicional en tracto de salida o ápex de ventrículo derecho, que evite supuesta asistolia (véanse las figuras 1 y 14). Nuestro grupo ha empleado la StH en presencia de bloqueo BRI, para lograr resincronización ventricular izquierda cuando no fue posible el abordaje a través de seno coronario.[20,21] Se trata de lo que denominamos resincronización «fisiológica», cuyo análisis queda fuera del propósito de este capítulo (véase la figura 14).

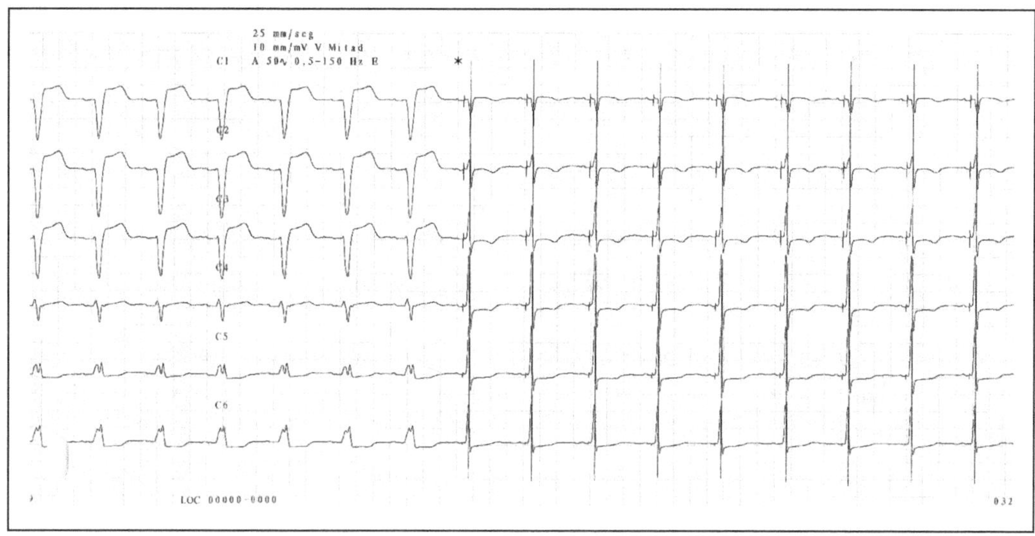

*Figura 14. ECG en ritmo sinusal y BRI. A partir de * se ha activado un Mp biventricular de estimulación y captura pura de His. Se puede observar la segunda espiga de seguridad, ventricular derecha, sobre la onda R, unos 60 ms después de la primera. Se trata de un BRI central y resincronización fisiológica mediante StH.*

5　Tipos y programación de los dispositivos para estimulación hisiana

En bloqueos suprahisianos, utilizamos Mp SSI o DDD, con o sin sensores de frecuencia, dependiendo de que exista fibrilación auricular o actividad sinusal. La salida ventricular la conectamos al electrodo hisiano. Dado que el electrodo de StH queda implantado en zonas donde frecuentemente se registra actividad auricular, el «canal» ventricular ha de ser programado a una sensibilidad suficientemente alta para evitar inhibiciones por ondas auriculares, sin que se pierda la detección de la actividad ventricular propia.

En presencia de bloqueos infrahisianos centrales, cuando exista fibrilación auricular, elegimos un marcapasos DDD; la salida auricular la reservamos para el His, haciendo este canal lo mas insensible posible o programando DVI. La salida ventricular se conecta al electrodo de seguridad implantado en ápex o tracto de salida. El intervalo AV, realmente «H» V, debe ser ajustado para que la espiga ventricular caiga sobre la «R» del ECG, sin provocar captura ventricular por encontrarse refractario. Cuando hay actividad sinusal, implantamos un marcapasos DDD biventricular, la salida ventricular izquierda se destina al His; el sensado ventricular se adjudica al canal ventricular derecho donde se conecta el electrodo de seguridad alojado una vez más en tracto de salida o ápex derecho. El dispositivo queda programado en modo DDD con intervalo VV que adelanta la estimulación hisiana, canal ventricular izquierdo, suficiente para que el estímulo ventricular derecho caiga sobre la «R» sin posibilidad de captura ventricular al encontrarse refractario. Por tanto, en cualquiera de los casos anteriores, la posible pérdida de la captura hisiana va seguida de un impulso de «seguridad» que evita asistolias (véase la figura 14).

El implante de un electrodo de seguridad, añade complejidad y coste al procedimiento. Nuestro grupo consideraba imprescindible garantizar la seguridad del paciente con el implante de este segundo electrodo ventricular. En la actualidad, no estamos tan convencidos de la absoluta necesidad del citado electrodo. Nuestra experiencia es aún limitada pero hemos aprendido que si obtenemos una estimulación fusionada con el electrodo hisiano, aunque se pierda la captura del His, siempre queda la del miocardio adyacente al mismo, con lo que la posibilidad de asistolia se desvanece. No obstante, para grupos que se encuentren en curva de aprendizaje o con poca experiencia en la StH, aconsejamos su utilización.

En las consultas de seguimiento de Mp, se puede valorar la estabilidad del electrodo hisiano, mediante registro de la actividad eléctrica del haz de His a través del mismo (véase la figura 15).

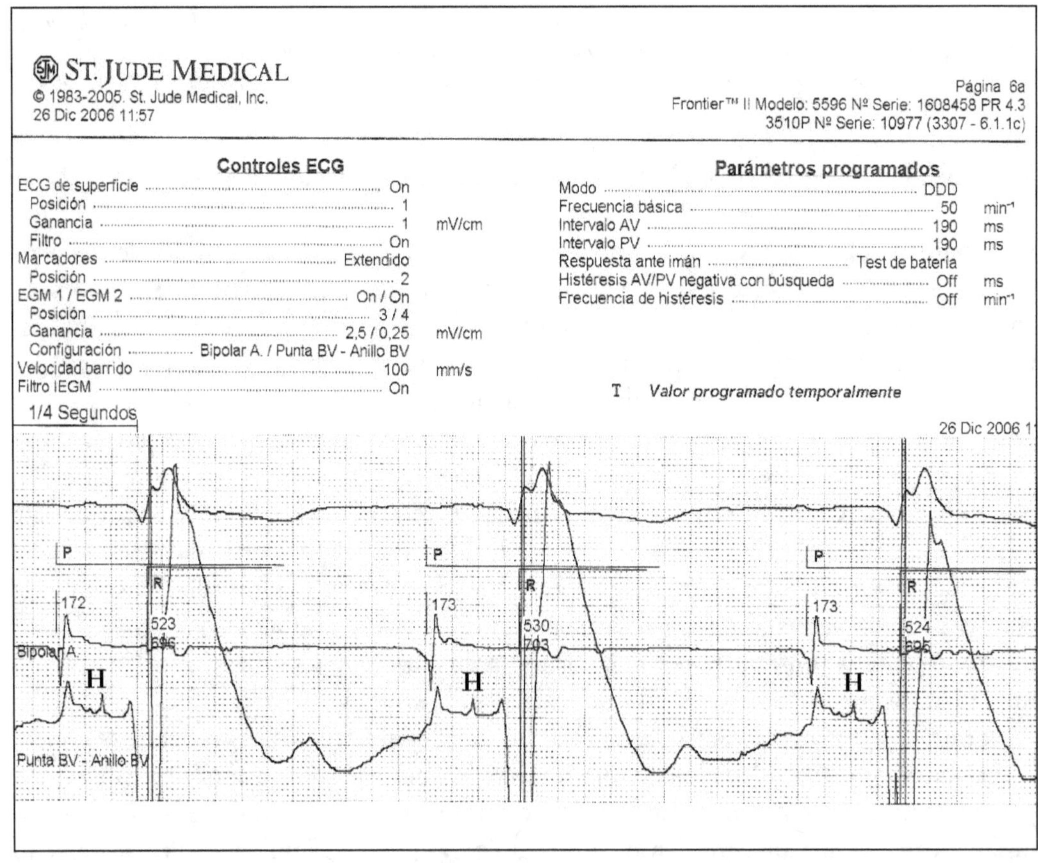

Figura 15. Paciente de la figura 14 con registro a través del programador de marcapasos 3510 de St. Jude, del electrodo implantado en His (Punta BV Anillo BV). Se objetiva actividad eléctrica hisiana (H).

6   Limitaciones a la estimulación permanente del haz de His

Varias circunstancias limitan hoy en día la StH.

6.1   *Limitaciones por carencia de material específico. El electrodo*

Los electrodos que actualmente empleamos para el implante en His no están diseñados para estimular el mismo, ni para ser ubicados en zona hisiana.

Ya se ha comentado que más de una tercera parte de los candidatos iniciales presentan un umbral agudo de StH, que consideramos inasumible (más de 2,5 V para 1 ms), por lo que son rechazados. Los distintos mecanismos de autoprogramación en voltaje de salida son de utilidad limitada cuando existe captura hisiana pura, ya que la respuesta evocada que se origina, la deflexión de His, es de muy baja amplitud (del orden de 0,1, 0,2 mV), lo que hace que los mecanismos de seguridad no recomienden su uso, o que programen salida en alto voltaje con el consiguiente derroche energético. En casos de capturas fusionadas, la autoprogramación adapta la salida de voltaje a la respuesta evocada en el miocardio adyacente, lo que puede hacer perder la captura hisiana si el umbral miocárdico es inferior al umbral de captura hisiano.

Pero el paso en verdad limitante de la técnica de implante en His está condicionada por la fijación del electrodo. El electrodo hisiano ha de fijarse de forma paralela, conforme lo hace su plano de contacto al septo AV. Esto no sucede cuando se implanta en el ápex o tracto de salida derecho, donde la fijación se realiza de forma perpendicular al plano de contacto. En esos casos los dispositivos de fijación «se clavan» en la masa miocárdica. En caso de ubicación hisiana, el electrodo se «inserta» en la pared septal, para lo que no está diseñado. La cercanía de la válvula tricúspide y sus desplazamientos durante la contracción cardíaca, contribuyen a una mayor inestabilidad del electrodo.

En nuestra experiencia, prácticamente la totalidad los bloqueos suprahisianos y la mayoría de los considerados infrahisianos (67 %) se corrigen con la StH. El umbral alto supone eliminar, previo intento de fijar el electrodo, algo más de una tercera parte de todos los candidatos. Logramos fijar el electrodo un 55 % de los intentos. Esto quiere decir que en un 45 % de los pacientes, en los que la StH corrige los trastornos de conducción con umbral aceptable, ésta no se logra por la inestabilidad del electrodo.

En la actualidad conseguimos una StH definitiva exitosa en el 33 % de todos los casos posibles.

Creemos que nuevos desarrollos de electrodos destinados específicamente a la StH, son necesarios para que este lugar de estimulación adquiera suficiente difusión. En este sentido, los nuevos diseños deben orientarse a conseguir mejores umbrales de capturas y, sobre todo, a desarrollar sistemas que faciliten la fijación del electrodo en modo paralelo a su plano de contacto en la pared septal.

La necesidad de utilizar proyecciones radiológicas oblicuas y, sobre todo, la poligrafía con registro de la actividad hisiana añaden más complejidad y disuaden a muchos grupos.

6.2   *Limitaciones en relación con la naturaleza de los bloqueos a tratar*

Los bloqueos suprahisianos no presentan limitaciones *per se* a la St H, de modo que, sin freno en el uso de energía con la que estimuláramos, se podrían corregir prácticamente el 100 % de aquéllos, y esto independientemente del grado de los mismos. Por lo tanto, las limitaciones al uso del la StH en los bloqueos nodales vienen determinadas en términos de lo tratado en el punto anterior, umbral y estabilidad.

En presencia de bloqueos infrahisianos, existe una primera limitación absolutamente insalvable y es que dicho trastorno no se corrija con la StH, ya que si dichos bloqueos son periféricos, la estimulación no tiene razón de ser. Pero hay que recordar que, en nuestro medio, más de un 60 % de los bloqueos infrahisianos que precisan estimulación definitiva manifiestan un comportamiento tipo central y serían candidatos potenciales a la StH definitiva. Otra limitación importante es que en pacientes longevos, quizás por un mayor grado de fibrosis o calcificación de la región hisiana, la actividad eléctrica del His se registra en un pequeño recorrido de la unión AV o bien es de muy baja amplitud, lo que se traduce en un mayor umbral de captura y dificultad añadida de fijar el electrodo.

En cualquier caso, tanto en presencia de bloqueo supra como infrahisiano, los pacientes con más edad y patología cardíaca añadida, especialmente con dilatación de cavidades, tienen más dificultades para lograr una StH permanente. La peor tolerancia al decúbito prolongado y la distorsión de la anatomía cardíaca son las causas.

CONCLUSIONES

La constatación de los efectos deletéreos de la estimulación en el ápex derecho ha obligado a buscar otros lugares para estimular crónicamente al corazón. La StH supone el único modo conocido de provocar artificialmente una contracción ventricular fisiológica y, por tanto, inocua. Puede emplearse en presencia de bloqueos suprahisianos y en no pocos casos de los denominados bloqueos infrahisianos. Podría, por tanto, utilizarse como técnica de resincronización.

La ausencia de electrodos diseñados específicamente para la StH está dificultando que ésta se difunda; no obstante, aun con la tecnología actual, no pocos pacientes se benefician de su utilización. Por ello, estimamos que debería ser incorporada por los distintos grupos implantadores; de este modo se aumentaría la presión sobre la industria del Mp al desarrollo de tecnología aplicada al caso.

BIBLIOGRAFÍA

1. Nuñez A, Alberca MT, Cosio FG *et al.* Severe mitral regurgitation with right ventricular pacing, successfully treated with left ventricular pacing. PACE 2002; 25: 226-30.
2. Barold SS, Ovsyshcher EI. Pacemaker-induced mitral regurgitation. PACE 2005; 28: 357-60.
3. Barold SS. Adverse effects of ventricular desynchronization induced by long-term right ventricular pacing. JACC 2003; 42: 624-26.
4. Tantengo MV, Thomas RL, Karpawich PP. Left ventricular dysfunction after long-term right ventricular pacing in the young. JACC 2001; 37: 2093-100.
5. O'Keefe JH Jr, Abuissa H, Jones PG *et al.* Effect of chronic right ventricular apical pacing on left ventricular function. Am J Cardiol 2005; 95: 771-73.
6. Gardiwal A, Yu H, Oswald H *et al.* Right ventricular pacing is an independent predictor for ventricular tachycardia /ventricular fibrillation occurrence and heart failure events in patients with an implantable cardioverter-defibrillator. Europace 2008; 10: 358-63.
7. Wilkoff BL, Cook JR, Epstein AE *et al.* Dual-clamber pacing in patients with an implantable desfibrillator: the dual chamber and VVI implantable desfibrillator (DAVID) Trial. JAMA 2002; 288: 3115-123.
8. Antonis S, Manolis AS. The deleterious consequences of right ventricular apical pacing: time to seek alternate site pacing. PACE 2006; 29: 298-35.
9. Martinellia M, Costa R, Freitas de Siqueira S *et al.* COMBAT-conventional versus multisite pacing for bradyarrhythmia therapy: rationale of a prospective randomized multicenter study. Eur J Heart Fail 2005; 7(2): 219-24.
10. Connolly SJ, Kerr CR, Gent M *et al.* Effects of physiologic pacing versus ventricular pacing on the risk of stroke and death due to cardiovascular causes. N Engl J Med 2005; 342: 1385-391.
11. William D, Toff A, Camm J, Skehan D. Single-chamber *versus* dual-chamber pacing for high-grade atrioventricular Block. N Engl J Med 2005; 353: 145-55.
12. Stambler BS, Ellenbogen KA, Zhang X *et al.* Right ventricular outflow *versus* apical pacing in pacemaker patients with congestive heart failure and atrial fibrillation. J Cardiovasc Electrophysiol 2003; 14: 1180-186.
13. De Cock CC, Giudici MC, Twisk JW. Comparison of the homodynamic effects of right ventricular outflow-tract pacing with right ventricular apex pacing: a quantitative review. Europace 2003; 5: 275-78.
14. Occhetta E, Bortnik M, Magnani A *et al.* Prevention of ventricular desynchronization by permanent para-hisian pacing after atrioventricular Node ablation in chronic atrial fibrillation. A crossover, blinded, randomized. JACC 2006; 47(10): 1938-945.
15. Mabo P, Scherlag BJ, Munsif A *et al.* A technique for stable His-bundle recording and pacing: electrophysiological and hemodynamic correlates. PACE 1995; 18: 1894-901.
16. Amitani S, Miyahara K, Sohara H *et al.* Experimental His-bundle Pacing: histopathological and electrophysiological examination. PACE 1999; 22(Pt.I): 562-66.
17. Deshmukh P, Casavant DA, Romanyshyn M *et al.* A Novel approach to cardiac pacing in patient with normal His-Purkinje activation. Circulation 2000; 101: 869-77.
18. Moriña-Vázquez P, Barba-Pichardo R, Venegas-Gamero J, Álvarez-Sainz A *et al.* Estimulación permanente del haz de His tras ablación mediante radiofrecuencia del nodo auriculoventricular y en pacientes con trastorno de la conducción suprahisiano. Rev Esp Cardiol 2001; 54: 1385-393.
19. Deshmukh PM, Romanyshyn M. Direct His-bundle Pacing: present and future. Pacing Clin Electrophysiol 2004; 27(Pt II): 862-70.
20. Zanon F, Baracca E, Aggio S *et al.* A feasible approach for direct His-bundle pacing using a new steerable catheter to facilitate precise lead placement. J Cardiovasc Electrophysiol 2006; 17: 29-3.
21. Moriña P, Barba R, Venegas J *et al.* Cardiac resynchronization through selective His bundle pacing in a patient the so-called infra His atrioventricular block. PACE 2005; 28: 726-29.

22. Barba R, Moriña P, Venegas J *et al*. Estimulación hisiana definitiva en pacientes con bloqueos infrahisianos. Rev Esp Cardiol 2006; 59: 553-58.

23. James TN, Sherf L. Fine structure of the His bundle. Circulation 1971; 44: 9-28.

24. Narula OS. Longitudinal dissociation in the His bundle; Bundle branch block due to asynchronous conduction within the His bundle in man. Circulation 1977; 56: 996-1006.

25. El-Sherif N, Amat Y, Leon F *et al*. Normalization of bundle branch patterns by distal his bundle pacing. Clinical and experimental evidence of longitudinal dissociation in the pathologic His bundle. Circulation 1978; 57: 472-83.

26. Puech R, Grolleau H, Morena M *et al*. Affinement et normalisation de QRS par stimulation de faisceau de His dans les blocs complets de branche gauche. Arch Mal Coeur Vaiss 1979; 72(8): 815-24.

27. Ruiz-Mateas F, Leal del Ojo J, Barba-Pichardo R *et al*. Efectos de la estimulación cardíaca convencional. Estimulación en sitios alternativos. Rev Esp Cardiol 2007; 7: 20-39.

Capítulo 7

Estimulación tras la ablación del nodo AV en pacientes con fibrilación auricular refractaria

M. Nadal Barangué, L. Mont i Girbau

Institut Clínic del Tòrax (ICT)
Hospital Clínic
Universitat de Barcelona
Barcelona

Dirección para correspondencia
Hospital Clínic, Universitat de Barcelona
Dr. L. Mont
lmont@clinic.ub.es

Introducción

La fibrilación auricular (FA) es la arritmia supraventricular sostenida más frecuente, caracterizada por una activación auricular no coordinada asociada a la pérdida de la función mecánica auricular. Su patrón electrocardiográfico común consiste en la sustitución de las ondas P por oscilaciones rápidas u ondas fibrilatorias de amplitud, forma y frecuencia variable que en aquellos pacientes con conducción auriculoventricular conservada se acompañará de una respuesta ventricular irregular y habitualmente rápida.

Pese a que existen múltiples clasificaciones de la FA, en las últimas guías de la American College of Cardiology/American Heart Association/European Society of Cardiology (ACC/AHA/ESC) 2006 se recomienda la siguiente clasificación debido a su simplicidad y utilidad clínica:[1]

1. FA paroxística: definida como FA recurrente (≥ 2 episodios) que finalizan de forma espontánea en < 7 días (y siempre más de 30 segundos).
2. FA persistente: aquella que se mantiene durante > 7 días, o bien requiere cardioversión eléctrica (CVE) o farmacológica (CVF).
3. FA persistente de larga evolución: FA que se mantiene durante más de un año pese a intentar la CVE o bien cuando ésta ha sido descartada.

El término de FA permanente incluye aquella de larga evolución en la que se desestima la restauración del ritmo sinusal por medio alguno, incluyendo la ablación percutánea o quirúrgica. Tales subtipos de FA no son excluyentes entre sí, por lo que los pacientes deben ser catalogados por el patrón de FA que presenten de forma más frecuente.

La prevalencia de FA, es muy similar entre hombres y mujeres,[2] aumenta con la edad y, en los últimos años, debido al envejecimiento poblacional y al aumento de la comorbilidad, como son la HTA, la diabetes y la cardiopatía isquémica, se está incrementando de forma importante.

La FA tiene un curso clínico altamente variable, pudiendo ser asintomática o comportar una notable morbi-mortalidad ligada a la presencia de síntomas derivados de la respuesta ventricular rápida (palpitaciones) y del bajo gasto cardíaco (siendo la taquicardiomiopatía su máxima expresión), a la presencia de complicaciones cardioembólicas o bien a los efectos secundarios de los fármacos empleados para el control del ritmo y de frecuencia. La restauración y el mantenimiento del ritmo sinusal resulta a veces difícil y ensayos clínicos recientes han demostrado que su logro no supone un beneficio adicional al obtenido con el control de la frecuencia ventricular.[3,4]

Los primeros trabajos publicados sobre la ablación del NAV mediante choque de corriente directa aparecen en la década de los ochenta,[5,6] y pasaron más de diez años hasta que se publicó el primer estudio que comparaba la ablación del NAV mediante choque de corriente directa frente a la ablación con radiofrecuencia.[7] En la actualidad existen muchos estudios que demuestran que la ablación del nodo AV con implante de marcapasos es un método efectivo para controlar la frecuencia cardíaca en pacientes con FA sintomática refractaria a tratamiento antiarrítmico.[8-11]

1   Indicaciones de la ablación del nodo AV

Inicialmente, esta técnica se utilizó para los pacientes que tenían síndrome taquicardia-bradicardia, los cuales a su vez requerían un marcapasos. Posteriormente, sus indicaciones se fueron ampliando extendiéndose a aquellos pacientes con FA con respuesta ventricular rápida refractaria al tratamiento farmacológico.

De acuerdo con las guías de actuación de la ACC/AHA/ESC,[1] la ablación del nodo AV es recomendación clase IIa con nivel de evidencia C como estrategia no farmacológica para controlar la frecuencia cardíaca en pacientes en FA en los que el control obtenido con fármacos resulta insuficiente.

En la actualidad, tras la aparición de la ablación circunferencial de las venas pulmonares para el tratamiento de la FA, sus indicaciones se han restringido de forma importante; así, la principal indicación de la ablación del nodo AV es la FA permanente que no se considera candidata a ablación circunferencial de las venas pulmonares y presenta frecuencia cardíaca que no se controla adecuadamente con fármacos. También estaría indicada en aquellos pacientes con fibrilación auricular o *flutter* auricular permanente, severamente sintomáticos, en los que ha fracasado la ablación de las venas pulmonares. Además, la sospecha de taquicardiomiopatía con disfunción ventricular significativa debida al elevado ritmo cardíaco constituye una clara indicación incluso en pacientes poco sintomáticos, a fin de evitar un mayor deterioro de la función ventricular.

2   Metodología de la ablación del nodo AV

La ablación del nodo AV es una técnica sencilla, de gran eficacia y mínimas complicaciones,[12] siempre y cuando se tengan en cuenta ciertos aspectos que en sus inicios pasaron desapercibidos.

Previa realización de la ablación del nodo es imprescindible asegurar la estimulación ventricular, preferiblemente mediante el implante previo de un marcapasos definitivo, evitándose de este modo los problemas asociados al implante del electrodo provisional, como son asistolia por desplazamiento de electrodo, hematoma femoral, perforación e infección. A fin de evitar interferencias entre la energía de radiofrecuencia aplicada y el marcapasos es necesaria su programación previo implante en modo VOO a una frecuencia de 30 o 40 latidos por minuto. Inicialmente se intentará un abordaje derecho para posicionar, guiado por fluoroscopia y por los electrogramas intracavitarios, el catéter en la región del nodo compacto, típicamente en el punto en el que la relación de los electrogramas A/V es de 1:1-1:2 con un hisiograma pequeño (amplitud < 0,15 mV) obteniendo en la mayoría de los casos un bloqueo suprahisiano. Durante la aplicación de radiofrecuencia, el registro de un ritmo de la unión acelerado suele preceder a la aparición del bloqueo efectivo del nodo. En un 5 % de los pacientes es necesario un abordaje izquierdo, transaórtico, localizando la parte izquierda del haz de His en el septo, 1-1,5 cm por debajo de la cúspide aórtica no coronaria, o en la región de esta última. Una vez logrado el bloqueo del NAV, se debe programar el MP en modo VVI a 90 lpm, y mantenerlo durante 1-2 meses, con reducción progresiva de la frecuencia de estimulación, debido a que se ha demostrado, especialmente en aquellos pacientes que previamente a la ablación se habían mantenido con frecuencias ventriculares altas, que la normalización brusca de la frecuencia cardíaca se acompaña de alteraciones de la repolarización que pueden desencadenar taquicardias ventriculares polimórficas, hecho que se describió por primera vez en 1987.[13]

3   Resultados y complicaciones de la ablación del nodo AV

La tasa de éxito inmediato de la ablación del nodo AV es prácticamente del 100 %,[12] con una recurrencia de la conducción AV de aproximadamente el 5 %. En el metaanálisis de Wood y cols.[14] se revisaron un total de 1.181 pacientes, observando que la ablación del nodo AV se solía acompañar de una mejoría sintomática en la calidad de vida, la clase funcional, la fracción de eyección, una reducción de las visitas e ingresos hospitalarios, con una mortalidad al año del 6 % (comparable a la existente en la población general con FA a largo plazo).[15]

Actualmente, las complicaciones relacionadas con el procedimiento son raras, gracias al implante del marcapasos previa ablación del nodo y a su reprogramación inmediata tras la ablación a frecuencia de estimulación mínima de 80 lpm, con lo que se elimina el riesgo de arritmias ventriculares polimórficas postablación.[16-19] Una complicación a mencionar sería el agravamiento de la IC o desarrollo de disfunción ventricular debida a la estimulación continua en ápex de ventrículo derecho (VD). Al igual que ocurriera con la muerte súbita por *torsade de pointes*, en los primeros estudios publicados se desconocía el efecto desincronizador de la estimulación en ápex de VD, por lo que no se lograba establecer una relación causal entre ambas. Anguera y cols.[20] publicarían un estudio con 256 pacientes sometidos a ablación del nodo AV y estimulación cardíaca permanente por taquiarritmias auriculares de difícil manejo con tratamiento antiarrítmico, tras la cual el 5,4 % desarrollaban IC grave. Al observar que el deterioro hemodinámico de estos pacientes se encontraba ligado a la presencia de insuficiencia mitral previa a la ablación, dividieron a 25 pacientes con insuficiencia mitral previa en dos grupos en base al desarrollo de IC grave; observaron que los pacientes con estimulación VD que presentaban deterioro hemodinámico postablación eran aquellos que tenían diámetros ventriculares telediastólicos mayores previa ablación, presentando un aumento significativo de los mismos tras el procedimiento, así como mayor agravamiento de la insuficiencia mitral.

4   La estimulación ventricular derecha en pacientes con función sistólica preservada

La estimulación desde el ápex del VD produce un cambio en el patrón de activación ventricular, con una activación anómala de los músculos papilares, alterando la tensión realizada sobre los velos valvulares, con una falta de coaptación de los mismos y un aumento del orificio valvular durante la sístole, contribuyendo a incrementar el grado de insuficiencia mitral y, por tanto, al desarrollo de IC descrito por Edhag y cols. en el año 1977.[21]

Los primeros estudios realizados comparando las diferencias entre el modo de estimulación AAI y VVI en pacientes con indicación de estimulación cardíaca ofrecen resultados contradictorios. Por un lado, en el estudio de Andersen y cols.[22] se aleatorizó a 225 pacientes con enfermedad del nodo sinusal e indicación de estimulación cardíaca, a estimulación AAI frente VVI, observando, tras un seguimiento medio de 5,5 ± 2,4 años, una mayor mortalidad cardiovascular, una mayor incidencia de eventos tromboembólicos y una mayor incidencia acumulada de IC y FA en el grupo aleatorio a modo VVI. Por otro lado, en el estudio de Gervasio y cols.[23] se incluyen un total de 407 pacientes con indicación de estimulación cardíaca (201 con BAV, 175 por ENS y 31 por otras causas), con aleatorización a estimulación DDD frente VVI, encontrando únicamente una mejoría significativa de la calidad de vida tras un seguimiento medio de 550 días (216-996) en el subgrupo de pacientes con ENS aleatorios a estimulación DDD, de modo que los pacientes con BAV no presentaron un beneficio claro con la estimulación bicameral. Y es que pese al beneficio derivado de preservar la sincronía AV, resulta difícil demostrar el beneficio de la estimulación ventricular derecha. El estudio MOST[24] *(Mode Selection Trial in Sinus Node Dysfunction)* sugería que el riesgo incrementado de hospitalización por IC parecía estar relacionado con un porcentaje elevado (> 40 %) de estimulación ventricular y no con el tipo de estimulación. En un ensayo clínico llevado a cabo por Sweeney y cols.[25] en el que comparan la estimulación cardíaca DDDR frente a VVIR en pacientes con ENS y QRS basal < 120 ms se observó que la estimulación ventricular era un fuerte predictor de hospitalizaciones por IC en ambos subgrupos, incrementando el riesgo de forma significativa a partir del 40 % de estimulación ventricular con la estimulación DDDR y a partir del 80 % con la estimulación VVIR. Además, dado que la estimulación ventricular lograda con el modo DDDR fue mayor que con el modo VVIR (90 % *versus* 58 %, p = 0,001), pese a que la estimulación DDDR preserva la sincronía AV, los efectos finales eran muy similares.

5　La estimulación ventricular derecha en pacientes con disfunción ventricular

Tras probar el efecto perjudicial de la estimulación ventricular en pacientes con función sistólica preservada se han llevado a cabo muchos estudios en los que se demuestra el efecto deletéreo de la estimulación ventricular derecha en pacientes con disfunción sistólica ventricular previa. En el estudio DAVID[26] se incluyeron 506 pacientes con indicación de desfibrilador (DAI), todos ellos con FE ≤40 % pero sin indicación de estimulación antibradicardia, aleatorizándolos a estimulación VVI a 40 lpm, con ritmo ventricular intrínseco en el 99 % del tiempo, frente a DDDR a 70 lpm, que comportó la estimulación de prácticamente el 60 % de los complejos ventriculares. Tras un seguimiento medio de 8,4 meses se observó que la estimulación doble cámara se asociaba a un mayor riesgo de muerte u hospitalización por IC, atribuyendo este efecto perjudicial al aumento de la frecuencia cardíaca con la estimulación atrial, al acortamiento del intervalo PR debido a la estimulación ventricular y, especialmente, al cambio en la secuencia de activación eléctrica ventricular, procedente del ápex VD en lugar del sistema específico de conducción.

En el caso de la FA tratada mediante la ablación del nodo AV resulta imprescindible la estimulación ventricular. En el metaanálisis de Wood[27] se analizan 1.181 pacientes procedentes de 21 estudios con FA persistente, refractaria a tratamiento farmacológico y severamente sintomática, observando que la terapia ablación + estimulación ventricular lograba una mejoría significativa de todos los parámetros clínicos analizados, así como de la FEVI, sin aumentar la mortalidad (total o por muerte súbita). En un análisis de subgrupos se observó que los pacientes que presentaban incremento significativo de la FE eran aquellos que tenían una FE basal deprimida, mientras que en aquellos que basalmente la tenían preservada, ésta permanecía inalterada o incluso empeoraba. Esta conclusión se ha visto reforzada por otros muchos trabajos, apoyando la reversibilidad de la disfunción ventricular secundaria a la presencia de FA con RV rápida (taquicardiomiopatía). Sin embargo, existen otros trabajos con resultados discrepantes. Szili-Torok y cols.[28] analizan una serie de 12 pacientes con FA persistente, en CF II-III, con QRS < 140 ms, observando a los tres meses de seguimiento tras ablación del nodo y estimulación en ápex de VD un empeoramiento significativo de la FE (de 47,5 ± 14,4 % a 43,2 ± 13,7 %, p < 0,05), de modo que los dos únicos pacientes que presentaron una mejoría significativa de la FE (> 5 %) tenían una FE > 40 %. Resultados opuestos aportan Chen y cols.[29] en un estudio retrospectivo en 286 pacientes con FA que habían sido sometidos a ablación del nodo AV y estimulación apical VD, observando que pese a que inicialmente sí existía una mejoría significativa de la FEVI (46 % frente a 49 %, p = 0,03), ésta no se mantenía en el seguimiento a largo plazo (49 % frente a 48 %, p = 0,37). En este estudio el único factor predictor independiente de deterioro de la FE > 10 % fue la presencia de una FE basal > 40 %.

6 Alternativas a la estimulación desde el ápex del ventrículo derecho tras la ablación del nodo AV

Debido a que la contracción asíncrona del VI por la estimulación en la punta del VD puede conducir al desarrollo o agravamiento de la regurgitación mitral o tricúspide por cierre asíncrono de las valvas AV, así como de la contractilidad, con remodelado de la geometría ventricular, se han propuesto lugares alternativos para que la estimulación desde el VD evite estos efectos hemodinámicos no deseados. En este sentido surgió la estimulación en tracto de salida de VD, cuyos resultados hemodinámicos han resultado mejores que con la estimulación desde el ápex de VD.

El lugar ideal para la estimulación debería ser el que lograra la activación sincrónica de ambos ventrículos mediante el sistema específico de conducción; por ello se ha intentado la estimulación parahisiana, cuyo principal inconveniente es la dificultad técnica en posicionar los electrodos de estimulación en el septo de forma permanente. El primer estudio en humanos en el que se logra la estimulación parahisiana estable a largo plazo fue realizado por Deshmukh y cols.,[30] en el que incluyen 18 pacientes con taquicardiomiopatía (FE < 40 %) y FA permanente, QRS ≤ 120 ms y clase funcional NYHA III o IV, logrando la estimulación hisiana en catorce de los mismos y el implante estable del electrodo en doce pacientes, obteniendo tras un seguimiento medio de 23,4 ± 8,3 meses mejoría significativa de la clase funcional y de la FE, con reducción de los diámetros ventriculares. Un año después, el grupo de Moriña y cols.[31] publica un trabajo realizado con una serie de doce pacientes sin cardiopatía estructural, con FA paroxística mal tolerada por rápida frecuencia ventricular pese a tratamiento farmacológico; se logra el implante exitoso del electrodo en posición His en ocho de ellos, y no se produce ningún cambio en los parámetros ecocardiográficos ni deterioro en su situación clínica atribuibles a la ablación o la estimulación a los tres meses del implante. Posteriormente, Occhetta y cols.[32] realizan un trabajo que incluye a dieciocho pacientes con FA permanente mal tolerada por respuesta ventricular rápida pese a tratamiento farmacológico, con QRS ≤ 100 ms, FE media de 52 ± 9,1; se realiza ablación del nodo e implante de dos electrodos ventriculares, uno en ápex de VD y el otro en His. Los pacientes fueron estimulados durante seis meses en modo DDDR con estimulación parahisiana con *backup* a estimulación AVD y seis meses en modo VVIR con estimulación AVD, observando una mejoría significativa con la estimulación parahisiana de los parámetros clínicos (NYHA, capacidad de esfuerzo, calidad de vida) y ecocardiográficos (FE, grado de insuficiencias mitral o tricúspide y retraso mecánico interventricular). En los pacientes con FE deprimida se observó una discreta reducción de los volúmenes ventriculares con la estimulación parahisiana, y en aquellos con FE normal, un menor aumento de los mismos con la estimulación parahisiana que con la estimulación AVD, sin alcanzar la significación estadística. Recientemente se ha publicado una serie[33] de siete pacientes con indicación de estimulación cardíaca por BAV infrahisiano y síncope, todos ellos con miocardiopatía dilatada estadio C y BCRIHH, a los que se les implantó un marcapasos biventricular (AD, AVD, parahisiano), programándose en modo DDD con intervalo VI-VD de 80 ms. Al año de seguimiento, ningún paciente experimentó pérdidas de captura ni dislocamientos de los electrodos implantados, deterioro de la función ventricular, ni incompetencias valvulares, con mejoría de la asincronía intraventricular. A raíz de estos estudios podemos concluir que la estimulación hisiana es factible, segura, y que permite una mejoría clínica y de los parámetros hemodinámicos a largo plazo frente a la estimulación convencional en AVD en pacientes con QRS estrecho, independientemente de la FE, sin deterioro hemodinámico en los pacientes con QRS ancho e IC.

7   Comparación de los efectos de la estimulación biventricular y ventricular derecha en pacientes con FA permanente e insuficiencia cardíaca

Pese a que los beneficios en términos de morbi-mortalidad de la terapia de resincronización cardíaca en pacientes con IC avanzada, disfunción ventricular izquierda y signos de asincronía ventricular (prolongación de la duración del complejo QRS) han sido ampliamente demostrados, el papel de la estimulación biventricular aplicada de forma preventiva tras la ablación del nodo AV no está bien definido. En el brazo de pacientes con FA persistente (> 3 meses) con indicación de estimulación cardíaca (por respuesta ventricular lenta espontánea o tras ablación del nodo AV) del estudio MUSTIC[34] *(Multisite Stimulation in Cardiomyopathies)* se comparó la estimulación convencional en VD frente a la estimulación biventricular (BiV), obteniendo con esta última una mejoría clínica significativa, aunque menor que la obtenida en ritmo sinusal y una mejoría (no significativa) de la FE así como del grado de regurgitación mitral. En el estudio OPSITE[35] *(Optimal Pacing SITE)* se comparan la estimulación biventricular y ventricular izquierda frente a la estimulación ventricular derecha en 56 pacientes con FA permanente severamente sintomáticos o IC, tras ablación del nodo AV. En la primera fase del estudio (VD *versus* VI) se observa una modesta mejoría de los parámetros ecocardiográficos (FE, insuficiencia mitral) con la estimulación VI frente a la VD, sin mejoría clínica significativa, y en la segunda fase (VD *versus* BiV), una mejoría significativa aunque clínicamente poco relevante de la estimulación BiV frente a la VD. El diseño del estudio no permitía comparar la estimulación BiV frente a la VI aislada, aunque sugieren que la estimulación BiV podría ser mejor en el caso de pacientes con FE preservada y QRS estrecho. En el estudio PAVE[36] se aleatorizan 184 pacientes en FA permanente sometidos a ablación del nodo (FE media 46 ± 16 %) a estimulación BiV frente a VD, observando con la estimulación BiV a los seis meses de seguimiento una mejoría significativa en la distancia recorrida en el test de la marcha, así como de la FE (pero no en la calidad de vida). Los efectos beneficiosos de la resincronización parecían ser mayores en pacientes con FE < 45 % y aquéllos en CF II/III frente a los pacientes con FE preservada o en CF I. Un estudio observacional realizado con una serie de veinte pacientes tratados con ablación del nodo AV y estimulación VD durante al menos seis meses, con FE ≤ 35 % y CF III o IV, evaluó los beneficios de la terapia de resincronización cardíaca al observar, tras añadir electrodo VI para estimulación BiV, una mejoría clínica (mejor clase funcional y reducción de las hospitalizaciones por IC) y ecocardiográfica (mejoría de la FE y reducción de los volúmenes ventriculares) significativa, con beneficios comparables a los obtenidos en ritmo sinusal, sugiriendo que el beneficio de la resincronización cardíaca dependería más de la sincronía inter e intraventricular que auriculoventricular.[37] En una reciente publicación de Tolosana y cols.[38] se compara el beneficio clínico de la resicronización, así como su efecto sobre la mortalidad por IC refractaria en pacientes con FA frente a ritmo sinual, observando que pese a no existir diferencias en la mejoría funcional de los pacientes (calidad de vida, test de la marcha), como tampoco en el remodelado reverso del VI, los pacientes con FA presentaron una mayor mortalidad por IC refractaria que los que estaban en ritmo sinusal, siendo la FA un factor predictor independiente de mortalidad por IC refractaria.

8　Resultados a largo plazo de la terapia de resincronización cardíaca en pacientes con FA permanente

Hasta la fecha existen muy pocos trabajos, todos ellos no aleatorios y observacionales, que hayan analizado la terapia de resincronización cardíaca (TRC) en pacientes con FA permanente. La hipótesis de que la estimulación VI logra una mejora hemodinámica aguda en comparación con la estimulación VD fue testada por el grupo de Puggioni[39] en una serie de 44 pacientes con FA permanente y ablación del nodo. En este estudio, ambos modos de estimulación lograban una mejoría hemodinámica significativa, pero la estimulación VI proporcionaba un incremento adicional en la FE del 5,7 %, así como una mayor reducción del grado de insuficiencia mitral frente a la estimulación VD. Este efecto parecía ser similar en pacientes con FE preservada y reducida, así como en pacientes con y sin BRI basal. En un estudio de Molhoek SG y cols.[40] se incluyeron 60 pacientes en CF III-IV, FE < 35 %, BCRI y QRS > 120 ms, treinta de ellos en ritmo sinusal, y los otros treinta en FA permanente. Los pacientes fueron sometidos a TRC, aunque no todos los pacientes en FA habían requerido ablación del nodo AV. Tanto la mejoría clínica a seis meses (en términos de clase funcional, calidad de vida y test de seis minutos) como la supervivencia a largo plazo (dos años) fue comparable en ambos grupos; sin embargo, la tasa de respondedores (definida como incremento de ≥ 1 CF de la NYHA a los seis meses) fue mayor en los pacientes que estaban en ritmo sinusal (80 % frente a 64 %, p < 0,05). En un subanálisis, cuando se comparaban los pacientes que sí habían sido sometidos a ablación del nodo AV con los que no, el beneficio de la TRC parecía mayor en los pacientes ablacionados. En un estudio prospectivo llevado a cabo por Gasparini y cols.[41] se comparan los beneficios clínicos a largo plazo (cuatro años) de la TRC en pacientes en ritmo sinusal y en FA permanente, de los cuales el 70 % tenían ablación del nodo AV (con lo que recibían estimulación en el 100 % del tiempo) y el 30 % control cronotrópico apropiado con fármacos (≥ 85 % de los complejos debían ser estimulados).

Observaron que de los pacientes en FA, sólo aquellos con ablación del nodo mejoraron de forma significativa la fracción de eyección, presentando remodelado inverso del VI, así como una mejoría significativa de la capacidad de esfuerzo. El mismo grupo de investigadores estudian los resultados a largo plazo, observando que los pacientes con FA no ablacionados presentan una mayor mortalidad por cualquier causa. El estudio AVERT-A[42] es un estudio multicéntrico, prospectivo, aleatorio y a doble ciego, aún no finalizado, que pretende estudiar si la TRC (BiV) + ablación del nodo en pacientes con FA permanente y FE deprimida es más efectiva en términos de clase funcional y capacidad de esfuerzo que el tratamiento farmacológico cronodepresor. Otro estudio todavía en marcha es el APAF-HF[43] study *(Ablate and Pace in Atrial Fibrillation and Heart Failure),* un estudio aleatorio que pretende comparar la TRC precoz optimizada basada en una estratificación ecocardiográfica con la TRC retrasada según las indicaciones clínicas (con estimulación convencional inicial en ápex de VD) en pacientes con FA permanente y RV rápida refractaria a tratamiento farmacológico y que precisan de ablación del nodo. El beneficio será expresado mediante una mejoría funcional a corto-medio plazo (tanto clínica como ecocardiográfica), así como clínica a largo plazo (mortalidad de causa cardiovascular, reingreso por IC, empeoramiento por IC o ausencia de mejoría subjetiva persistente). Además se intentará identificar a los pacientes con mayor beneficio de la TRC, así como el método de programación óptima de la resincronización. Estos resultados ayudarán a definir las guías de actuación en este subgrupo de pacientes, cuyo manejo no está bien establecido.

CONCLUSIONES

Actualmente, con las estrategias de ablación circunferencial de las venas pulmonares las indicaciones de la ablación del nodo AV se han limitado a pacientes con FA permanente y respuesta ventricular rápida que no logra controlarse con fármacos; pacientes con taquicardiomiopatía, aun cuando no presenten palpitaciones, de cara a prevenir un mayor deterioro; y a pacientes con FA muy sintomática en los que ha fracasado la ablación de FA.

La ablación del nodo es una técnica segura, sencilla, con altos grados de eficacia y mínimas complicaciones. Dado que la estimulación ventricular resulta obligada, deberemos considerar el modo de estimulación óptima de forma individualizada. Como regla general, en pacientes con función ventricular normal y FA permanente podemos seleccionar el modo de estimulación VVIR implantando el electrodo en ápex de VD, mientras que en pacientes con disfunción ventricular y/o regurgitación mitral deberíamos considerar la estimulación biventricular. En los casos en que fracasara el implante del electrodo en VI se debería considerar la posibilidad de la estimulación hisiana, que pese a ser técnicamente más compleja, evitaría la desincronización producida por la estimulación desde el ápex.

Pese a todos los trabajos realizados, sigue siendo necesaria la identificación de marcadores predictores de disfunción ventricular tras la estimulación ventricular en ápex de

VD en pacientes sin disfunción ni insuficiencia mitral previa, lo que permitiría escoger un modo de estimulación fisiológica (sea biventricular o bien hisiana) en el momento del implante, evitando el *backup* posterior de los pacientes.

BIBLIOGRAFÍA

1. Fuster V, Ryden LE, Cannom DS *et al.* ACC/AHA/ESC 2006 Guidelines for the management of patients with atrial fibrillation–a report of the American College of Cardiology/American Heart Association Task Force on Practice Guidelines (Writing committee to revise the 2001 guidelines for the management of patients with atrial fibrillation). J Am Coll Cardiol 2006; 48: e149-246.

2. Feinberg WM, Blackshear JL, Laupacis A *et al.* Prevalence, age distribution and gender of patients with atrial fibrillation: analysis and implications. Arch Intern Med 1995; 155: 469-73.

3. Van Gelder IC, Hagens VE, Bosker HA *et al.* Rate control *versus* electrical cardioversion for persistent atrial fibrillation study group: A comparison of rate control and rhythm control in patients with recurrent persistent atrial fibrillation. N Engl J Med 2002; 347: 1834-840.

4. Wyse DG, Waldo AL, DiMarco JP *et al.* Atrial fibrillation follow-up investigation of rhythm management (AFFIRM) investigators. A comparison of rate control and rhythm control in patients with atrial fibrillation. N Engl J Med 2002; 347: 1825-833.

5. Gallagher JJ, Svenson RH, Kasell JH *et al.* Catheter technique for closed-chest ablation of the atrioventricular conduction system. N Eng J Med 1982; 306: 194-200.

6. Scheinman MM, Morady F, Hess DS *et al.* Closed-chest catheter desiccation of the atrioventricular junction using radiofrequency energy-a new method of catheter ablation. J Am Coll Cardiol 1987; 9: 349-58.

7. Olgin JE, Scheinman MM. Comparison of high energy direct current and radiofrequency ablation of the atrioventricular junction. J Am Coll Cardiol 1993; 21: 557-64.

8. Prystowsky E, Benson DJ, Fuster V *et al.* Management of patients with atrial fibrillation: A statement for healthcare professionals from the subcommittee on electrocardiography and electrophysiology, American Heart Association. Circulation 1996; 93: 1262-277.

9. Touboul P. Atrioventricular nodal ablation and pacemaker implantation in patients with atrial fibrillation. Am J Cardiol 1999; 83: 241D-45D.

10. Brignole M, Menozzi C. Control of rapid heart rate in patients with atrial fibrillation: Drugs or ablation? Pacing Clin Electrophysiol 1996; 19: 348-56.

11. Brignole M. Ablate and pace: A pragmatic approach to paroxysmal atrial fibrillation not controlled by antiarrhytmic drugs. Heart 1998; 79: 531-33.

12. Brugada J, Matas M, Mont L *et al.* Mil procedimientos consecutivos de ablación por radiofrecuencia. Indicaciones, resultados y complicaciones. Rev Esp Cardiol 1996; 49: 810-14.

13. Evans GT, Scheinman MM, and the Executive Committee of the Registry. The percutaneous cardiac mapping and ablation registry: Summary of results. PACE 1987; 10: 1395-399.

14. Wood MA, Brown-Mahoney C, Kay GN *et al.* Clinical outcomes after ablation and pacing therapy for atrial fibrillation: A meta-analysis. Circulation 2000; 101: 1138-144.

15. Ozcan C, Jahangir A, Firedman PA *et al.* Long-term survival after ablation of the atrioventricular node and implantation of a permanent pacemaker in patients with atrial fibrillation. N Engl J Med 2001; 344: 1043-051.

16. Geelen P, Brugada J, Andries E *et al.* Ventricular fibrillation and sudden death after radiofrequency ablation of the atrioventricular junction for atrial fibrillation. Pacing Clin Electrophysiol 1997; 20: 343-48.

17. Darpo B, Waldridsson H, Aunes M *et al.* Incidence of sudden death after radiofrequency ablation of the atrioventricular junction for atrial fibrillation. Am J Cardiol 1997; 80: 1174-177.

18. Ozcan C, Jahangir A, Friedman PA *et al.* Sudden death afther radiofrequency ablation of the atrioventricular node in patients with atrial fibrillation. J Am Coll Cardiol 2002; 40: 105-10.

19. Nowinski K, Gadler F, Jensen-Urstad M *et al.* Tansient proarrhythmic state following atrioventricular junction radiofrequency ablation: pathophy-

siologic mechanisms and recommendations for management. Am J Med 2002; 113: 596-602.

20. Anguera I, Brugada J, Brugada P *et al.* Deterioro hemodinámico en pacientes sometidos a ablación del nodo auriculoventricular. Rev Esp Cardiol 1998; 51: 307-13.

21. Edhag O, Fagrell B, Lagergren H *et al.* Deleterious effects of cardiac pacing with mitral insufficiency. Acta Med Scand 1977; 202: 331-34.

22. Andersen HR, Nielsen JC, Thomsen PE *et al.* Long-term follow-up of patients from a randomized trial of atrial versus ventricular pacing for sick-sinus syndrome. Lancet 1997; 350: 1210-216.

23. Gervasio A, Lamas GA, Orav EJ *et al.* Quality of life and clinical outcomes in elderly patients treated with ventricular pacing as compared with dual-chamber pacing: Pacemaker Selection in the Elderly Investigators. N Engl J Med 1998; 338: 1097-104.

24. Sweeney M, Hellkamp A, Greenspon A *et al.* Baseline QRS duration ± 120 milliseconds and cumulative percent time ventricular paced predicts increased risk of heart failure, stroke, and death in DDD-R paced patients with sick sinus syndrome in MOST. Pacing Clin Electrophysiol 2002; 25: 690.

25. Sweeney M, Hellkamp A, Kenneth A *et al.* Adverse effect of ventricular pacing on heart failure and atrial fibrillation among patients with normal baseline QRS duration in a clinical trial of pacemaker therapy for sinus node dysfunction. Circulation 2003; 107: 2932-937.

26. The DAVID trial investigators: dual-chamber pacing or ventricular backup pacing in patients with an implantable defibrillator: The dual chamber and VVI implantable defibrillator (DAVID) Trial. JAMA 2002; 288(24): 3115-123.

27. Wood M, Brown-Mahoney C, Neal K *et al.* Clinical outcomes after ablation and pacing therapy for atrial fibrillation: A meta-analysis. Circulation 2000; 101: 1137-144.

28. Szili-Torok, Kimman GP, Theuns D *et al.* Deterioration of left ventricular function following atrioventricular node ablation and right ventricular apical pacing in patients with permanent atrial fibrillation. Europace 2002; 4: 61-5.

29. Chen L, Hodge D, Jahangir A *et al.* Preserved left ventricular ejection fraction following atrioventricular junction ablation and pacing for atrial fibrillation. J Cardiovasc Electrophysiol 2008; 19: 19-27.

30. Deshmukh P, Casavant D, Romanyshyn M *et al.* Permanent, direct His-bundle pacing. A novel approach to cardiac pacing in patients with normal His-Purkinje activation. Circulation 2000; 101: 869-77.

31. Moriña P, Barba R, Venegas J *et al.* Estimulación permanente del haz de His tras ablación mediante radiofrecuencia del nodo auriculoventricular en pacientes con trastorno de la conducción suprahisiano. Rev Esp Cardiol 2001; 54: 1385-393.

32. Occhetta E, Bortnik M, Magnani A *et al.* Prevention of ventricular desynchronization by permanent para-hisian pacing alter atrioventricular node ablation in chronic atrial fibrillation. J Am Coll Cardiol 2006; 47: 1938-945.

33. Barba R, Moriña P, Venegas J *et al.* Estimulación hisiana definitiva en pacientes con bloqueos infrahisianos. Rev Esp Cardiol 2006; 59: 553-58.

34. Linde C, Leclercq C, Rex S *et al.* Long-term benefits of biventricular pacing in congestive heart failure: Results from the Multisite Stimulation in Cardiomyopathy (MUSTIC) study. J Am Coll Cardiol 2002; 40: 111-18.

35. Brignole M, Gammage M, Puggioni E *et al.* Comparative assessment of right, left, and biventricular pacing in patients with permanent atrial fibrillation. European Heart Jorunal 2005; 26: 712-22.

36. Doshi R, Daoud E, Fellows C *et al.* Left ventricular-based cardiac stimulation post AV nodal ablation evaluation (the PAVE study). Journal of Cardiovascular Electrophysiology 2005; 16: 1160-165.

37. Leon A, Greenberg J, Kanuru N *et al.* Cardiac resynchronization in patients with congestive heart failure and chronic atrial fibrillation. Effect of upgrading to biventricular pacing after chronic right ventricular pacing. J Am Coll Cardiol 2002; 39: 1258-263.

38. Tolosana JM, Hernández Madrid A, Brugada J *et al.* Comparison of benefits and mortality in cardiac resynchronization therapy in patients with atrial fibrillation versus patients in sinus rythm (Results of the Spanish Atrial Fibrillation and Resynchronization [SPARE] Study). Am J Cardiol 2008; 102(4): 444-49.

39. Molhoed S, Bax J, Bleeker G *et al.* Comparison of response to cardiac resynchronization therapy in patients with sinus rhythm versus chronic atrial fibrillation. American Journal of Cardiology 2004; 94: 1506-509.

40. Gasparini M, Auricchio A, Regoli F *et al.* Four-year efficacy of cardiac resynchronization therapy on exercise tolerance and disease progression: The importance of performing atrioventricular junction

ablation in patients with atrial fibrillation. J Am Coll Cardiol 2006; 48: 734-43.

41. Gasparini M, Auricchio A, Lamb B *et al.* Four year survival in 1.285 patients underogoing cardiac resynchronization therapy (CRT). The importance of atrioventricular junction ablation in patients with atrial fibrillation. European Heart Journal 2006.

42. Hamdan M, Freedman R, Gilbert E *et al.* Atrioventricular junction ablation followed by resynchronization therapy in patients with congestive heart failure and atrial fibrillation (AVERT-AF) study design. Pacing and Clinical Electrophysiology 2006; 29: 1081-088.

43. Ablate and Pace in Atrial Fibrillation plus Heart Failure (APAF-HF) study. (En curso)

Capítulo 8

Papel del marcapasos en el síncope neuromediado

A. Moya i Mitjans, C. Alonso Martín, N. Rivas Gándara

Unidad de Arritmias
Servicio de Cardiología
Hospital Universitario Vall d'Hebron
Barcelona

Dirección para correspondencia
Hospital Universitario Vall d'Hebron
Dr. A. Moya
amoya@comb.es

Introducción

El síncope es un síntoma muy frecuente. Se estima que entre un 3 % y un 35 % de la población general presentará al menos un episodio sincopal a lo largo de la vida,[1-3] y de ellos, aproximadamente, un 30 % tendrán recidivas.[4] Ello supone un número importante de consultas en los servicios de urgencias (0,9-3 %), ingresos hospitalarios (1-3 %) y demanda de atención en consultas especializadas como cardiología, neurología o medicina interna.[5-10]

El síncope puede ser la manifestación clínica de varios procesos, algunos de los cuales pueden ser de gran gravedad para el paciente. En este capítulo nos referiremos al síncope neuromediado que es la causa más frecuente de episodios sincopales en la población general y cuyo pronóstico suele ser benigno.

El síncope neuromediado, que se presenta especialmente en personas jóvenes y sin cardiopatía,[11] se define como una respuesta refleja que da lugar a vasodilatación y bradicardia.[12] La contribución de ambas a la hipoperfusión cerebral puede variar considerablemente de un paciente a otro en función, por ejemplo, de la edad.[13,14]

La forma más habitual de presentación clínica del síncope neuromediado es el vasovagal clásico que se caracteriza por desencadenarse por estímulos emocionales, nociceptivos u ortostatismo prolongado. No es infrecuente que se presente en forma de episodios aislados o bien episodios repetidos en intervalos cortos de tiempo seguidos de largos períodos de remisión. Otras formas de síncope por mecanismo neuromediado son el miccional, el tusígeno o el que aparece junto a reacciones de pánico.

1 Diagnóstico y pronóstico

En la valoración inicial del paciente con síncope, una adecuada anamnesis y exploración física pueden ser suficientes para establecer el diagnóstico de síncope vasovagal.[15] De hecho, no sería necesario realizar más exploraciones para confirmar el diagnóstico en aquellos pacientes que presenten factores desencadenantes como dolor, miedo, descargas emocionales o instrumentación médica y que, además, tengan síntomas prodrómicos típicos como malestar general, sudoración o náuseas. Sin embargo, estos criterios están presentes en un número limitado de pacientes. Por ello, en la actualidad, se considera que, en aquellos pacientes sin cardiopatía estructural con electrocardiograma basal normal en los que se ha descartado razonablemente otra causa de síncope, puede establecerse la sospecha diagnóstica de síncope neuromediado. Únicamente en pacientes con síncopes recurrentes, en los que el diagnóstico no es claro, puede considerarse la realización de una prueba de tabla basculante y/o la implantación de un *holter* de eventos subcutáneo.

2   Tratamiento

2.1   *¿Qué pacientes con síncope vasovagal deben ser tratados?*

En base a los datos de los que se dispone en la actualidad, puede aceptarse que el pronóstico de este síncope es bueno en cuanto a supervivencia.[16-19] Por tanto, su tratamiento tiene como finalidad el control de los síntomas, es decir evitar las recidivas sincopales o disminuir su número y severidad. Eso sí, debe plantearse el tratamiento sólo en pacientes con episodios muy frecuentes, que interfieran con su calidad de vida, o bien cuando el síncope se presenta en situaciones de alto riesgo o con características clínicas de severidad, ya sea por su brusquedad o por la presencia de traumatismos.

2.2   *Opciones terapéuticas en el síncope vasovagal*

2.2.1   *Medidas no farmacológicas*

Existen diversas circunstancias que pueden facilitar el desarrollo de episodios neuromediados, como la hipovolemia, el ortostatismo prolongado, las situaciones de aglomeración y calor, episodios de descarga emocional o estímulos nociceptivos. Por este motivo, la primera medida que se recomienda a los pacientes con síncopes vasovagales de repetición es evitar aquellas situaciones que puedan ser desencadenantes e incrementar la ingesta de agua[20] y sal.

Recientemente se han publicado algunos estudios que han mostrado que las maniobras de contracción muscular de las extremidades inferiores[21] o superiores[22], en el momento en que se inician los síntomas prodrómicos, pueden abortar el desarrollo de hipotensión y bradicardia, evitando, o por lo menos retrasando, la aparición del episodio sincopal. Sin embargo, estas maniobras sólo pueden realizarlas aquellos pacientes que tengan claros síntomas prodrómicos y hayan sido instruidos en su realización.

2.2.2 Tratamiento farmacológico

Por otro lado, basándose en el esquema fisiopatológico más aceptado del síncope vasovagal, se han propuesto distintas alternativas farmacológicas para aquellos pacientes que siguen presentando episodios recurrentes, a pesar de las medidas de prevención y las maniobras descritas. Entre los fármacos que se han ensayado en los últimos años cabe destacar: los alfa-adrenérgicos,[23-25] los betabloqueantes,[26,27] la fludrocortisona,[28] la disopiramida[29] y los inhibidores de la recaptación de serotonina.[30] No obstante, la mayoría de los estudios en los que se han valorado estos fármacos son ensayos no controlados, por lo que se debe de ser muy cauto a la hora de interpretar sus resultados. Los pocos ensayos controlados que se han publicado no han podido concluir que los fármacos utilizados fueran superiores al placebo.[23,24,26-29] Recientemente, algún ensayo ha sugerido la posible utilidad de la paroxetina[30] y la midodrina[25] en ciertos subgrupos de estos pacientes. Sin embargo, se requieren otros estudios que confirmen dichos datos antes de poder recomendar su uso sistemático en el tratamiento del síncope vasovagal.

2.2.3 Estimulación cardíaca

Debido a que durante el síncope neuromediado hay un componente variable de cardioinhibición, que en ocasiones puede ser muy marcado o incluso predominante,[13,14,31] en los últimos años se han realizado un número importante de estudios dirigidos a analizar el papel de la estimulación cardíaca en pacientes con síncope neuromediado, si bien con resultados dispares. Las primeras investigaciones fueron no aleatorias[32-37] en las que se implantaba un marcapasos a pacientes con episodios recidivantes de síncope vasovagal y componente cardioinhibidor demostrado en la prueba en tabla basculante. La mayoría de dichos estudios reportaron una reducción de la tasa de recidivas comparada con el número de síncopes previos. Sin embargo, un análisis más detallado mostró que la reducción en la tasa de recidivas era similar a la observada en pacientes sin ningún tipo de intervención terapéutica específica.[4]

Posteriormente se diseñaron ensayos aleatorios a dos ramas de tratamiento: implantación de marcapasos *versus* grupo control. En dos de estos estudios los pacientes del grupo control no recibieron ningún tratamiento específico[38,39] y en un tercero, el grupo control recibió tratamiento con atenolol.[40] Los tres estudios realizados con este diseño mostraron una tasa de recidivas sincopales significativamente inferior en el grupo de marcapasos frente al grupo control. A la luz de estos resultados se podría llegar a la conclusión de que la implantación de marcapasos, en pacientes con síncope vasovagal recurrente y determinados criterios de cardioinhibición, reduce la tasa de recidivas sincopales. Sin embargo, hay que subrayar que los tres estudios diferían entre sí en cuanto a los criterios de inclusión de los pacientes, el tipo de estimulación utilizado y las varia-

		VASIS[38]	VPS[39]	SYDIT[40]	VPS II[41]	SYNPACE[42]	INVASY[43]
Inclusión	Número de síncopes	≥ 3 en 2 años	≥ 6	≥ 3 en 2 años	≥ 6	≥ 6	≥ 2 en 1 año
	Respuesta tabla basculante	< 40 lpm Pausa > 3s	< 60-80 lpm	< 60 lpm	FC x PAS < 6.000	< 40 lpm Pausa > 3s	Cardioinhibición o mixta
Diseño		Aleatorizado MCP Sí/No	Aleatorizado MCP Sí/No	Aleatorizado MCP *versus* atenolol	Aleatorizado doble ciego MCP *On/Off*	Aleatorizado doble ciego MCP *On/Off*	Aleatorizado doble ciego MCP CLS/ MCP DDI
Tipo de estimulación		DDI con histéresis	DDD-RDR	DDDR-RDR	DDDR-RDR	DDDR-RDR	DDDR-CLS/DDI
Población		42 ptes. 19 con MCP 23 sin MCP	54 ptes. 27 con MCP 27 sin MCP	93 ptes. 46 con MCP 47 atenolol	100 ptes. 48 MCP *On* 52 MCP *Off*	29 ptes. 16 MCP *On* 13 MCP *Off*	50 ptes. 41 CLS 9 DDI
Recidiva del síncope		5 % MCP 61 % no MCP	22 % MCP 70 % no MCP	4 % MCP 25 % atenolol	31 % MCP *On* 40 % MCP *Off* (p = ns)	50 % MCP *On* 38 % MCP *Off* (p = ns)	0 % CLS 78 % DDI

Tabla 1. Tabla comparativa de los diversos estudios sobre estimulación cardíaca en el síncope vasovagal.
VASIS: Vasovagal Syncope International Study. *VPS:* Vasovagal Pacemaker Study. *SYDIT:* Syncope
Diagnosis and Treatment. *SYNPACE:* Vasovagal Syncope and Pacing Trial. *INVASY:* Inotropy Controled
Pacing in Vasovagal Syncope. *MCP: marcapasos. CLS:* Close-Loop-Stimulation. *Ptes.: pacientes.*

bles de seguimiento (véase la tabla 1). Por otro lado, debido a que se trata de ensayos
aleatorios no ciegos, no puede descartarse un efecto placebo consecuencia de la propia
implantación del dispositivo. Para neutralizar este posible efecto placebo se diseñaron
nuevos estudios[41-43] en los que se implantó un marcapasos a todos los pacientes que cumplían los criterios de inclusión y se aleatorizó de forma ciega la activación del marcapasos en *ON* frente a *OFF*. En dos de estos estudios[41,42] la tasa de recidivas sincopales fue
similar en ambas ramas del tratamiento, mientras que en el tercero[43] fue significativamente inferior en el grupo de pacientes con marcapasos activo. Sin embargo, también
hay diferencias en los criterios de selección de los pacientes, el tipo de estimulación y
las variables de seguimiento. En la tabla 1 se muestran las principales diferencias entre
estos seis estudios.

Por tanto, no existen datos congruentes con respecto al papel de la estimulación
cardíaca en el síncope neuromediado con predominio del componente cardioinhibidor. Sin embargo, esta disparidad de resultados podría parcialmente explicarse por diferencias en el diseño.

Por un lado, en todos los estudios se requería la presencia de síncopes de repetición para la inclusión de los pacientes, si bien el número recidivas requeridas era variable entre ellos. En segundo lugar, no existe una definición homogénea de lo que se considera cardioinhibición. Así, en los estudios *Vasovagal Syncope International Study* (VASIS) y *Vasovagal Syncope and Pacing Trial* (SYNPACE) se aplicaron los criterios definidos como respuesta cardioinhibidora en la clasificación VASIS.[13] En el estudio *Syncope Diagnosis and Treatment* (SYDIT) se incluyeron aquellos pacientes con frecuencia cardíaca inferior a 60 lpm.[40] En el estudio *Vasovagal Pacemaker Study* (VPS) la frecuencia cardíaca mínima requerida para la inclusión variaba en función de la dosis de isoproterenol recibida en el momento de la respuesta positiva. En ausencia de éste la frecuencia cardíaca debía ser inferior a 60 lpm y, cuando la respuesta positiva se presentaba a diferentes dosis del mismo, los pacientes eran elegibles con frecuencias cardíacas inferiores a 70 y 80 lpm.[39] En el estudio VPSII el criterio utilizado fue que el producto de la frecuencia cardíaca por la tensión arterial sistólica fuera inferior a 6.000, lo que supone que pacientes con frecuencias cardíacas elevadas podrían haber sido incluidos con una probabilidad relativamente alta.[41] Finalmente el estudio *Inotropy Controled Pacing in Vasovagal Syncope* (INVASY) incluye pacientes con respuesta cardioinhibitoria o mixta sin que se especifiquen los valores de frecuencia cardíaca.[43] Por tanto, es innegable que se han seleccionado pacientes con un componente de cardioinhibición variable. Por tanto, es posible que no todos ellos fueran los candidatos que más pudieran beneficiarse de la terapia de estimulación cardíaca.

Otro hecho importante a tener en cuenta es que la selección de los pacientes se hizo en base a la respuesta observada durante la prueba en tabla basculante. Estudios más recientes con registrador de eventos implantable han mostrado que existe una pobre correlación entre los hallazgos electrocardiográficos de los episodios sincopales provocados durante una prueba en tabla basculante y los observados durante un episodio sincopal espontáneo.[44-46] Ello sugiere que la prueba en tabla basculante no es una herramienta precisa para identificar a aquellos pacientes que presentan una asistolia durante sus episodios sincopales espontáneos y que, por lo tanto, pudieran beneficiarse de un tratamiento con estimulación cardíaca permanente. Esta hipótesis se refuerza con los resultados del estudio *International Study of Uncertain Etiology* (ISSUE 2),[47] un registro prospectivo con participación de varios centros europeos, en el que la decisión de tratamiento y, especialmente, la indicación de implantación de marcapasos, se tomó en base a la presencia de asistolia registrada con el *holter* de eventos implantable durante un episodio sincopal espontáneo (véase la figura 1). En este estudio se registró una asistolia en 57 de 106 pacientes en los que hubo una documentación electrocardiográfica del episodio sincopal. Se implantó un marcapasos a 47 de los 57 pacientes con asistolia y se compararon los resultados con 50 pacientes a los que no se les realizó ningún tratamiento específico, bien por ausencia de hallazgos arrítmicos durante el episodio sincopal o por decisión del investigador. La tasa de recidivas sincopales fue del 9 % en el grupo de pacientes con marcapasos frente al 35 % en el grupo de pacientes que no recibieron tratamiento específico. Así pues, a pesar de que se trata de un estudio observacional y no de un estudio

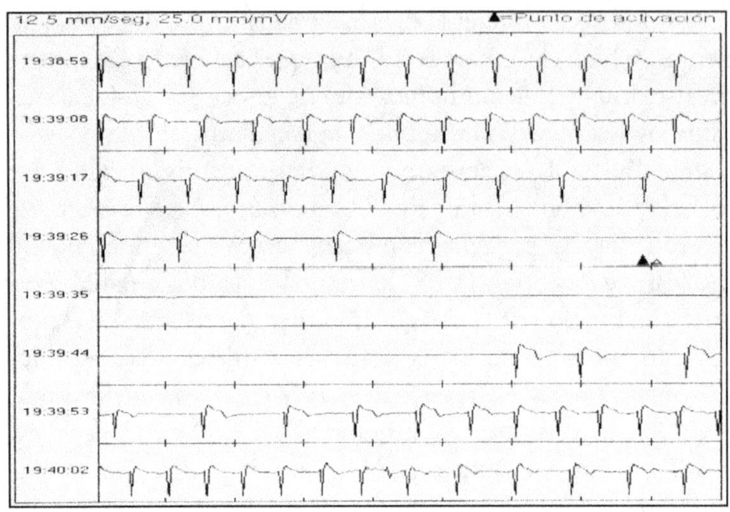

Figura 1. Paciente con respuesta cardioinhibitoria severa durante un episodio sincopal vasovagal, documentada con holter *de eventos implantable.*

controlado, y por lo tanto sus resultados deben de interpretarse con precaución, estos datos refuerzan la idea de que la selección de posibles candidatos a beneficiarse de un tratamiento de estimulación cardíaca debe realizarse en base a los hallazgos observados durante el síncope clínico y no durante una prueba de provocación, como es la que se realiza en tabla basculante. Para confirmar esta hipótesis se han puesto en marcha nuevos estudios controlados y ciegos en los que se incluyen pacientes con severa respuesta cardioinhibidora, generalmente asistolia, documentada durante un episodio sincopal espontáneo. El estudio ISSUE 3 es un ensayo multicéntrico aleatorio y doble ciego, en marcha en la actualidad;[48] en él se indica un marcapasos a todos aquellos pacientes con síncope neuromediado en los que se detecta una respuesta cardioinhibidora en el *holter* de eventos durante el episodio sincopal, aleatorizando de forma ciega a los pacientes a programación en *ON* frente a *OFF.* De esta manera se pretende neutralizar el efecto placebo consecuencia del propio implante y cuya influencia no se puede descartar en los resultados del estudio previo (ISSUE 2).

Finalmente, también existen diferencias en cuanto al tipo de estimulación utilizada. En el estudio VASIS se programaron los marcapasos en modo DDI convencional a una frecuencia de activación de 80 latidos por minuto y con una histéresis de 45 lpm.[38] Sin embargo, en la mayoría de investigaciones se implantaron marcapasos bicamerales con algoritmo de activación tipo *rate-drop-response* (RDR).[39-42] En este caso la estimulación no sólo se activa por debajo de una frecuencia cardíaca absoluta preespecificada, sino, también, cuando se produce un descenso relativo de la frecuencia cardíaca en un determinado intervalo de tiempo. En el estudio INVASY se implantó un marcapasos bicameral con un sensor de contractilidad miocárdica, que se mide a través de la determinación de la impedancia intramiocárdica: *closed-loop-stimulation* (CLS).[43] Así pues, la diversidad en los algoritmos de estimulación entre los diferentes estudios puede ser importante a la hora de valorar la falta de uniformidad de resultados. Hay que tener en cuenta que, en el desarrollo de los episodios vasovagales, la bradicardia suele ser un fenómeno tardío que se presenta cuando ya ha disminuido la presión arterial. En este contexto, con los marcapasos bicamerales convencionales, en los que la estimulación se inicia a partir de los cambios en la frecuencia cardíaca, la intervención del marcapasos se inicia con la reacción refleja ya desarrollada, con lo que suele actuar demasiado tarde. Los marcapasos con activación tipo RDR actuarían de forma más precoz antes de que se establezca la bradicardia. Más aún, con los nuevos algoritmos tipo CLS la estimulación cardíaca se pone en marcha, al menos teóricamente, cuando se están activando los desencadenantes de la reacción neuromediada y antes de que caiga la frecuencia cardíaca. Por el momento, el único ensayo clínico controlado que se ha llevado a cabo con este tipo de estimulación tiene limitaciones metodológicas que no permiten sacar conclusiones al respecto. Por tanto, para poder analizar el papel de la estimulación con activación tipo CLS deben realizarse nuevos estudios controlados y bien diseñados.

También debe destacarse que en todas estas investigaciones sólo se han incluido pacientes con edades superiores a los 40 años, quedando excluidos aquellos pacientes más jóvenes. Estos criterios se han definido así en un intento de evitar la indicación de marcapasos permanentes en pacientes jóvenes, en los que la mayoría de episodios cursan con pródromos, no suelen tener traumatismos importantes asociados y en los que los datos de la historia natural muestran que las recurrencias sincopales suelen disminuir al pasar a la edad adulta.

3 Consideraciones finales

Con todo lo anteriormente expuesto, no es posible establecer de forma clara cuál es el papel del marcapasos en el tratamiento del síncope neuromediado. Es de esperar que los nuevos estudios en marcha permitan contestar con mayor claridad a la pregunta planteada y, por eso, las recomendaciones actuales deben hacerse con cautela. Creemos que debería evitarse la implantación de marcapasos en pacientes jóvenes y sólo habría que plantearse su indicación en aquellos pacientes que han presentado síncopes muy recurrentes, en los que han fracasado otras medidas terapéuticas y en los que los episodios sincopales afecten seriamente a su calidad de vida, especialmente en los que presentan traumatismos severos. Además, sólo debería considerarse la estimulación cardíaca en los pacientes con un acentuado componente cardioinhibidor durante los episodios sincopales espontáneos, documentado mediante un registro electrocardiográfico o con el *holter* de eventos implantable. Asimismo, se debe ser cuidadoso en la selección y programación del tipo de estimulación.

En estas situaciones, por tanto, se debería utilizar algoritmos que permitan la intervención de la estimulación en las fases precoces del episodio neuromediado. Entre ellos, cabe destacar los que se activan precozmente con cambios relativos de la FC o con cambios en la impedancia intramiocárdica.

BIBLIOGRAFÍA

1. Savage DD, Corwin L, McGee DL *et al.* Epidemiologic features of isolated syncope. The Framinghan Study. Stroke 1985; 16: 626-29.

2. Soteriades ES, Evans JC, Larson MG *et al.* Incidence and prognosis of syncope. N Engl J Med 2002; 347: 878-85.

3. Ganzeboom KS, Mairuhu G, Reitsma JB *et al.* Lifetime cumulative incidence of syncope in the general population: a study of 549 Dutch subjects aged 35-60 years. J Cardiovasc Electrophysiol 2006; 17(11): 1172-1176.

4. Sheldon R, Rose S, Flanagan P *et al.* Risk factors for syncope recurrence after a positive tilt-table test in patients with syncope. Circulation 1996; 93: 973-81.

5. Day SC, Cook EF, Funkenstein H *et al.* Evaluation and outcome of emergency room patients with transient loss of consciousness. Am J Med 1982; 73: 15-23.

6. Ammirati F, Colivichi F, Minardi G *et al.* The management of syncope in the hospital: the OESIL Study (Osservatorio Epidemiologico della Sincope nel Lazio). G Ital Cardiol 1999; 29(5): 533-39.

7. Blanc JJ, L'Her C, Touiza A *et al.* Prospective evaluation and outcome of patients admitted for syncope over a 1 year period. Eur Heart J 2002; 23(10): 815-20.

8. Blanc JJ, L'Her C, Gosselin G *et al.* Prospective evaluation of an educational programme for physicians involved in the management of syncope. Europace 2005; 7(4): 400-06.

9. Disertori M, Brignole M, Menozzi C *et al.* Management of patients with syncope referred urgently to general hospitals. Europace 2003; 5(3): 283-91.

10. Martín A, Moya i Mitjáns A, Del Arco C *et al.* El síncope en el siglo XXI: análisis multidisciplinario de sus características clinicoepidemiológicas e implicaciones (estudio GESINUR-1) [resumen]. Rev Esp Cardiol 2005; 58(Supl 1): 117.

11. Wieling W, Ganzeboom KS, Saul JP. Reflex syncope in children and adolescents. Heart 2004; 90(9): 1094-099.

12. Brignole M, Alboni P, Benditt DG *et al.* Task Force on Syncope, European Society of Cardiology. Guidelines on management (diagnosis and treatment) of syncope - Updated 2004. Europace 2004; 6: 467-537.

13. Sutton R, Petersen M, Brignole M *et al.* Proposed classification for tilt induced vasovagal syncope. Eur J Cardiac Pacing Electrophysiol 1992; 3: 180-83.

14. Brignole M, Menozzi C, Del Rosso A *et al.* New classification of haemodynamics of vasovagal syncope: beyond the VASIS classification. Analysis of the pre-syncopal phase of the tilt test without and with nitroglycerin challenge. Europace 2000; 2: 66-76.

15. Alboni P, Brignole M, Menozzi C *et al.* Diagnostic value of history in patients with syncope with or without heart disease. J Am Coll Cardiol 2001; 37: 1921-928.

16. Kapoor WN. Evaluation and outcome of patients with syncope. Medicine 1990; 69: 160-75.

17. Kapoor WN, Hanusa BH. Is syncope a risk factor for poor outcomes? Comparison of patients with and without syncope. Am J Med 1996; 100: 646-55.

18. Soteriades ES, Evans JC, Larson MG *et al.* Incidence and prognosis of syncope. N Engl J Med 2002; 347: 878-85.

19. Colman N, Nahm K, Ganzeboom KS *et al.* Epidemiology of reflex syncope. Clin Auton Res 2004; (Suppl 1): 9-17.

20. Schroeder C, Bush VE, Norcliffe LJ *et al.* Water drinking acutely improves orthostatic tolerance in healthy subjects. Circulation 2002; 106: 2806-811.

21. Krediet CT, Van Dijk N, Linzer M *et al.* Management of vasovagal syncope: Controlling or aborting faints by legcrossing and muscle tensing. Circulation 2002; 106: 1684-689.

22. Brignole M, Croci F, Menozzi C *et al.* Isometric arm counter pressure maneuvers to abort impending vasovagal syncope. J Am Coll Cardiol 2002; 40: 2053-059.

23. Moya A, Permanyer-Miralda G, Sagrista-Sauleda J *et al.* Limitations of head-up tilt test for evaluating the efficacy of therapeutic interventions in patients with vasovagal syncope: results of a controlled study of etilefrine versus placebo. J Am Coll Cardiol 1995; 25: 65-9.

24. Raviele A, Brignole M, Sutton R *et al.* Effect of etilefrine in preventing syncopal recurrence in patients with vasovagal syncope: a double-blind, randomized, placebo-controlled trial. The Vasovagal Syncope International Study. Circulation 1999; 99: 1452-457.

25. Pérez-Lugones A, Schweikert R, Pavia S *et al.* Usefulness of midodrine in patients with severely symptomatic neurocardiogenic syncope: a rando-

mized control study. J Cardiovasc Electrophysiol 2001; 12: 935-38.

26. Madrid AH, Ortega J, Rebollo JG *et al.* Lack of efficacy of atenolol for the prevention of neurally mediated syncope in a highly symptomatic population: a prospective, double-blind, randomized and placebo-controlled study. J Am Coll Cardiol 2001; 37: 554-59.

27. Sheldon R, Connolly S, Rose S *et al.* POST Investigators. Prevention of Syncope Trial (POST): a randomized, placebo-controlled study of metoprolol in the prevention of vasovagal syncope. Circulation 2006; 113: 1164-170.

28. Hussain RM, McIntosh SJ, Lawson J *et al.* Fludrocortisone in the treatment of hypotensive disorders in the elderly. Heart 1996; 76:507-9.

29. Morillo CA, Leitch JW, Yee R *et al.* A placebo-controlledtrial of intravenous and oral disopyramide for prevention of neurally mediated syncope induced by head-up tilt. J Am Coll Cardiol 1993; 22: 1843-848.

30. Di Girolamo E, Di Iorio C, Sabatini O *et al.* Effects of paroxetine hydrochloride, a selective serotonin reuptake inhibitor, on refractory vasovagal syncope: a randomized, double-blind, placebo-controlled study. J Am Coll Cardiol 1999; 33: 1227-230.

31. Brignole M, Moya A, Menozzi C *et al.* Proposed electrocardiographic classification of spontaneous syncope documented by an implantable loop recorder. Europace 2005; 7(1): 14-8.

32. Kenny RA, Bayliss J, Ingram A *et al.* Head-up tilt test: a useful test for investigating unexplained syncope. Lancet 1986; l: 1352-354.

33. Sra JS, Jayazeri MR, Avitall B *et al.* Comparison of cardiac pacing with drug therapy in the treatment of neurocardiogenic (vasovagal) syncope with bradycardia or asystole. N Eng J Med 1993; 328: 1985-990.

34. Fitzpatrick AP, Travill CM, Vardas PE *et al.* Recurrent symptoms after ventricular pacing in unexplained syncope. PACE 1990; 13: 619-24.

35. Fitzpatrick A, Theodorakis G, Ahmed R *et al.* Dual chamber pacing aborts vasovagal syncope induced by head-up 60 degrees tilt. PACE 1991; 14: 13-9.

36. Samoil D, Grubb BP, Brewster P *et al.* Comparison of single and dual chamber pacing techniques in prevention of upright tilt induced vasovagal syncope. Eur J Cardiac Pacing Electrophysiol 1993; 1: 36-41.

37. Petersen ME, Chamberlain-Webber R, Fitzpatrick AP *et al.* Permanent pacing for cardioinhibitory vasovagal syndrome. Br Heart J 1994; 71: 274-81.

38. Sutton R, Brignole M, Menozzi C *et al.* Dual-chamber pacing in the treatment of neurally mediated tilt-positive cardioinhibitory syncope: pacemaker *versus* no therapy: a multicenter randomized study. The vasovagal Syncope International Study (VASIS) Investigators. Circulation 2000; 102: 294-99.

39. Connolly SJ, Sheldon R, Roberts RS *et al.* The North American Vasovagal Pacemaker Study (VPS). A randomized trial of permanent cardiac pacing for the prevention of vasovagal syncope. J Am Coll Cardiol 1999; 33: 16-20.

40. Ammirati F, Colivicchi F, Santini M. Syncope Diagnosis and Treatment Study Investigators. Permanent cardiac pacing versus medical treatment for the prevention of recurrent vasovagal syncope: a multicenter, randomized, controlled trial. Circulation 2001; 104: 52-7.

41. Connolly SJ, Sheldon R, Thorpe KE *et al.* VPS II Investigators. Pacemaker therapy for prevention of syncope in patients with recurrent severe vasovagal syncope: Second Vasovagal Pacemaker Study (VPS II): a randomized trial. JAMA 2003; 289: 2224-229.

42. Raviele A, Giada F, Menozzi C *et al.* Vasovagal Syncope and Pacing Trial Investigators. A randomized, double-blind, placebo-controlled study of permanent cardiac pacing for the treatment of recurrent tilt-induced vasovagal syncope. The vasovagal syncope and pacing trial (SYNPACE). Eur Heart J 2004; 25: 1741-748.

43. Occhetta E, Bortnik M, Audoglio R *et al.* INVASY Study Investigators. Closed loop stimulation in prevention of vasovagal syncope. Inotropy Controlled Pacing in Vasovagal Syncope (INVASY): a multicentre randomized, single blind, controlled study. Europace 2004; 6: 538-47.

44. Deharo JC, Jego C, Lanteaume A *et al.* An implantable loop recorder study of highly symptomatic vasovagal patients: the heart rhythm observed during a spontaneous syncope is identical to the recurrent syncope but not correlated with the head-up tilt test or adenosine triphosphate test. J Am Coll Cardiol 2006; 47: 587-93.

45. Moya A, Brignole M, Menozzi C *et al.* International Study on Syncope of Uncertain Etiology (ISSUE) Investigators. Mechanism of syncope in patients with isolated syncope and in patients with tilt-positive syncope. Circulation 2001; 104: 1261-267.

46. Brignole M, Sutton R, Menozzi C *et al.* Lack of correlation between the responses to tilt testing and adenosine triphosphate test and the mechanism of spontaneous neurally mediated syncope. Eur Heart J 2006; 27(18): 2232-239.

47. Brignole M, Sutton R, Menozzi C *et al.* Early application of an implantable loop recorder allows effective specific therapy in patients with recurrent suspected neurally mediated syncope. Eur Heart J 2006; 27: 1085-92.

48. Brignole M. International study in syncope of uncertain aetiology 3 (ISSUE 3): pacemaker therapy for patients with asystolic neurally-mediated syncope: rationale and study design. Europace 2007; 9: 25-30.

Capítulo 9

Presente y futuro de la monitorización remota de los marcapasos

A. Hernández Madrid, E. González Ferrer, R. Matía Francés,
J. J. Jiménez Nacher, M.ª A. Mejías Alcaide, M. G. López , C. Moro Serrano

Unidad de Arritmias
Servicio de Cardiología
Hospital Ramón y Cajal
Departamento de Medicina
Universidad de Alcalá
Madrid

Dirección para correspondencia
Hospital Ramón y Cajal
Dr. A. Hernández
antoniomadri@gmail.com

A principios de la década de 1970, el concepto de transmisión telefónica de seguimiento se introdujo para controlar la longevidad de los marcapasos.[1] Esta modalidad fue identificada como un método útil para el control de la función básica de los sistemas de marcapasos, especialmente en los primeros que se implantaron, cuando la duración del generador de impulsos era impredecible. A finales de la década de 1970 y en la de 1980, el seguimiento se amplió a otros problemas como la detección, captura, disfunción del electrodo y arritmias. A medida que la sofisticación de los marcapasos aumentó las modalidades de control, inevitablemente éstas también cambiaron y la mayoría de los fabricantes de marcapasos pusieron en marcha sistemas que facilitan el seguimiento a distancia de estos instrumentos. Las transmisiones pueden hacerse por teléfono y/o mediante el uso de la web basada en red. Los dispositivos pueden ser interrogados en cualquier lugar, incluido el propio domicilio y la información se almacena en tiempo real en un servidor seguro, donde los datos están disponibles para el especialista.[2-4]

En la actualidad existen varios sistemas de seguimiento disponibles. Cada uno de ellos sólo puede utilizarse con dispositivos fabricados por la misma empresa. El Cardiomessenger y Home Monitoring de Biotronik utilizan datos diagnósticos de transmisión de los marcapasos, desfibriladores y de la insuficiencia cardíaca remitiéndolos a una unidad que, a través de una red de telefonía celular, dirige los informes a un centro de monitorización remoto y, a continuación, a los equipos clínicos. Los datos son generados y transmitidos en horas fijas a raíz de un evento, o bien cuando ha sido activado por el paciente. Similares en concepto son Carelink de Medtronic (véanse las figuras 1 y 2), Housecall Plus de St Jude Medical y Latitude; por lo que se refiere a Boston Scientific y Guidant son sistemas de monitorización remota que utilizan líneas telefónicas estándar para comunicarse con los médicos y/o servidores seguros. Dependiendo del sistema, se completa la información del dispositivo incluyendo electrogramas que se pueden recoger de los dispositivos y se transmiten y almacenan para el acceso y uso.

La telemonitorización establece un puente entre el clínico y el paciente por medio de nuevas tecnologías de comunicación; el funcionamiento es simple y no requiere ningún equipo excepcional en los hogares. Además, tiene el potencial para ser aplicada en grandes poblaciones de pacientes y ser integrada en los sistemas actuales de asistencia médica.

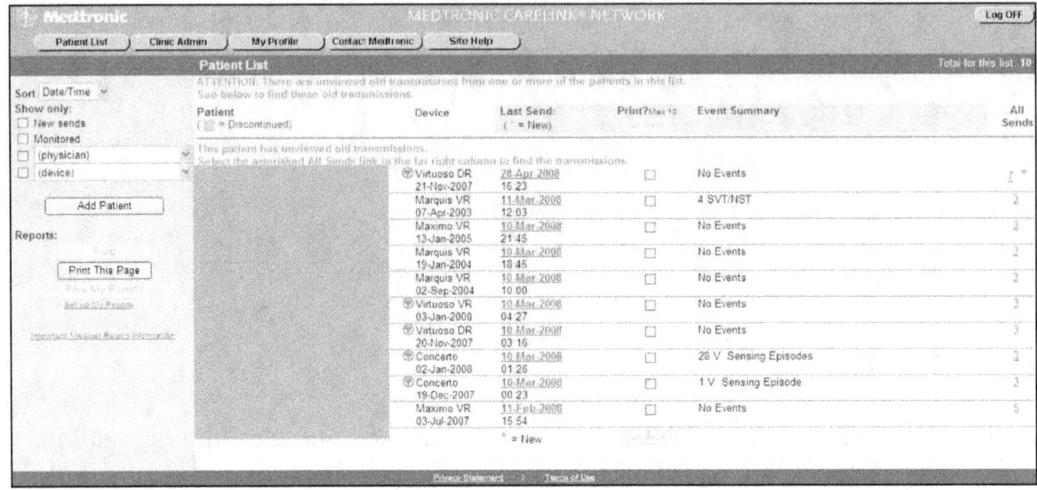

Figura 1. Listado general de pacientes en un centro con sistema Carelink, que indica con una primera visualización los eventos del paciente o la ausencia de los mismos, la transmisión de datos y el modelo de dispositivo.

Se trata de una tecnología orientada a pacientes con dispositivos cardíacos implantados que requiere la utilización de una antena integrada en el equipo y una red de telefonía para el envío de los datos cardiovasculares. Periódicamente, el dispositivo del paciente, un marcapasos, desfibrilador o resincronizador cardíaco transmite los datos clínicos y técnicos al centro de servicios específico, donde son procesados y enviados al médico a través de una página web segura. Los informes le llegan al facultativo, vía Internet, a una base de datos con el historial del paciente a la que se accederá a través de una clave

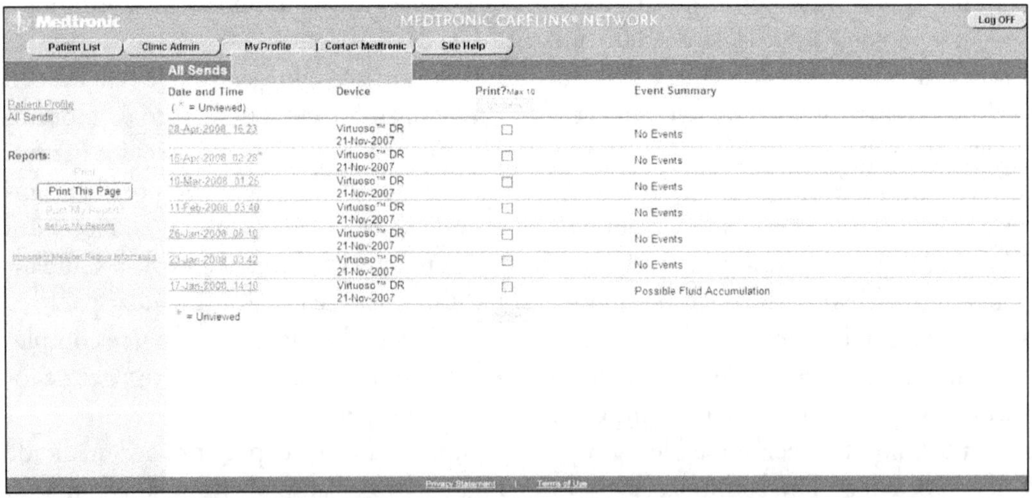

Figura 2. Esta página corresponde a un único paciente y en ella se muestra el listado por fechas de las transmisiones del paciente y el sumario de eventos importantes.

desde cualquier ordenador o dispositivo con conexión a la Red. Esto permite a los médicos acceder a los informes de las transmisiones periódicas vía web y disponer de información de los eventos adversos mediante mensajes de texto telefónicos (SMS) o e-mails. La ventaja que aportan algunos sistemas es utilizar las líneas de telefonía móvil, por lo que no es necesario tener una línea telefónica específica.

1   Aplicaciones de la monitorización remota en general

Las aplicaciones actuales de las telemonitorizaciones cardiológicas son múltiples, ya que, además de en marcapasos y desfibriladores,[5-7] también pueden emplearse en la monitorización de tratamientos farmacológicos de la hipertensión pulmonar, el seguimiento de pacientes con apnea del sueño, la prevención de la muerte súbita infantil, la monitorización de pacientes portadores de prótesis valvulares cardíacas y, sin lugar a dudas, podemos afirmar que su uso se va a ampliar a nuevos campos próximamente.

La adición de monitorización remota es potencialmente de gran beneficio en el uso de dispositivos basados en la terapia para los pacientes con insuficiencia cardíaca. Esto facilita el seguimiento de los pacientes con insuficiencia cardíaca (medición de frecuencia cardíaca, oximetría, presiones intracardíacas e impedancia pulmonar para diagnosticar edema de pulmón). A medida que más y más dispositivos se implantan, la oportunidad de adquirir información esencial coadyuvante sobre la salud de los pacientes debe ser tenida en cuenta.

Asimismo, es de gran interés para los marcapasos en pediatría. Las características propias de los comportamientos en la infancia (por ejemplo, inhabilidad potencial de correlacionar síntomas con el funcionamiento del marcapasos) coloca al paciente infantil en una categoría prioritaria para el desarrollo de técnicas de telemonitorización.

2   Beneficios potenciales de la monitorización remota

Nunca antes hemos tenido acceso a la posibilidad de sistemas sofisticados de vigilancia a distancia para muchos pacientes con enfermedad cardíaca. Los objetivos son: *a)* reducir tiempos de espera y consulta, *b)* lograr un seguimiento continuado y *c)* aumentar la calidad de vida de los pacientes. El objetivo final es mejorar los resultados de los tratamientos actuales y disminuir los gastos de salud (véase la tabla 1).[8-10]

> *a)* A la vez que *reducen los tiempos de consulta y espera,* aportan al médico una información continua, sin necesidad de alterar el día a día del paciente y con un ahorro de tiempo y dinero en desplazamientos. Los pacientes muy ancianos o con severa limitación de movilidad, en silla de ruedas y con escaso apoyo social pueden resultar muy beneficiados. La mayoría de ellos expresan su aceptación con frases como: «No tengo necesidad de ir al médico» y están satisfechos con este dispositivo «más mo-

Conveniencia del paciente.
Descomprimir la consulta.
Proporcionar más revisiones del dispositivo:
  – Seguimiento regular.
  – Control *recalls.*
Mejor manejo clínico del paciente.
Limitaciones actuales: no es posible programar a distancia.

Tabla 1. Necesidad de la monitorización remota.

derno» y que «transmite solo», algo que evita desplazamientos continuos en ambulancia para que vigilen el estado de su marcapasos (véase la figura 3).

b) Logra un *seguimiento continuado;* al poder disminuir la frecuencia de las visitas clínicas, la monitorización remota puede reducir los costes sanitarios y las molestias a los pacientes. Los datos de diagnóstico de los dispositivos, y, por ejemplo, la presencia de frecuentes episodios recurrentes de taquiarritmias ventriculares pueden indicar el aumento de la inestabilidad y la progresión de la enfermedad cardíaca. Los episodios con tratamiento inadecuado, por lo general relacionados con taquicardia sinusal, o de otro tipo, como taquicardia supraventricular o disfunción del electrodo, pueden ser dilucidados a distancia, así como en la clínica.[3] La visualización de los electrogramas intracavitarios, que también proporcionan de forma remota algunos dispositivos, puede ser esencial para diferenciar lo adecuado e inadecuado de las terapias.

c) *Aumenta la calidad de vida.* Este sistema aporta un aumento de la calidad de vida, con una absoluta tranquilidad, ya que los médicos realizan una estrecha supervi-

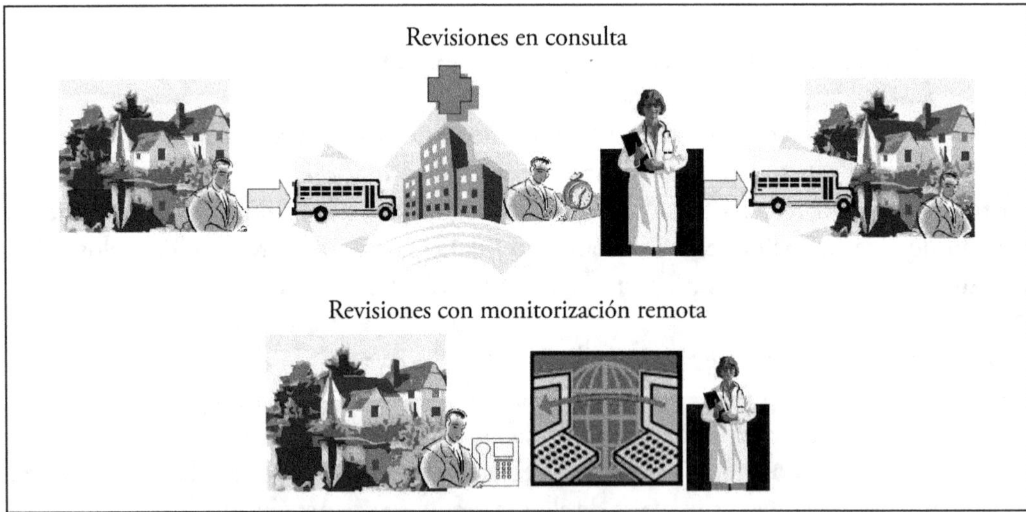

Figura 3. Revisiones en consulta y con monitorización remota.

sión del paciente, tienen documentado cualquier cambio en su dinámica cardíaca y pueden reaccionar rápidamente ante problemas en el corazón.

3 Aplicaciones en pacientes con marcapasos y desfibriladores

La tasa de implantes de desfibrilador ha aumentado progresivamente a la vez que los ensayos de prevención primaria y secundaria han mostrado una mejora significativa en la mortalidad y la morbilidad. La mayoría de los pacientes con desfibrilador tienen un seguimiento de tres a seis meses. Muchos pacientes no requieren cambios de la programación tras sus visitas en consulta y a la inversa, si pudiéramos diagnosticar cuanto antes o prevenir las terapias inapropiadas de los desfibriladores esto podría tener un impacto importante sobre la morbilidad y la calidad de vida de los beneficiarios. Los sistemas de vigilancia remota pueden sustituir a muchas de las visitas rutinarias de seguimiento y/o emitir un diagnóstico y continua información sobre el estado del dispositivo y, por consiguiente, probablemente reducir el gasto (véase la tabla 2).[11,12]

A través de la página de Internet de Medtronic (http://www.medtroniccarelink.com/), el dispositivo puede ser programado para realizar hasta seis transmisiones automáticas sin necesidad de coordinarse con el paciente. En la fecha decidida el dispositivo se «despierta» y se comunica con el monitor del sistema; en ese momento los datos son enviados utilizando la misma vía y el médico puede acceder a ellos desde una página web. También puede programarse para enviar la información por mensajes de texto SMS o correo electrónico, para contactar con el paciente en caso de incidencias y dar instrucciones sobre la conducta a seguir.

El sistema de monitorización domiciliaria transmite los datos al centro de servicios, donde son remitidos al médico a través de una página web segura. El médico recibe un informe cardiológico en el que aparecen los datos de diagnóstico, del ritmo cardíaco, las terapias aplicadas, la presencia de arritmias, además de otro tipo de información sobre el estado técnico del dispositivo implantado.

Cambio del espectro de seguimiento:
- Reducir la frecuencia de visitas en la consulta.
- Evaluación en tiempo real de síntomas y eventos.
- Evaluación diaria de la función apropiada del dispositivo.

Beneficios adicionales en pacientes con insuficiencia cardíaca:
- Colaboración más cercana entre pacientes y múltiples especialistas.
- Señales de aviso previo a la descompensación (variabilidad, impedancia…).
- Respuesta a la terapia.
- Monitorización de implantables de control hemodinámico.

Tabla 2. Ventajas de la monitorización remota.

3.1 Control eléctrico del sistema

Ya que la mayoría de las visitas rutinarias no requieren ningún cambio en la programación del dispositivo o tratamiento del paciente, se prevé una gran expansión de los sistemas de monitorización remota en el futuro (véase la figura 4). Obvia la necesidad de estar presente físicamente el paciente en todos los casos para control rutinario del dispositivo, lo que a veces puede requerir largos y costosos viajes. La monitorización remota puede permitir la detección precoz de disfunciones del dispositivo o problemas clínicos, mucho antes que en las revisiones rutinarias programadas.[13] La tecnología más reciente ni siquiera requiere la participación activa del paciente, con transmisiones automáticas por el dispositivo y métodos de notificación previamente especificados por el médico.

3.2 Detección precoz de problemas relacionados con el dispositivo

Una utilidad clave para el seguimiento de los dispositivos de forma remota es que los datos se recogen en grandes bases de datos, lo que implica la capacidad para predecir el funcionamiento de un dispositivo en muchos pacientes y adelantar los problemas que podría causar en otros. Los posibles beneficios del control remoto de pacientes[14,15] inclu-

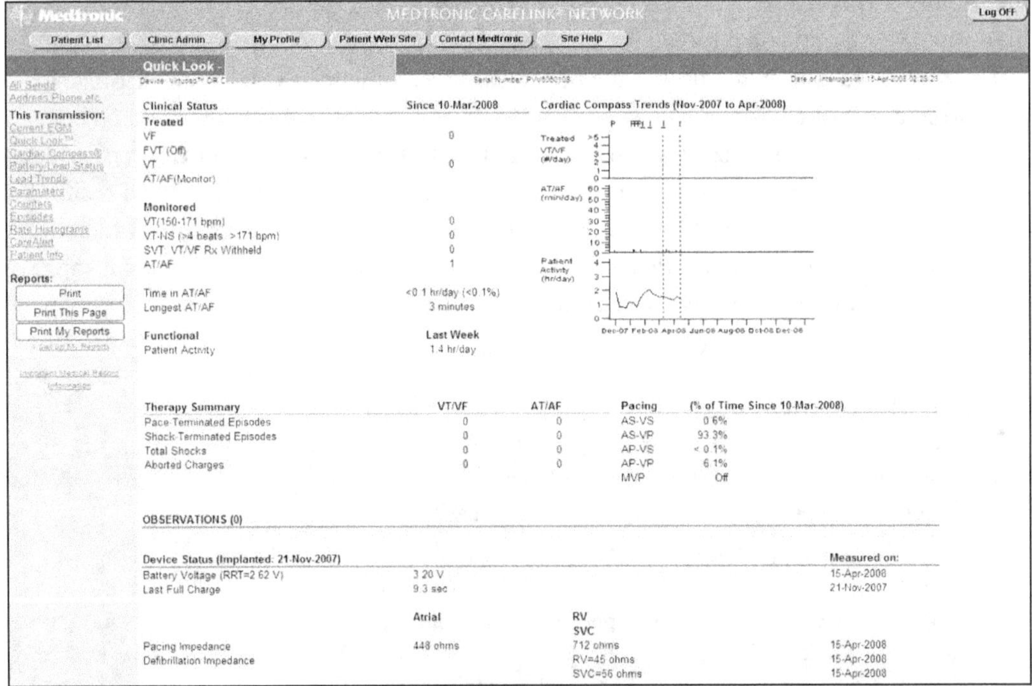

Figura 4. Esta página muestra un resumen de los datos más importantes que se precisan en cada revisión del paciente: impedancia de electrodos y descarga, estado de la batería e historial de episodios de arritmias.

yen la detección precoz de fallo de los dispositivos (lo cual puede ser importante para los dispositivos en *Recall,* que han sufrido alguna anomalía, porque entonces la supervisión a diario del estado del dispositivo puede permitir una estrategia de «esperar y ver» y, por lo tanto, reducir preocupación y ansiedad del paciente).

Cabe destacar que también se presenta el potencial de prevenir terapias inapropiadas por el desfibrilador, por ejemplo, observando datos de posible disfunción de electrodo. Y es probable que, de no revisarse el sistema de electrodos, el paciente recibiese un choque inapropiado o dejase de capturar el marcapasos; lo cual puede ocurrir en una persona que, además, es dependiente. Gracias a este sistema, en cambio, podría decirse exactamente el día en que la alteración ocurrió porque la impedancia se dispararía desde la línea de base de unos 550 hasta unos 1.800 ohmios.

3.3 *Detección y control de arritmias en marcapasos y desfibriladores*

Los nuevos sistemas de monitorización remota son capaces no sólo de enviar un resumen de la información técnica del dispositivo, sino también los electrogramas intracavitarios de las arritmias registradas, lo que permite una mayor fiabilidad de interpretación (véase la figura 5). Los datos de diagnóstico de dispositivos (como los números de choques abortados y entregados) son un indicador de la incidencia total de taquiarritmia. Y los episodios recurrentes de taquiarritmias ventriculares pueden indicar el aumento de la inestabilidad y la progresión de la enfermedad cardíaca.[16] El tratamiento inadecuado puede ser dilucidado a distancia, así como en la clínica.

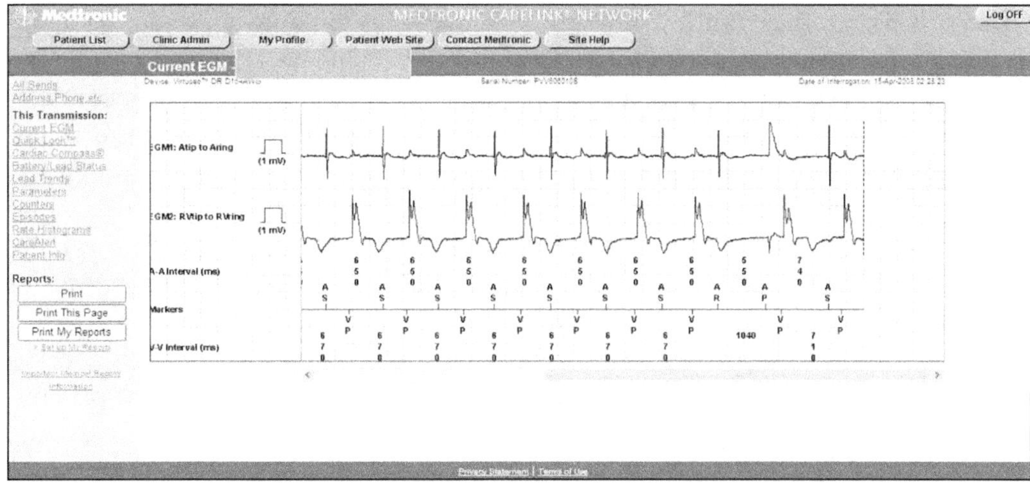

Figura 5. Esta página muestra la alta calidad con la que se transmiten los electrogramas intracavitarios. Se observa un caso de disfunción del marcapasos, con bloqueo de segundo grado a bajas frecuencias, por incorrecta programación del dispositivo (frecuencia máxima a 90 lpm).

En un estudio, el examen clínico de transmisiones de datos reveló varios hallazgos clínicamente significativos, entre ellos el descubrimiento de episodios de fibrilación auricular silenciosos, la evaluación de la eficacia de los medicamentos antiarrítmicos en un paciente previamente diagnosticado de una arritmia o diversas anomalías de otro orden. Los médicos se mostraron satisfechos con el rendimiento de la red y la calidad de la web para acceder a los datos y lo encontraron comparable a una evaluación en consulta.[2] En otra evaluación prospectiva, 124 pacientes con desfibrilador fueron controlados de forma remota con un total de 570 transmisiones. Los investigadores demostraron un alto grado de satisfacción del paciente con la comodidad y facilidad de uso de la vigilancia a distancia.[3]

Los resultados al azar de los marcapasos para evaluación remota de seguimiento y revisión (Estudio PREFER)[17] confirmaron que el control remoto de los marcapasos con el sistema Carelink Medtronic® Network muestran una detección correcta de los eventos más rápidamente que la combinación de seguimiento transtelefónico y las visitas de rutina en la consulta. El estudio multicéntrico, aleatorio prospectivo incluyó pacientes con marcapasos compatibles con la red Medtronic Carelink. Los acontecimientos que se consideraron clínicamente significativos incluyeron: taquicardia ventricular no sostenida durante cinco o más latidos, nueva aparición de fibrilación auricular o taquiarritmia, pérdida de la captura o una batería cerca del final de la vida. Para la monitorización remota, la probabilidad de un evento es más alta en la primera evaluación a distancia y aumenta en menor grado con cada transmisión. El evento más comúnmente detectado fue la taquicardia ventricular no sostenida (25,7 % con remota frente a 20,9 % brazo alternativo, p = 0,072), seguida de fibrilación auricular o taquicardia auricular (14,7 % frente al 8,4 %, respectivamente, p = 0,024) y una respuesta ventricular media alta durante la taquicardia auricular o fibrilación auricular (12,3 % frente a 8,9 %, respectivamente, p = 0,036). Después de la monitorización, la terapia con medicamentos antiarrítmicos se modificó, se inició anticoagulación, o se indicó cardioversión eléctrica en muchos casos. En algunos casos el dispositivo tuvo que ser reprogramado para evitar el infrasensado auricular intermitente durante la fibrilación auricular.

En cuanto a la fibrilación auricular en marcapasos, es bien sabido que un gran número de ellos tienen episodios durante el seguimiento, incluso cuando no hay historia previa de arritmias auriculares, y que muchos episodios son asintomáticos. Por otra parte, ha demostrado que una alta carga de la fibrilación auricular, con independencia de los síntomas, las arritmias o episodios de duración superior a 24 horas son predictores independientes de mortalidad y accidentes cerebrovasculares.[18-20] Una cuestión pendiente es cómo aplicar las guías clínicas en los pacientes con monitorización remota. En otras palabras, no se sabe si los criterios estándar de la práctica clínica pueden ser utilizados directamente en el control remoto; por ejemplo, los criterios que han de aplicarse para iniciar la anticoagulación en pacientes con fibrilación auricular, especialmente en casos de riesgo bajo o intermedio: ¿tenemos que mirar la duración de los episodios de arritmia o la carga de la fibrilación auricular? Y en este último caso, ¿a qué nivel de carga clasificar a un paciente que está en alto riesgo de accidente vascular cerebral? Los estudios prospectivos son necesarios para responder a estas preguntas.[21]

Los primeros análisis de los episodios de arritmia ventricular pueden ser de ayuda para el médico para definir la estrategia terapéutica y para optimizar el dispositivo de programación. En nuestra experiencia, la detección precoz de la sobredetección de la onda T permitió una reprogramación y la prevención de terapias inapropiadas.

3.4 Control de insuficiencia cardíaca

La insuficiencia cardíaca es la causa más común de hospitalizaciones en personas mayores de 65 años en países desarrollados y en países emergentes. A pesar de los avances terapéuticos recientes, la mayoría de estos eventos de readmisiones se deben a la descompensación aguda de la insuficiencia cardíaca crónica. La detección temprana de la sobrecarga de volumen y de congestión pulmonar permite el ajuste oportuno del tratamiento de la insuficiencia cardíaca y evita la descompensación clínica, las hospitalizaciones, la morbimortalidad y los gastos relacionados. Las pautas actuales utilizadas para tratar a estos pacientes recomiendan la educación acerca de signos y síntomas y el control regular del estatus de líquidos. Sin embargo, una proporción grande de descompensaciones de insuficiencia cardíaca se relaciona con la falta de seguimiento del tratamiento médico y la demora en la búsqueda de atención médica oportuna tras el deterioro clínico. Las medidas clásicas establecidas para supervisar el estado del volumen de pacientes ambulatorios proporcionan una confiabilidad clínica limitada. Por ejemplo, el aumento de peso tiene una sensibilidad < 20 % para detectar el deterioro clínico en la insuficiencia cardíaca crónica. Por otro lado, la impedancia intratorácica parece ser un parámetro eficaz para seguir cambios cotidianos en el estado del edema y del volumen pulmonar.

Diversos estudios clínicos se encuentran en marcha con el objetivo de determinar si la telemonitorización ambulatoria de pacientes con insuficiencia cardíaca crónica reduce el riesgo de readmisión hospitalaria (por cualquier causa) o de muerte. Los resultados preliminares muestran que los sensores implantables se toleran bien sin efectos colaterales significativos, funcionan de manera eficaz a largo plazo y proporcionan información confiable.[14,22-24] La impedancia se puede medir de manera continua mediante un dispositivo implantado e inversamente correlacionada con los cambios en la presión de fin de diástole del ventrículo izquierdo y del capilar pulmonar. De esta manera se puede regular la pérdida de líquidos en pacientes con sobrecarga de volumen. Teniendo en cuenta el número creciente de marcapasos para resincronización y de desfibriladores que son implantados en casos de insuficiencia cardíaca, se están agregando a estos aparatos algoritmos que alertan a los pacientes (mediante una señal audible) en caso de deterioro clínico y aumento de la congestión pulmonar. Además, se transmiten otros datos sobre la condición de insuficiencia cardíaca como la frecuencia en reposo, extrasístoles ventriculares, la actividad diaria y la carga de fibrilación auricular. La vigilancia continua de estos parámetros permite la optimización de la terapia con medicamentos y, posteriormente, se puede contactar con el médico o automedicarse con diuréticos.

La monitorización continua y automática del estado cardíaco, además de reducir el riesgo de rehospitalización, ofrece máxima seguridad gracias a la detección precoz de incidencias y a la posibilidad de modificar el tratamiento farmacológico desde cualquier sitio. En nuestra serie, un control estricto de la insuficiencia cardíaca permitió un óptimo estado de betabloqueantes y la optimización de los diuréticos y medicación adicional.

La monitorización remota puede ser especialmente útil para el seguimiento de pacientes con resincronizadores. Un estudio prospectivo, longitudinal, multicéntrico, se realizó en 123 pacientes con indicaciones clínicas para resincronización. En el 70 % de las rehospitalizaciones, el análisis retrospectivo de los datos adquiridos remotamente reveló un aumento de la media del ritmo cardíaco en reposo y en la frecuencia cardíaca media de más de 24 horas, dentro de los siete días anteriores a la hospitalización. Estos resultados provisionales sugieren que los datos adquiridos de forma remota pueden predecir acontecimientos que llevan a la hospitalización.[24]

4 Cómo organizar la «nueva consulta» de seguimientos

4.1 Agenda específica y papel de la enfermería

¿Cómo pueden organizarse el análisis de los datos de Internet y la gestión de los mismos? Con el fin de lograr el máximo rendimiento podemos proponer un modelo descrito como éste: un experto en enfermería cardiológica de arritmias, dedicado a la vigilancia a distancia, se encarga de conectarse al sitio web para comprobar los datos de todos los pacientes por lo menos cada 15 días y cada vez que se reciba un informe de un evento. Asimismo, se le facilita un correo electrónico y un teléfono móvil para recibir alertas de otros informes del centro de servicios. Hemos propuesto un algoritmo de decisión a cada uno de los informes de análisis. Dichos informes deberán ser presentados al médico para que siga evaluando los archivos y establezca un posible diagnóstico. Después de un juicio clínico, se convoca al paciente y, tras las decisiones clínicas adicionales de seguimiento, se pueden tomar distintas decisiones, como no adoptar nuevas medidas, hacer cambios en la programación del dispositivo, modificar la terapia con medicamentos o, incluso, la hospitalización del paciente. Esta cuestión, así como el modelo óptimo de organización que debe aplicarse en la práctica clínica, tendrán que ser evaluados en ensayos clínicos controlados.

En cualquier caso, será necesario adaptar nuevos perfiles de pacientes, para definir el esquema de seguimiento óptimo; por ejemplo, indicaciones de desfibrilador primarias *versus* secundarias, enfermedad eléctrica *versus* cardiopatía de base estructural, estratificación según clase funcional NYHA y/o fracción de eyección, etc.

4.2 *Intercambio de información con otros especialistas*

Otro de los problemas que quedan pendientes de resolver es cómo compartir la información con los médicos y especialistas responsables del paciente que es portador de una cardiopatía estructural severa, padece insuficiencia cardíaca y precisa ingreso urgente en una unidad de cuidados intensivos. Para ello, la coordinación multidisciplinaria va a ser fundamental, estando justificada por todas las características que reúnen estos pacientes, como un manejo clínico complicado que requiere una formación adecuada por parte del profesional, la necesidad de visitas periódicas para titulación y tratamiento y una importante comorbilidad (anemia, insuficiencia renal, enfermedad pulmonar...). Asimismo, es necesario insistir en la educación sanitaria y la dificultad de acceso y pobre autonomía que generalmente sufren estos pacientes.

5 Limitaciones de la monitorización remota

La tecnología actual permite la transmisión regular de datos (así como la recuperación de los mismos) desde los dispositivos a través de Internet sin que el paciente tenga que acudir a la consulta.

Entre los inconvenientes que limitarán su aplicación está el definir cuál es el mejor sistema de monitorización y qué base de datos será la más adecuada. Otro de los problemas potenciales es la ausencia de plataformas comunes de monitorización remota con un lenguaje común que permita la universalización de la asistencia.

Además, estos dispositivos carecen de la posibilidad de evaluar los umbrales de estimulación (aunque algunos de ellos incorporarán en breve sistemas de autocaptura, tanto en aurícula como en ambos ventrículos y estos datos de gran fiabilidad serán visibles). Tampoco es aún posible, por limitaciones quizás mas de ámbito legal que tecnológico, la reprogramación remota del dispositivo, una vez identificada la necesidad de la misma o algún problema que lo precise de forma urgente.

Estas limitaciones, junto al hecho de que la exploración física del paciente es de capital importancia en la mayoría de casos, hacen que hoy día no sea del todo equivalente a una visita hospitalaria.

6 Coste efectividad

Diversos estudios clínicos han constatado que los pacientes con sistema de monitorización domiciliaria se sienten mucho más seguros porque saben que su médico puede vigilar el funcionamiento de su corazón y, consecuentemente, puede mejorar el tratamiento. Los beneficios no son sólo para el paciente sino también para los médicos, pues el volumen de revisiones de pacientes con marcapasos está continuamente incrementándose y supone un importante porcentaje de tiempo asistencial.[25]

La investigación actual ha demostrado la «fiabilidad del sistema», es decir, el grado de correspondencia de los datos emitidos con los que se obtendrían directamente del paciente; también cabe valorar el «grado de aceptación» por parte del paciente del dispositivo transmisor y, por último, la relación «coste-efectividad» o, lo que es lo mismo, el coste del transmisor que incrementa el precio del marcapasos y del desfibrilador (que se ve recompensado con la protección al paciente que supone la transmisión periódica de la información y por el ahorro económico que significa la reducción de los desplazamientos a los centros hospitalarios para visitas rutinarias).

En un estudio realizado entre 502 pacientes, los costes convencionales de seguimiento de desfibriladores se calcularon y compararon con el costo previsto de seguimiento con monitorización remota. Se concluyó que la monitorización remota puede reducir considerablemente los costes globales con ahorro en las tasas de transporte, sobre todo cuando la distancia entre el domicilio y el servicio médico es superior a 100 km.[26] La satisfacción del paciente con la comodidad y la fiabilidad del sistema de control remoto varió del 93 a 97 % en las encuestas SF-36.[26]

CONCLUSIONES

La monitorización remota proporciona una forma cómoda, segura y global de seguimiento de los dispositivos. Los problemas relacionados con el paciente y el dispositivo pueden detectarse de manera fiable y reducir la frecuencia de consultas externas. Los pacientes están muy satisfechos con la comodidad y facilidad de uso de los sistemas. En el futuro se espera un crecimiento exponencial en la aplicación de la monitorización remota en el ámbito de todos los dispositivos implantables, incluyendo desfibriladores y marcapasos.

Una estrategia de organización basada en una interacción entre un experto de enfermería y un médico responsable parece ser muy efectiva. Una rápida evaluación del dispositivo para detectar complicaciones, así como arritmias e insuficiencia cardíaca permite un óptimo manejo del paciente y la prevención de efectos adversos graves.

Hoy día, la monitorización remota no está en condiciones de sustituir completamente a las visitas de seguimiento, pero sí tiene el potencial de alargar con seguridad los intervalos de tiempo entre estas visitas y representa, sin duda, el futuro de la monitorización de dispositivos. Por ello podemos afirmar que será de gran ayuda, una vez empleado en gran cantidad de pacientes con bases de datos mundiales, para detectar con mayor celeridad problemas relacionados con el propio dispositivo.

BIBLIOGRAFÍA

1. Furman S, Escher DJW. Transtelephone pacemaker monitoring. En: Schaldach M, Furman S Editors. Advances in Pacemaker Technology. Berlin: Springer 1975; pp. 177-94.

2. Schoenfeld MH, Compton SJ, Mead RH *et al.* Remote monitoring of implantable cardioverter defibrillators: a prospective analysis. Pacing Clin Electrophysiol 2004; 27: 757-63.

3. Joseph GK, Wilkoff BL, Dresing T *et al.* Remote interrogation and monitoring of implantable cardioverter defibrillators. J Interv Card Electrophysiol 2004; 11: 161-66.

4. Perings C, Klein G, Toft E *et al.* The RIONI study rationale and design: validation of the first stored electrograms transmitted via home monitoring in patients with implantable defibrillators. Europace 2006; 8: 288-92.

5. Dwight W, Reynolds MD, FHRS1 N *et al.* Remote monitoring of implantable cardioverter defibrillator. Indian Pacing Electrophysiol J 2006; 6(4): 186-88.

6. Heidbüchel H, Lioen P, Foulon S *et al.* Potencial role of remote monitoring for scheduled and unscheduled evaluation of patients with an implantable defibrillator. Europace 2008; 10: 351-57.

7. Schoenfeld MH, Reynolds DW. Sophisticated remote implantable cardioverter-defibrillator follow-up: a status report. PACE 2005; 28: 235-40.

8. Lazarus A. Remote, wireless, ambulatory monitoring of implantable pacemakers, cardioverter defibrillators, and cardiac resynchronization therapy systems: analysis of a worldwide database. Pacing and Clin Electrophysiol 2007; 30: S2-12.

9. Stellbrink C, Hartmann A, Igidbashian D *et al.* Home monitoring for pacemaker therapy: Intermediate results of the first european multicenter study. (Abstract). Pacing Clin Electrophysiol 2002; 25: 686.

10. Theuns DA, Res JC, Jordanes LJ. Home monitoring in ICD therapy: future perspectives. Europace 2003; 5: 139-42.

11. Brugada P. What evidence do we have to replace in-hospital implantable cardioverter defibrillator follow-up? Clin Res Cardiol 2006; 95: III 3-9.

12. Spencker S, Mueller D, Marek A *et al.* Severe pacemaker lead perforation detected by an automatic home monitoring system. Eur Heart J 2007; 28: 1432.

13. Scholten MF, Thornton AS, Theuns DA *et al.* Twiddler's syndrome detected by home monitoring device. PACE 2004; 27: 1151-152.

14. Schoenfeld MH, Compton SJ, Mead RH *et al.* Remote monitoring of implantable cardioverter defibrillators: A prospective analysis. Pacing Clin Electrophysiol 2004; 27: 757-63.

15. Zartner PA, Handke RP, Brecher AM *et al.* Integrated home monitoring predicts lead failure in a pacemaker dependent 4-year old girl. Europace 2007; 9; 192-93.

16. Grom A, Baron TW, Faber TS *et al.* Clusters of life-threatening ventricular arrhythmias in patients with implanted cardioverter-defibrillators: prevalence, characteristics, and risk stratification. Clin Cardiol 2001; 24: 330-33.

17. Wilkoff BL. Pacemaker Remote Follow-up Evaluation and Review: Results of the PREFER trial. Late-breaking clinical trials session. Heart Rhythm Society 2008 San Francisco, CA. Scientific Sessions 2008.

18. Glotzer TV, Hellkamp AS, Zimmerman J *et al,* for the MOST Investigators. Atrial high rate episodes detected by pacemaker diagnostics predict death and strokes. Report of the atrial diagnostics ancillary study of the mode selection Trial (MOST). Circulation 2003; 107: 1614-619.

19. Israel CW, Gronefeld G, Ehrlich JR *et al.* Long-term risk of recurrent atrial fibrillation as documented by an implantable monitoring device. Implication for optimal patient care. J Am Coll Cardiol 2004; 43: 47-52.

20. Capucci A, Santini M, Padeletti L *et al,* on behalf of the Italian AT500 Registry. Monitored atrial fibrillation duration predicts arterial embolic events in patients suffering from bradycardia and atrial fibrillation implanted with antitachycardia pacemakers. J Am Coll Cardiol 2005; 46: 1913-920.

21. Kim MH, Trohman RG, Christiansen S *et al.* Value of pacemaker atrial diagnostic data in patients with paroxysmal atrial fibrillation: an opportunity to improve rates of warfarin utilization. Pacing and Clin Electrophysiol 2007; 30: 580-83.

22. Rici R, Russo M, Santini M. Management of atrial fibrillation: What are the possibilities of early detection with Home Monitoring? Clin Res Cardiol 2006; 95: III 10-6.

23. de Lusignan S, Wells S, Johnson P *et al.* Compliance and effectiveness of 1 year's home telemonitoring the report of a pilot study of patients with chronic heart failure. Eur J Heart Fail 2001; 3: 723-30.

24. Ellery S, Pakrashi T, Paul V *et al.* Predicting mortality and rehospitalization in heart failure patients with home monitoring: The home care pilot study. Clin Res Cardiol 2006; 95(Supplement 3): III29-III35.

25. Fauchier L, Sadoul N, Kouakam C *et al.* Potential cost savings by telemedicine-assisted long-term care of implantable cardioverter defibrillator recipients. Pacing Clin Electrophysiol 2005; 28(Suppl 1): S255-S59.

26. Dressing TJ, Schott R, McDowell C *et al.* Transtelephonic ICD follow-up is better: more comprehensive, less intrusive and more desirable (abstract). Pacing Clin Electrophysiol 2002; 24: 577.

Capítulo 10

Análisis y utilidad de los electrogramas almacenados

V. Castro Urda, J. Toquero Ramos, V. Mariona Montero, I. Fernández Lozano

Unidad de Arritmias
Servicio de Cardiología
Hospital Universitario Puerta de Hierro
Madrid

Dirección para correspondencia
Hospital Universitario Puerta de Hierro
Dr. I. Fernández
iflozano@secardiologia.es

Introducción

Durante los últimos años, los marcapasos han incorporado contadores de eventos, histogramas, canales de marcas y, finalmente, electrogramas almacenados que facilitan el seguimiento de los pacientes aportando, en ocasiones, información clínica esencial. Los datos obtenidos mediante la interrogación del dispositivo proporcionan información del funcionamiento del marcapasos, del electrodo y de la presencia de eventos arrítmicos, permitiendo la optimización de la programación.

Los marcapasos actuales tienen gran capacidad de almacenamiento de datos, son más eficientes en cuanto al almacenamiento de eventos y a su presentación y presentan más opciones de programación referentes a funciones diagnósticas y algoritmos.

Los datos almacenados por el dispositivo reflejan su interpretación ante un evento arrítmico presentado por el paciente. La función diagnóstica depende de la capacidad del marcapasos de detectar y clasificar de forma precisa los complejos auriculares y ventriculares sin cometer sobresensado (falsos positivos) o infrasensado (falsos negativos).

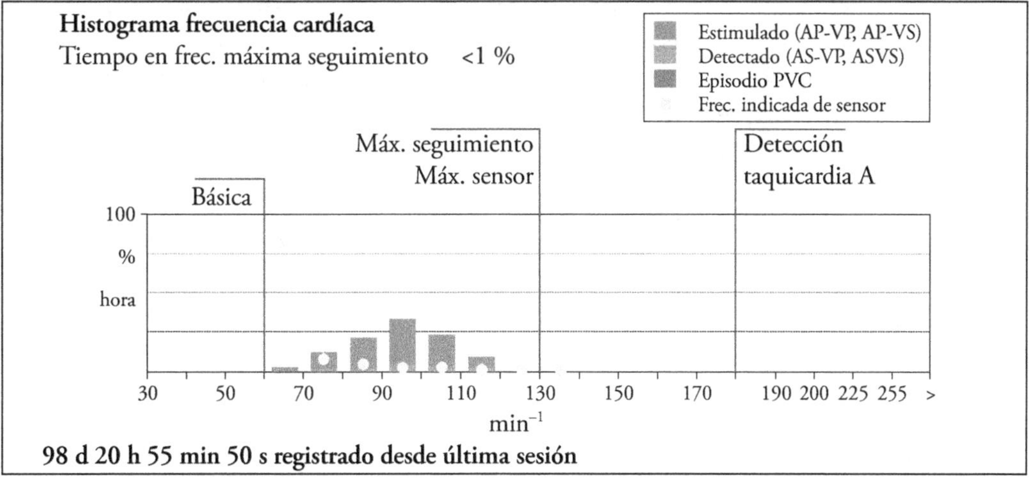

Figura 1. Histograma de frecuencia cardíaca. Se muestran, a través de gráfico de barras, las frecuencias cardíacas que ha presentado el paciente desde el último seguimiento, así como el tanto por ciento de sensado o estimulación que tuvo en cada rango de FC.

Existen múltiples variables que pueden afectar a la eficacia de la función diagnóstica del marcapasos y, por tanto, debemos conocer, en profundidad, las diferentes funciones de estimulación, sensado, algoritmos de detección y diferentes formas de presentación de los datos almacenados. Por lo tanto, la interpretación correcta de las funciones diagnósticas de los marcapasos requiere un ejercicio de entendimiento de la fiabilidad, uso y principales limitaciones de los marcapasos en cuanto a dicha función.

Es posible evaluar el ritmo cardíaco a través del análisis de los electrogramas (EGMs) en tiempo real durante la interrogación, así como mediante el análisis de los datos almacenados por el dispositivo, presentados en forma numérica, mediante histogramas (véase la figura 1) o en forma de EGMs.

1 Funciones diagnósticas del marcapasos

1.1 *Contadores de eventos*

Es la forma más simple de función diagnóstica del dispositivo. Los contadores de eventos informan del porcentaje de latidos sensados y estimulados, detectan el número de extrasístoles auriculares y ventriculares y el número de veces en que se activan los diferentes algoritmos del marcapasos. Toda la información almacenada ayuda a evaluar el funcionamiento del dispositivo y a optimizar su programación (véase la figura 2).

La información obtenida por el contador de eventos es importante para el manejo clínico del paciente. Por ejemplo, en un paciente portador de marcapasos DDDR por bloqueo auriculoventricular de tercer grado, en el que previamente el tanto por ciento de sensado auricular era del 100 %, la presencia de estimulación auricular hace pensar en el desarrollo de enfermedad sinusal o infrasensado auricular. En presencia de conducción intacta por el nodo auriculoventricular, la presencia de estimulación ventricular durante el seguimiento sugiere que se deberían alargar los intervalos PV y AV.

Modo	AAIR<=>DDDR
Frec. mín.	60 min^{-1}
Frec. máx. seguim.	130 min^{-1}
TA/FA (0.5 horas/día)	2.1% [>>]
Estimulación [>>]	
AS-VS	72.1%
AS-VP	2.3%
AP-VS	24.7%
AP-VP	0.8%
MVP	Activ.
Observaciones [>>]	
1 episodio de frec. rápida V	
10 días con >4 horas de TA/FA	
Frec. de VS > 100 min^{-1} durante TA/FA	

Figura 2. Contadores de eventos. Se muestran mediante datos numéricos o porcentajes el tanto por ciento de sensado/estimulación y en FA/TA; así como el número de episodios de TV y el tiempo total en TA/FA.

La presencia de cambios drásticos en el contador de eventos en comparación con interrogaciones previas puede sugerir la presencia de disfunción del marcapasos, programación inadecuada, problemas de sensado o cambio en el ritmo subyacente del paciente.

El contador de eventos presenta limitaciones, ya que los datos presentados son un reflejo de la interpretación que hace el marcapasos de la actividad eléctrica que recoge. Los eventos recogidos incluyen aquellos apropiadamente sensados o inapropiadamente sensados (tales como señales de *farfield*, miopotenciales, señales de *cross-talk* o interferencias electromagnéticas).[1] El contador de eventos puede infraestimar la actividad auricular cuando ocurre infrasensado auricular o cuando la actividad auricular cae en el periodo de cegamiento.[2] Dicha situación puede ocurrir, por ejemplo, ante la presencia de un *flutter*, donde la segunda onda F cae en el periodo de cegamiento auricular postventricular.

El infrasensado es un fenómeno, casi siempre, intermitente, de tal forma que permite al marcapasos identificar una taquicardia auricular, aunque la frecuencia auricular esté infrasestimada.

Otra limitación de los contadores de eventos es que el porcentaje de sensado/estimulación no es capaz de identificar episodios individuales de taquiarritmia. Por ejemplo, si un dispositivo almacena 10 millones de eventos de estimulación auricular, la presencia de un episodio de taquicardia auricular de cinco horas de duración (90.000 complejos) va a representar un porcentaje de sensado auricular inferior al 1 %, por lo que pasaría inadvertida a los ojos del contador de eventos.

Aunque el contador de eventos ofrece una vista global de la actividad del marcapasos y presencia de ritmo propio, la exactitud de dichos datos es limitada. Además, no es posible realizar una correlación temporal entre los síntomas del paciente y los eventos clínicos sugeridos por el contador de eventos.

1.2   Histogramas

Los histogramas ofrecen diferentes tipos de datos. Por ejemplo, el histograma de onda P muestra múltiples medidas de la amplitud de ésta a lo largo del seguimiento del paciente, facilitando la programación de la sensibilidad auricular.[3] Mediante el análisis del histograma de amplitud de onda P podemos inferir la presencia de infrasensado auricular. La presencia de sensado auricular de baja amplitud puede ser consistente con la presencia de fibrilación auricular de baja amplitud, otras taquicardias auriculares o sensado auricular por *farfield* ventricular.

El histograma se puede presentar como un gráfico representando el rango de frecuencias auriculares y ventriculares que han ocurrido durante el seguimiento (véase la figura 1). También se pueden mostrar gráficos en forma de barras, con el porcentaje de sensado y estimulación que ha ocurrido a diferentes frecuencias cardíacas (véase la figura 1).

En cuanto a sus limitaciones, los histogramas no sirven para identificar el número y tipo de episodios arrítmicos que presenta el paciente.

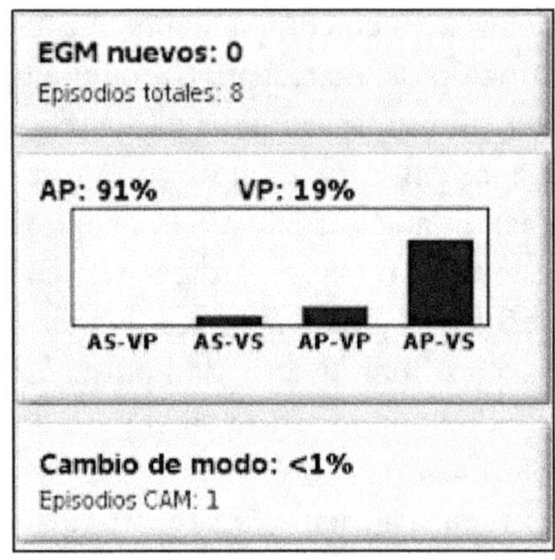

Figura 3. Desde el último seguimiento ha habido un único episodio de cambio de modo (CAM), representando < 1 % del tiempo de seguimiento.

2   Taquiarritmias auriculares. Función diagnóstica del marcapasos

Los pacientes portadores de marcapasos presentan, a menudo, episodios de taquiarritmia auricular.[4]

Los marcapasos actuales, mediante su función diagnóstica, nos ofrecen la posibilidad de obtener una estimación sobre la carga o tiempo que el paciente ha permanecido con arritmia auricular. Dicha información es de gran valor para el manejo farmacológico del paciente en cuanto a tratamiento anticoagulante y antiarrítmico.

La existencia de taquiarritmias auriculares se presenta por el marcapasos en forma de histogramas de frecuencia cardíaca auriculares y ventriculares, en forma de contadores de eventos de episodios de cambio automático de modo (véase la figura 3) o en forma de EGMs almacenados (véase la figura 4).

2.1   *Cambio automático de modo. Función diagnóstica del marcapasos*

El contador de episodios de cambio automático de modo es una forma de seguimiento de los episodios de fibrilación auricular del paciente.

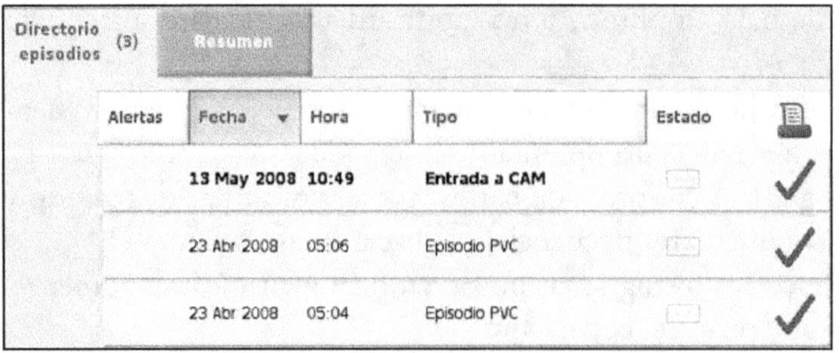

Figura 4. Desde la última interrogación ha ocurrido un episodio de CAM. Si hacemos clic sobre dicho episodio accedemos al EGM.

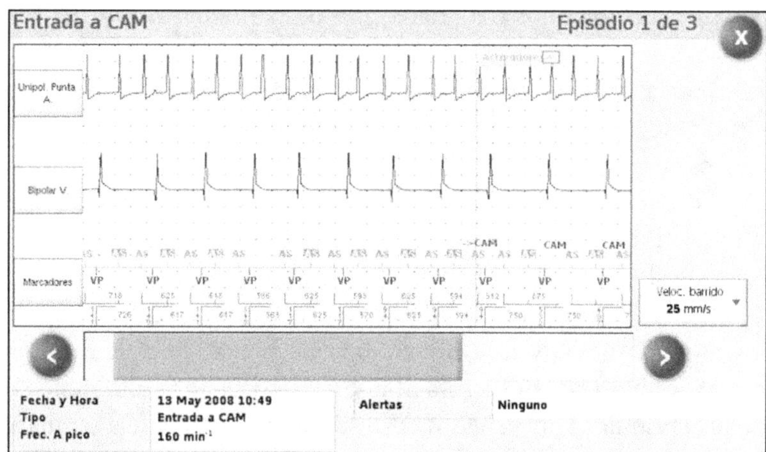

Figura 5. EGM intracardíaco mostrando taquicardia auricular y entrada en CAM.

Dicho algoritmo impide la presencia de una frecuencia ventricular elevada estimulada en respuesta a una alta frecuencia auricular durante los episodios de fibrilación auricular.[5]

Mediante la interrogación del marcapasos conoceremos el número de episodios de cambio de modo (véase la figura 4), en qué momento han ocurrido y el tiempo que han durado. Para validarlos, debemos acceder a los EGMs (véase la figura 5) almacenados durante el cambio de modo, para identificar la arritmia específica que motivó el cambio de modo o, si por el contrario, se trata de un falso positivo, ya sea por *farfield* o sobresensado auricular.

La fiabilidad del algoritmo de cambio de modo en la identificación de episodios de taquiarritmia se basa en la exactitud en el sensado de las señales auriculares. El sobresensado auricular por ruido, miopotenciales o la presencia de *farfield* (complejos QRS u ondas T) puede llevar a la falsa detección de taquiarritmia auricular y desencadenar el algoritmo de cambio automático de modo.

Se realizó un estudio en el que se analizaba la fiabilidad de dicho algoritmo para diagnóstico de FA y taquicardia auricular.[6] El nivel de sensado auricular se programó en 0,5 mv y se comprobó la ausencia de *farfield* o en caso de existir, se corregía mediante la programación del periodo de cegamiento auricular posventricular. Todos los episodios de fibrilación auricular registrados en un *holter* externo fueron correctamente interpretados por el marcapasos (correlación 99,9 %). No hubo una conexión tan buena en el caso de taquicardia auricular (63 %) debido a la tasa de detección y al periodo de cegamiento auricular posventricular. La ausencia de TA y FA en el *holter* se correlacionó de forma excelente por la ausencia de falsos cambios de modo (99,9 % pacientes).

Cuando el umbral de sensado auricular no es óptimo puede haber infrasensado auricular. En este caso, ante un solo episodio de taquicardia auricular, podrían presentarse numerosos episodios de cambio de modo, mientras la taquicardia auricular se mantiene. La presencia de múltiples episodios de CAM cercanos temporalmente señalarían hacia la existencia de un solo episodio de taquicardia auricular e infrasensado.

3   Otros algoritmos para detección de taquiarritmia auricular

Los marcapasos pueden almacenar episodios de taquiarritmia auricular de forma independiente al algoritmo de cambio de modo.

Los criterios de detección son programables (véase la figura 6), generalmente basados en la duración y frecuencia de la arritmia (por ejemplo, 170 complejos auriculares por minuto durante tres complejos consecutivos, o frecuencia auricular superior a 220 lpm durante al menos cinco minutos).

Cuando se evaluó la fiabilidad de dichos algoritmos,[7] mediante la comparación con los respectivos EGMs, se comprobó que la exactitud de diagnóstico se veía influida de forma dramática con la duración y frecuencia auricular de los episodios. Sólo el 18 % de los episodios almacenados correspondían realmente a taquiarritmia auricular cuando la duración era inferior a diez segundos. Muy al contrario, el 89 % de los episodios eran taquiarritmias auriculares verdaderas, cuando la duración del episodio sobrepasaba los cinco minutos. En cuanto a la frecuencia auricular, sólo el 18 % de los episodios correspondieron a taquicardia verdadera cuando la frecuencia auricular era inferior a 250 complejos por minuto. Por el contrario, un 57 % de los episodios eran taquicardias verdaderas, cuando el punto de corte era superior a 250/min. El 88 % de los episodios, que cumplían ambas condiciones (frecuencia auricular superior a 250/min y duración más larga de cinco minutos) se confirmaron como verdaderos episodios de *flutter* o FA.

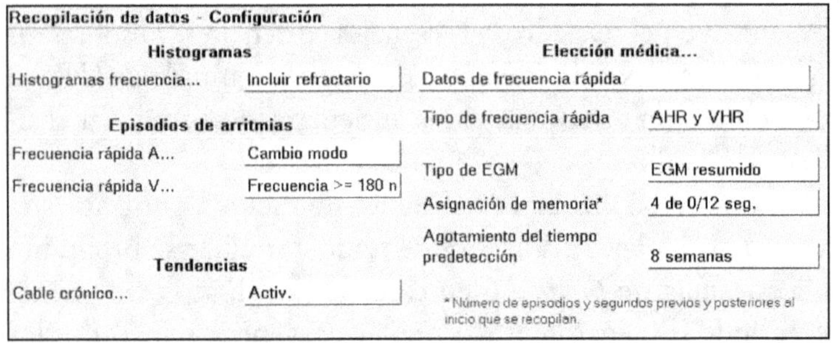

Figura 6-A. Los criterios de detección para registro de arritmias son programables, así como la duración de tiempo de EGM que se quiere almacenar.

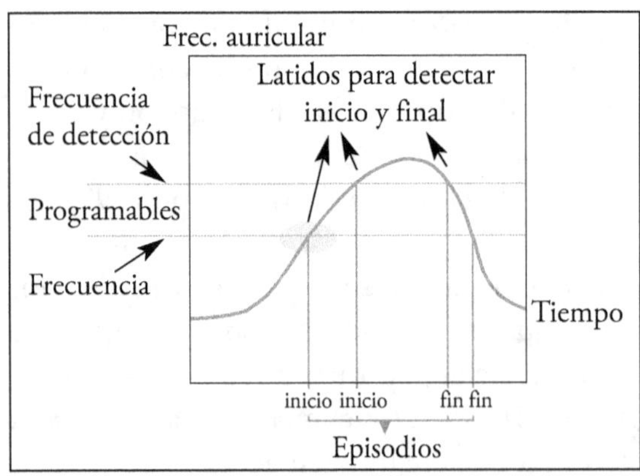

Figura 6-B. Diagrama de los criterios de detección de FA. La frecuencia de detección y el número de latidos son programables.

Un estudio similar,[8] se realizó en pacientes portadores de marcapasos de doble cámara Medtronic Thera, para evaluar los mejores criterios de detección posibles para el diagnóstico de taquiarrtitmia auricular. Hubo numerosos falsos positivos, principalmente por *farfield* (véase la figura 12). El 26 % de las taquiarritmias auriculares no fueron detectadas por el dispositivo, debido a su corta duración (< 30 segundos). La sensibilidad fue del 74 %, la especificidad del 68 %, el VPP del 89 % y el VPN del 49 %. Mediante la programación de una tasa de detección de 220 complejos auriculares/min, durante al menos diez complejos consecutivos, la sensibilidad subió al 98 % y la especificidad al 100 %.

La sensibilidad y especificidad de un algoritmo para detección de FA o T-A depende de la programación de los criterios de detección. Criterios más específicos (por ejemplo, frecuencia auricular > 220/min durante, al menos, 100 complejos) harán que disminuya la detección de taquicardias auriculares lentas y de corta duración. Al contrario, la programación de criterios más laxos, hará que se almacenen numerosos episodios de taquicardias auriculares autolimitadas o extrasistolia auricular frecuente, ambas de dudoso interés clínico. El cardiólogo debe interpretar los datos obtenidos tomando en consideración la programación del dispositivo, así como la historia clínica del paciente.

En cuanto a la relevancia clínica de la presencia de episodios de frecuencia auricular elevada, existen numerosos estudios, que han evaluado la correlación entre la presencia de episodios de frecuencia cardíaca alta y fibrilación auricular. Dichos estudios concluyen, de forma consistente, que existe un alto grado de correlación, especialmente si los episodios son más largos de cinco minutos.[9,10] Un tiempo menor es indicativo, a menudo, de falsos positivos por sobresensado, principalmente por *farfield*.

En un subestudio MOST,[11] la presencia de al menos un episodio de frecuencia auricular rápida de más de cinco minutos, se correlacionó significativamente con la tasa de mortalidad total, muerte o ictus no fatal y fibrilación auricular.

A día de hoy, no podemos contestar a la pregunta de si cualquier paciente con episodios de frecuencia auricular alta durante al menos cinco minutos debe o no ser anticoagulado. Los estudios TRENDS[12] y ASSERT[13] se han diseñado para contestar esta pregunta. Si dichas investigaciones demuestran que los episodios de frecuencia auricular rápida, aunque breves, se asocian a tromboembolismo, estos pacientes deberán recibir anticoagulación.

El riesgo de tromboembolismo no debe basarse únicamente en la presencia o duración de episodios de frecuencia cardíaca elevada. Es de vital importancia la existencia de otros factores de riesgo cardioembólicos tales como la presencia de HTA, DM, ICC, edad o antecedentes de embolia cerebral.[14]

4 Algoritmos para detección de taquicardia ventricular

La presencia de taquicardia ventricular sostenida o no sostenida (véase la figura 7) en el paciente portador de marcapasos es de indudable interés clínico, ya que, en presencia de ella,

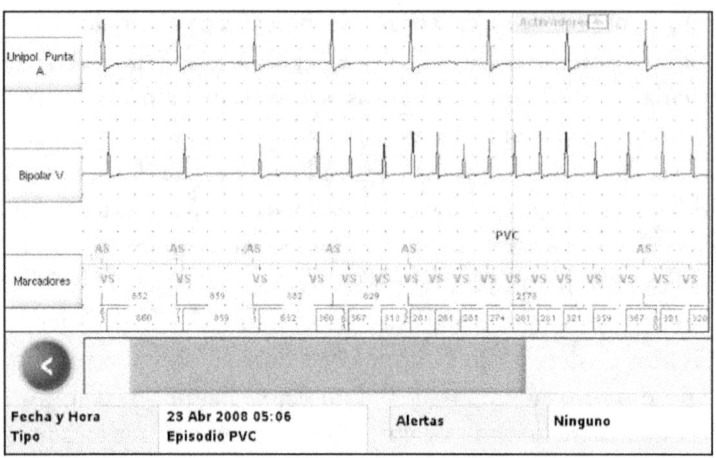

Figura 7. EGM almacenado mostrando la presencia de una TV con disociación VA.

se debería estudiar la presencia o no de cardiopatía estructural y puede ser necesaria la realización de un *upgrade* del dispositivo con implantación de desfibrilador automático (DAI).

De similar modo que en el caso de taquiarritmia auricular, se pueden programar una serie de criterios de detección de taquicardia ventricular que se basan en la frecuencia ventricular, la duración del episodio y la relación entre las señales auriculares y ventriculares (disociación VA).

En un estudio[15] de 520 pacientes con marcapasos bicameral, se demostró que un 33 % de los episodios de TVNS y un 50 % de los episodios almacenados como TV eran falsos positivos. La presencia de sobresensado ventricular, principalmente por interferencia de miopotenciales, y la presencia de infrasensado auricular fueron las causas principales de la presencia de una tasa tan alta de falsos positivos.

Las causas principales de falso positivo para el almacenamiento de episodios de TVNS (véase la figura 8) y TVS se muestran en la tabla 1.

El diagnóstico de TV por parte del marcapasos no se confirma al revisar los EGMs almacenados en la mayoría de casos,[16] por lo que la información aportada por el dispositivo en cuanto a arritmias ventriculares debe ser manejada de forma cautelosa.

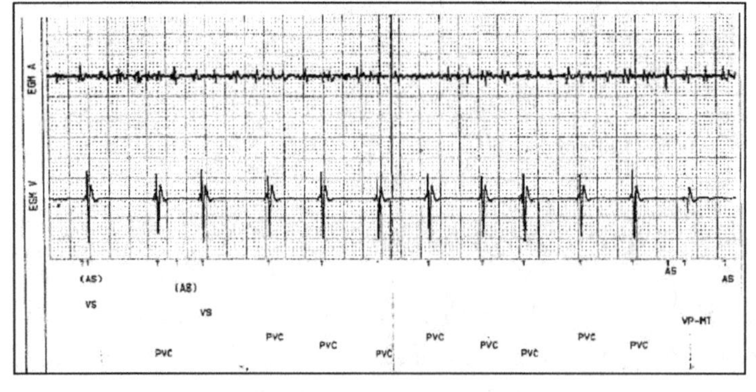

Figura 8. Detección de TVNS. En realidad se trata de un falso positivo. El infrasensado intermitente auricular por fibrilación auricular hace que el ritmo se interprete de forma errónea como TVNS. PACE 2002; 25: 838-49.

TVNS	TVS
Infrasensado auricular con conducción AV.	Taquicardia sinusal con infrasensado auricular.
Ondas P cayendo en periodo de cegamiento (extrasístole auricular, BAV de primer grado).	Taquicardia auricular con infrasensado auricular.
Sensado de miopotenciales.	Ondas P en periodo de cegamiento.
Interferencia externa.	Doble contaje de complejo QRS.
	Sensado de miopotenciales.
	Interferencia externa.

Tabla 1. Causas de almacenamiento erróneo de episodios de TV.

Para evitar la detección de falsos positivos, se pueden modificar los criterios de detección, de forma que el número necesario de latidos ventriculares consecutivos para cumplir criterios de detección debería ser incrementado para evitar el almacenamiento de episodios cortos o por problemas de sobresensado intermitente.

5 Electrogramas (EGMs) intracardíacos

A principios de los años noventa comenzaron a aparecer los primeros desfibriladores implantables (DAI) dotados de almacenamiento de electrogramas. El modelo Ventak P2 de Guidant, un desfibrilador capaz únicamente de terapias con choque, era capaz de almacenar el electrograma de aquellos episodios que motivaban el disparo del dispositivo. Las primeras unidades se implantaron en nuestro país en el año 1992, suponiendo un gran avance en el manejo y seguimiento de los pacientes portadores de un DAI.

Posteriormente, aparecieron una serie de marcapasos capaces de almacenar electrogramas, lo que permitió validar los datos almacenados en los histogramas; de este modo aumentó la eficacia y fiabilidad de la información.[17] Debido a su menor tamaño, la capacidad de memoria de los marcapasos es menor que la de los DAI.

La señal almacenada, inicialmente provenía del bipolo punta-anillo del canal ventricular (véase la figura 9). En la actualidad, puede programarse el almacenamiento de la señal auricular, ventricular, ambas o una señal mixta de ambos canales. Además, podemos elegir diferentes combinaciones entre la punta del electrodo, el anillo y la carcasa del marcapasos.

En general, un muestreo de ocho bits proporciona suficiente resolución para la reconstrucción de un EGM. En señales intracardíacas, se necesitan 256 muestras por segundo para una adquisición exacta de las señales. Existen algoritmos de compresión que reducen el tamaño de la información almacenada sin perder precisión. La señal resultante es ligeramente diferente de la original, pero conserva la información diagnóstica esencial.

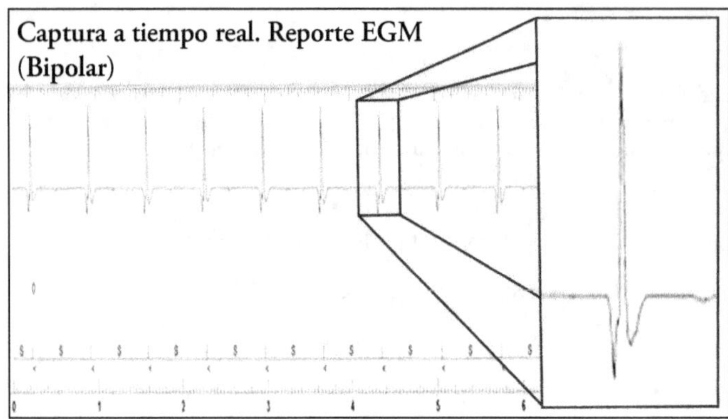

Figura 9. Ejemplo de la señal bipolar punta-anillo almacenada en un marcapasos.

Estos algoritmos reducen los puntos de muestreo, concentrando los datos en las regiones del electrograma donde se producen las mayores variaciones de voltaje.

La capacidad de almacenamiento de EGMs depende de los diferentes modelos de marcapasos. Algunos son capaces de almacenar dos canales diferentes, con una duración total de 200 segundos para cada uno de ellos.[18] Otros dispositivos permiten el almacenamiento de hasta 35 episodios (un solo canal) con una duración de ocho segundos para cada episodio.

Existen diferentes *triggers* para el almacenamiento de EGMs tales como fibrilación auricular, taquicardia auricular, ventricular o ventricular no sostenida. Otros algoritmos como el cambio automático de modo o la respuesta ante bradicardia súbita suelen activar el almacenamiento de EGMs. Existen unos criterios de detección programables que deben cumplirse en cada tipo de arritmia para el almacenamiento del episodio; incluso puede almacenarse el electrograma a petición del paciente. En esta última función, el marcapasos conserva los registros en respuesta a la activación externa mediante un imán, o un pequeño programador de bolsillo.

Los primeros resultados clínicos[18] en dispositivos de doble cámara analizaron 192 EGMs almacenados en 73 pacientes. Dichos EGMs se archivaron en respuesta a cambio automático de modo (28 %), TV (14 %) y por TVNS (58 %). Los episodios «confirmados» fueron aquellos EGMs que mostraban realmente arritmia. Los episodios «no confirmados» fueron aquellos EGMs que no mostraban ningún tipo de arritmia ni evento patológico que pudiera disparar el almacenamiento. Los episodios «falsos positivos» mostraban un EGM que había sido disparado, no por arritmias, sino por otros eventos, principalmente sensado inapropiado. De todos los EGMs almacenados, el 31 % correspondieron a episodios confirmados, el 47 % fueron no confirmados y el 22 % fueron falsos positivos.

Por tanto, la capacidad de almacenamiento de EGMs nos permite realizar una validación de la exactitud de funcionamiento de los diferentes algoritmos que presenta el dispositivo, así como de los datos presentados en forma de contadores de eventos o de histogramas.

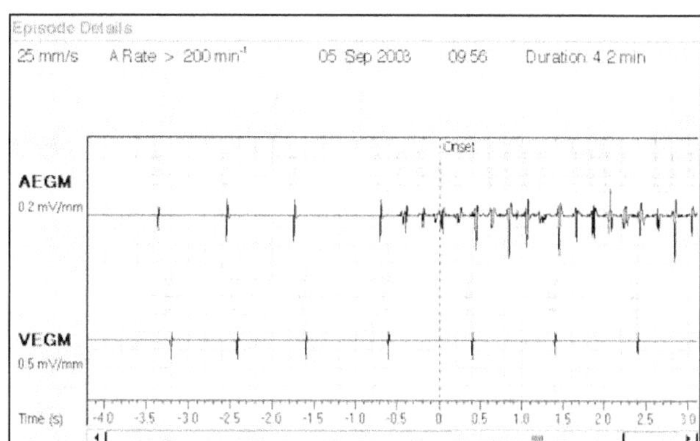

Figura 10. Comienzo de fibrilación auricular en un paciente con marcapasos bicameral.

En la actualidad los electrogramas permiten identificar arritmias con un gran significado clínico. Las más comúnmente identificadas son episodios no sostenidos de fibrilación auricular (véase la figura 10) o de taquicardia ventricular (véase la figura 11).

Un estudio[7] valoró la fiabilidad de detección de episodios de FA o *flutter* mediante el almacenamiento de EGMs de 2,3 segs. de duración. Hubo 114 episodios, en 56 pacientes, y en tan sólo el 38 % de los EGMs se confirmó el diagnóstico de FA o *flutter*. En el resto (62 %) de los episodios, tan sólo se encontró taquicardia sinusal, artefactos o extrasístoles auriculares.

En otro estudio[16] se analizó la relevancia clínica de los EGMs almacenados en 56 pacientes con marcapasos VDD. La mayoría de los episodios archivados automáticamen-

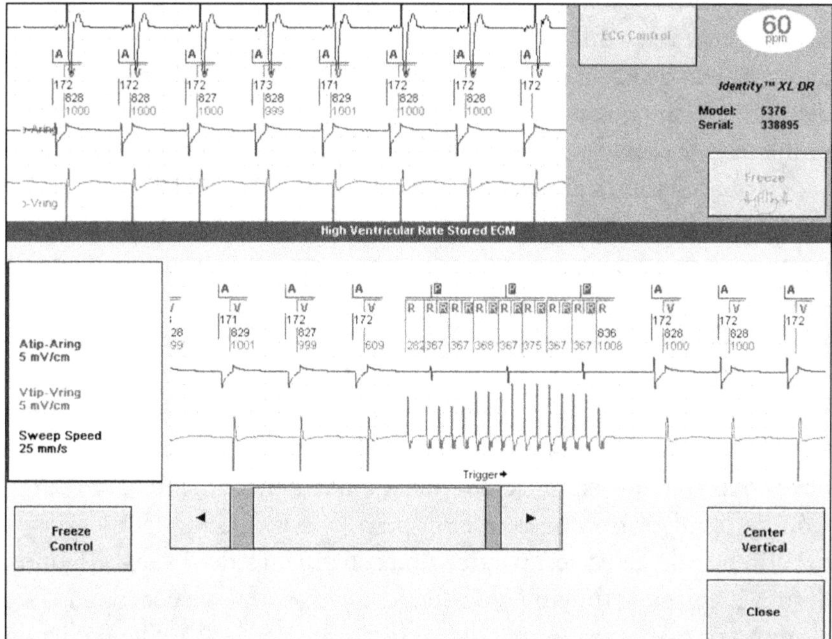

Figura 11. Ejemplo de episodio de TVNS.

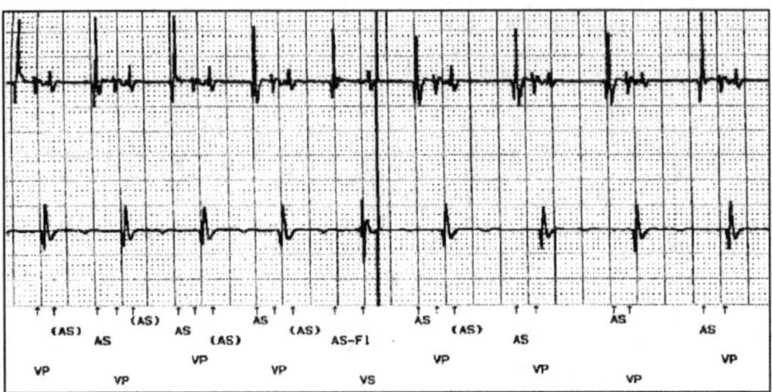

Figura 12. EGM de marcapasos de doble cámara. Falsa detección de taquicardia auricular provocada por farfield (flechas). PACE 2002; 25: 838-49.

te fueron falsos positivos. Así fue el caso en el 93 % de los EGMs almacenados como TV (principalmente, por sobresensado de onda T), en el 71 % de los episodios de TVNS (en relación a infrasensado auricular) y en el 65 % de los episodios de taquiarritmia auricular (principalmente por *farfield,* véase la figura 12). Se confirmó el diagnóstico de los episodios en un 35 % de los casos.

Un estudio multicéntrico[19] analizó la sensibilidad y especificidad de los EGMs para el diagnóstico de eventos arrítmicos en comparación con *holter* en 153 pacientes. Hubo un total de 46 eventos arrítmicos en siete pacientes, detectados por EGM, que no fueron detectados con el *holter.* Sin embargo, hubo 80 episodios arrítmicos detectados mediante *holter* que pasaron desapercibidos para los EGMs. La sensibilidad y especificidad de los EGMs para el diagnóstico de arritmias fue del 83 % y 80 %, respectivamente.

Dichos estudios muestran que los datos obtenidos a través de los contadores de eventos pueden llevar a error y siempre deben confirmarse mediante los EGMs almacenados. La existencia de los llamados EGMs «falsos positivos» no representa una disfunción del dispositivo, sino que pone de manifiesto la susceptibilidad de los diferentes algoritmos a problemas de sensado. Además, dichos «falsos positivos» son extremadamente útiles para la detección y solución mediante programación de diferentes tipos de fallos de sensado. A través de dicha información, se puede optimizar la programación de parámetros, mediante el cambio de los periodos de cegamiento o de umbral de sensado para una mejor recogida de los episodios de arritmia cardíaca.

Cuando el episodio almacenado es un verdadero positivo, el almacenamiento de EGMs es de vital valor para el manejo clínico del enfermo; por ejemplo, mediante la monitorización del beneficio obtenido mediante la instauración de fármacos antiarrítmicos.

Cuando el EGM almacenado no confirma la existencia de un evento arrítmico, la razón puede residir en que el evento sea lo suficientemente largo para disparar la activación de un algoritmo de detección pero, a la vez, demasiado corto para cumplir todos los criterios de detección para el almacenamiento del EGM. Algunos dispositivos modernos incluyen la función *onset*, de forma que se almacena algunos segundos anteriores al punto en el que se cumplen los criterios de detección. Dependiendo de los diferentes modelos, se pueden almacenar incluso hasta 27 segundos antes de dicho punto. Además se incluyen anotaciones en el canal de marcas, lo cual es de vital importancia para una interpretación adecuada de los EGMs.

Se evaluó la importancia de la función *onset* y de las anotaciones en el canal de marcas en un estudio multicéntrico.[20] Se demostró que el 25 % de los EGMs sin *onset* ni canal de marcas eran del tipo «no confirmados». Por el contrario, mediante el uso de *onset* y canal de marcas, el 89 % de dichos EGM se confirmaron como «falsos positivos». El 24 % de los episodios fueron identificados con exactitud con la función *onset*, en otro 24 % de los casos gracias al canal de marcas y en el 41 % con ambas funciones activadas. Ambas prestaciones son de gran valía en la función diagnóstica del marcapasos.

CONCLUSIONES

Los marcapasos actuales ofrecen la posibilidad de monitorizar eventos arrítmicos tales como fibrilación auricular, taquicardia auricular, taquicardia ventricular no sostenida, taquicardia ventricular sostenida y caídas bruscas de frecuencia cardíaca. Dichos episodios se muestran en forma numérica (contadores de eventos), mediante histogramas y con EGMs.

Debido a problemas de sensado (*farfield*, doble contaje, infrasensado, sensado de miopotenciales) los episodios almacenados son a menudo falsos positivos, por lo que deben ser cotejados mediante EGMs.

El almacenamiento de episodios es de indudable interés clínico para el médico, a la hora del empleo de fármacos tales como anticoagulantes y antiarrítmicos, así como para el seguimiento clínico del paciente.

BIBLIOGRAFÍA

1. Waktare JE, Malik M. Holter, Loop recorder and event counter capabilities of implanted devices. PACE 1997; 20: 2658-669.
2. Wiegand U, Bode F, Schneider R *et al*. Diagnosis of atrial undersensing in dual chamber pacemakers: Impact of autodiagnostic features. PACE 1996; 19: 1791-795.
3. Boute W, Albers B, Giele V. Avoiding atrial undersensing by assessment of P wave amplitude histogram data. PACE 1994; 17: 1878-882.
4. Defaye P, Dournaux F, Mouton E. Prevalence of supraventricular arrhythmias from the automated analysis of data stored in the DDD pacemakers of 617 patients: The AIDA study. PACE 1998; 21: 250-55.

5. Kamalvand K, Kotsakis TK, Bucknall C *et al*. Is mode switching beneficial? A randomized study in patients with paroxysmal atrial tachyarrhythmias. J Am Coll Cardiol 1997; 30: 496-504.
6. De Voogt W, Van Hemel N, Van de Bos A *et al*. Verification of pacemaker automatic mode switching for the detection of atrial fibrillation and atrial tachycardia with holter recording. Europace 2006; 8: 950-61.
7. Pollak W, Simmons J, Interian A *et al*. Clinical utility of intraatrial pacemaker stored electrograms to diagnose atrial fibrillation and flutter. PACE 2001; 24: 424-29.
8. Seidl K, Meisel E, Van Agt E *et al*. Is the atrial high rate episode diagnostic feature reliable in de-

tecting paroxysmal episodes of atrial tachyarrhythmias? PACE 1998; 21: 694-700.

9. Cheung JW, Keating RJ, Stein KM *et al.* Newly detected atrial fibrillation following dual chamber pacemaker implantation. J Cardiovasc Electrophysiol 2006; 17: 1323-328.

10. Orlov MV, Ghali JK, Araghi-Niknam M *et al*, for the High Rate Trial Investigators. Asymptomatic atrial fibrillation in pacemaker recipients: incidence, progression, and determinants based on the Atrial High Rate Trial. PACE 2007; 30: 404-11.

11. Lamas GA, Lee K, Sweeney M *et al.* Ventricular pacing or dual chamber pacing for sinus node dysfunction. N Engl J Med 2002; 346: 1854-862.

12. Glotzer TV, Daoud EG, Wyse DG *et al.* Rationale and design of a prospective study of the clinical significance of atrial arrhythmias detected by implanted device diagnostics: the TRENDS study. J interv Card Electrophysiol 2006; 15: 9-14.

13. Hohnloser SH, Capuci A, Fain E *et al.* Asymptomatic atrial fibrillation and stroke evaluation in pacemaker patients and the atrial fibrillation reduction atrial pacing trial (ASSERT). Am Heart J 2006; 152: 442-47.

14. Lip GY, Lim HS. Atrial fibrillation and stroke prevention. Lancet Neurol 2007; 6: 981-93.

15. Defaye P, Leclercq JF, Guilleman D *et al.* Contributions of high resolution electrograms memorized by DDDR pacemakers in the interpretation of arrhythmic events. PACE 2003; 26: 214-20.

16. Israel CW, Gascon D, Nowak B *et al.* Diagnostic value of stored electrograms in single lead VDD systems. PACE 2000; 23: 1801-803.

17. Nowak B. Pacemaker stored electrograms. Teaching us what is really going on in our patients. PACE 2002; 25: 838-49.

18. Charles R, Rauscha F, Waucquez JL *et al.* Storage of intracardiac electrocardiograms in pacing systems: A new tool in arrhythmia diagnosis. Arch Mal Coeur 1998; 22: A50.

19. Schweitzer P, Lam P, Hack T *et al.* Comparison of stored electrograms in pacemaker systems to holter monitor and event recorders in arrhythmia detection. PACE 2000; 23: 638.

20. Nowak B, Sperzel J, Rauscha F *et al.* Klinische Bedeutung von «Onset-recording» und Marker Annotationen bei gespeicherten Elektrogrammen in Zweikammerchrittmachern. Ergebnisse einer Multicenter Studie. Herzschr Elektrophys 2001; 12 (suppl 1): 95-6.

Capítulo 11

Papel de la estimulación cardíaca en la miocardiopatía hipertrófica. ¿Tiene alguna utilidad?

A. Berruezo Sánchez, A. M. Martín Arnau, M. Nadal Barangué

Unidad de Arritmias
Servicio de Cardiología
Institut Clínic del Tòrax (ICT)
Hospital Clínic Universitari de Barcelona
Barcelona

Dirección para correspondencia
Hospital Clínic Universitari de Barcelona
Dr. A. Berruezo
berruezo@clinic.ub.es

Introducción

La miocardiopatía hipertrófica (MH) es una enfermedad genéticamente determinada caracterizada por la presencia de hipertrofia idiopática del ventrículo izquierdo (VI), raramente del derecho, cuya prevalencia se estima que es de un 0,2 %.[1]

La base genética de la enfermedad fue demostrada en 1990[2] y la herencia sigue un patrón autosómico dominante, aunque también hay abundantes casos sin ningún familiar afectado. Es la más frecuente de las enfermedades musculares cardíacas hereditarias.

Se han reconocido distintos patrones de hipertrofia ventricular: asimétrica del septo interventricular (con o sin gradiente a nivel del tracto de salida del VI), medioventricular (con o sin gradiente), apical, de pared libre y concéntrica (la más parecida a la hipertrofia secundaria a hipertensión).

Solamente una minoría de pacientes con MH presenta obstrucción basal no provocada a nivel del tracto de salida del VI (TSVI). Son aquellos que presentan hipertrofia septal asimétrica y SAM (movimiento sistólico anterior de la válvula mitral)[3] con insuficiencia mitral. El grado de obstrucción es variable y en algunos pacientes no se encuentra presente en reposo, pudiendo ponerse de manifiesto mediante estímulos como el ejercicio, la maniobra de Valsalva o tras extrasístoles.

La mayoría de los pacientes están asintomáticos, siendo el síntoma más frecuente la disnea; además se puede presentar angina, mareos, presíncope, síncope y muerte súbita (MS). La disnea de esfuerzo ocurre en el contexto de una disfunción diastólica (falta de aumento en el gasto cardíaco debido a un bajo volumen telediastólico [VTD] en un VI no distensible) con elevación de las presiones pulmonares. A esto se añade la insuficiencia mitral relacionada con el SAM y la isquemia miocárdica. La angina está en relación con la incapacidad de la microcirculación coronaria para suplir las demandas del miocardio hipertrofiado, demandas que son aún mayores en el caso de que haya obstrucción significativa a nivel del tracto de salida VI. La MS en la MH está relacionada con la presencia de arritmias ventriculares, debido a factores precipitantes como la isquemia, la obstrucción en el TSVI y la presencia de fibrilación auricular y, menos frecuentemente, por bradiarritmias, siendo a menudo la primera manifestación de la enfermedad. La MH es considerada la causa más frecuente de MS en pacientes < 40 años sobre todo durante el ejercicio físico. Los factores de riesgo para la MS derivan de muchos estudios observa-

FR «mayores» de MS:	
– Previa MS.	– Síncope.
– TVS espontánea.	– Grosor de SIV ≥ a 30 mm.
– TVNS espontánea.	– Respuesta tensional anormal al ejercicio.
– H.ª familiar de MS.	
FR «posibles» de MS:	
– Fibrilación auricular.	– Mutaciones de alto riesgo.
– Isquemia miocárdica.	– Ejercicio físico intenso/de competición.
– Obstrucción al TSVI.	

Tabla 1. Factores de riesgo «mayores» y «posibles» para muerte súbita (MS) en miocardiopatía hipertrófica.

cionales y registros, habiéndose descrito factores de riesgo «mayores» y factores de riesgo «posibles» (véase la tabla 1).

El curso clínico es variable, con unas tasas de mortalidad anual que en series de pacientes seleccionados procedentes de centros de referencia para dicha enfermedad alcanzan hasta el 3-6 %, pero que en poblaciones no seleccionadas parece tener un curso clínico más benigno, con una tasa de mortalidad global no superior al 1 %.

El manejo clínico de los pacientes con MH incluye la modificación del estilo de vida, con limitación de la actividad física, control de síntomas, prevención de la muerte súbita y despistaje de la enfermedad en los familiares. El control sintomático comienza con el tratamiento farmacológico, pudiéndose optar por tratamiento quirúrgico (miectomía septal), ablación septal o implantación de marcapasos cuando esté indicado. De entre los distintos objetivos del tratamiento de la MH, el presente capítulo se va a focalizar en el control de los síntomas mediante estimulación con marcapasos doble cámara.

1   Tratamiento con estimulación doble cámara

El tratamiento de la MHO con marcapasos con estimulación en ápex de ventrículo derecho (VD) fue propuesto por Gilgenkrantz por primera vez en 1968, tras las observaciones realizadas en un paciente con MHO con bloqueo AV al que se le implantó un marcapasos DDD.[4]

El fundamento para la utilización de marcapasos DDD con intervalo AV corto en la MHO es que la preexcitación del ápex del VD da lugar a un movimiento septal paradójico, a un descenso en la velocidad de eyección, a una disminución del SAM y a una reducción del gradiente a nivel del TSVI. La reducción máxima del gradiente se consigue habitualmente con retrasos AV en el rango de 75 a 100 ms.[5] Intervalos más prolongados raramente son eficaces y más cortos pueden interferir en la diástole por el cierre precoz de la válvula mitral. En el caso de pacientes con intervalos AV basales cortos cabría la posibilidad de ablación del nodo auriculoventricular. Por otra parte, en el caso de pacien-

	N	Seguimiento medio (años)	Resultados a largo plazo
McDonald *et al.*[6]	11	0,25-2	↑ capac. ejercicio
Jeanrenaud *et al.*[7]	8	3,7	↓ síntomas, ↓ gradiente
Fananapazir *et al.*[8]	84	2,3	↓ síntomas, ↑ capac. ejercicio, ↓ gradiente
Slade *et al.*[9]	56	0,92	↓ síntomas, ↓ gradiente, ↑ Vo$_2$máx.
Betocchi *et al.*[10]	16	Corto plazo	↓ gradiente, ↑ PTDVI
Megevand *et al.*[11]	18 responders	4,1	↓ síntomas, ↓ gradiente
Topilski *et al.*[12]	25	5,6	↓ síntomas, ↓ gradiente

Tabla 2. Resultados de los estudios no aleatorios que evalúan el tratamiento con estimulación DDD para la MHO.

tes jóvenes es especialmente interesante programar un límite superior de frecuencia del dispositivo mayor que la frecuencia sinusal durante el ejercicio, para así asegurar la estimulación ventricular durante el mayor tiempo posible.

Se han publicado los resultados de numerosas investigaciones que evalúan el efecto de la estimulación doble cámara convencional con intervalo AV corto en la MH. Los primeros datos que sugerían la utilidad de la estimulación DDD provenían de estudios no aleatorizados que demostraban una reducción en el gradiente a nivel del TSVI asociado a mejoría sintomática.[6-12] En otros se demostraba que la reducción del gradiente se asociaba a un aumento en la capacidad de ejercicio o aumento en la VO$_2$máx. (véase la tabla 2). La evaluación de los resultados clínicos de estos estudios se realizó con un seguimiento medio superior a un año en la mayoría de ellos, pero su limitación más importante fue la carencia de grupo control con aleatorización de los pacientes.

En un estudio ecocardiográfico, Nishimura *et al.*[13] evaluaron el efecto hemodinámico de la estimulación DDD en 29 pacientes con MH con obstrucción en reposo o provocada a nivel del TSVI (MHO), refractarios a tratamiento farmacológico. Observaron solamente una reducción ligera en el gradiente (de $73,3 \pm 45$ mmHg a $61,3 \pm 40,5$ mmHg, p: 0,03) que se acompañó de un deterioro de la función sistólica (reducción significativa del gasto cardíaco y del dP/dt) y diastólica (incremento de la presión auricular izquierda así como prolongación de la constante Tau) que era mayor a intervalos AV estimulados más cortos.

Se han realizado tres estudios aleatorizados, doble ciego y cruzados (véase la tabla 3), encaminados a demostrar la hipótesis de que la estimulación DDD puede proporcionar beneficio en los pacientes con MHO.[14-16] En el estudio de Nishimura *et al.*[14] se incluyeron únicamente 19 pacientes refractarios a tratamiento farmacológico que se aleatorizaron a recibir tratamiento con estimulación DDD *versus* AAI (que constituía el grupo pla-

	N	Seguimiento medio (años)	Resultados
Nishimura *et al.*[14]	19	0,25 en cada modo	↓ gradiente, = capac. ejercicio y Vo_2máx.
Maron *et al.*[15]	40	0,25 en cada modo	= capac. ejercicio y Vo_2máx.
Linde *et al.*[16]	83	0,25 en cada modo	↓ síntomas, ↓ gradiente

Tabla 3. Resultados de los estudios aleatorizados que evalúan el tratamiento con estimulación DDD para la MHO.

cebo) y fueron seguidos únicamente durante tres meses. Se demostró una reducción significativa en el gradiente a nivel del tracto de salida VI con estimulación DDD *versus* AAI (83 ± 59 frente a 55 ± 38 mmHg, p < 0,005), aunque no se demostraron diferencias en el consumo máximo de oxígeno, capacidad de ejercicio ni calidad de vida entre ambos modos de estimulación (probablemente debido a un tiempo de seguimiento demasiado corto), aunque sí con respecto a la situación basal, sugiriéndose por ello un posible efecto placebo. En el estudio de Maron *et al.*[15] se incluyeron 48 pacientes también refractarios a tratamiento farmacológico que se aleatorizaron durante tres meses a recibir tratamiento con estimulación DDD *versus* AAI (grupo placebo), y posteriormente seguidos todos ellos durante seis meses con estimulación DDD. A los tres meses de seguimiento se observó una reducción significativa del gradiente en TSVI en el subgrupo tratado con estimulación DDD (82 ± 33 con respecto a 48 ± 32 mmHg, p < 0,001), diferencias que se mantuvieron tras doce meses de seguimiento, no demostrando, sin embargo, diferencias significativas en cuanto a la CF, la calidad de vida, la capacidad de esfuerzo ni el consumo máximo de oxígeno entre ambos grupos. A los doce meses se demostró una mejoría en la CF y en la calidad de vida con respecto a la situación basal (DDD *versus* no estimulación) pero sin diferencias con respecto a los tres meses. Tampoco se vieron diferencias en el resto de parámetros analizados (capacidad de esfuerzo, consumo máximo de oxígeno, grosor del septo interventricular anterior, así como función sistólica o diastólica), lo que sugiere un fuerte efecto placebo. Es relevante el hecho de que todos los pacientes que habían mejorado subjetivamente eran > 65 años de edad. El tercer y último estudio aleatorizado, llevado a cabo por Linde *et al.*,[16] incluyó a 83 pacientes, de los cuales 40 fueron aleatorizados a grupo control (no estimulado) y 41 a estimulación DDD con intervalo AV óptimo. Tras seguimiento a tres meses se observó una mejoría subjetiva en ambos grupos, así como una reducción significativa del gradiente en ambos grupos, siendo mayor en el subgrupo de pacientes con estimulación (de 71 ± 32 a 52 ± 34 mmHg *versus* 70 ± 24 a 33 ± 27 mmHg, p < 0,00001). El principal inconveniente de estos estudios es que, pese a ser estudios aleatorizados, el seguimiento realizado fue a corto plazo (tres meses), por lo que resultaría difícil observar remodelado inverso septal que disminuyera el gradiente.

La mayoría de estudios realizados con seguimientos mayores son no aleatorizados (véase la tabla 2), en los que la mejoría sintomática y reducción del gradiente subaórtico logradas inicialmente se mantienen a largo plazo. Slade *et al.*[9] sugieren una fuerte correlación entre la reducción del gradiente lograda con estimulación bicameral temporal derecha previa a la estimulación permanente (considerando respondedores aquellos en los que se lograba reducir el gradiente > 30 % sin deterioro hemodinámico, esto es, sin descenso de la presión arterial media o del gasto cardíaco > 10 %) y la obtenida de forma permanente en el seguimiento (r = 0,69, p < 0,0001). Tras comparar los pacientes que habían mejorado clínicamente (CF para angina y/o disnea), observan que esta mejoría es independiente de la reducción del gradiente subaórtico (a diferencia del estudio de Topilski *et al.,*[12] en el que la mejoría de la CF de la NYHA parecía estar correlacionada con la reducción del gradiente), de la edad, de la duración previa de los síntomas, así como del AV programado (en todos ellos se calculó el AV óptimo, entendido como el que lograba el máximo ensanchamiento del QRS, esto es, la máxima preexcitación). También existen discrepancias en cuanto al remodelado septal logrado con la estimulación, de modo que en el estudio de Fananapazir[8] sí se observó un adelgazamiento septal significativo tras un seguimiento medio de 2,3 ± 0,8 años, al contrario de lo observado por Jeanrenaud *et al.,*[7] pese a que en ninguno de los dos se observó deterioro de la función sistólica regional. El único grupo que analiza detalladamente la función diastólica fue el de Betocchi,[10] en el que, pese a que con la estimulación permanente logran reducciones significativas del gradiente, observan un deterioro significativo de la función diastólica (expresado como prolongación del TRIV así como aumento de la PAP enclavada). Finalmente, resulta interesante remarcar las conclusiones a las que llegan el grupo de Fananapazir[8] en su estudio, señalando que la estimulación DDD era especialmente beneficiosa en el subgrupo de pacientes severamente sintomáticos, muchos de ellos con síncopes o presíncopes, y, por otro lado, que los pacientes con severa obstrucción en el TSVI con BRI preexistente se benefician igualmente de la estimulación DDD, por lo que no debe descartarse la opción de la terapia de estimulación en este subgrupo de pacientes.

A la luz de estos estudios parece evidente que la terapia de estimulación debe proponerse a pacientes severamente sintomáticos con gradientes subaórticos basales elevados; sin embargo, también se han demostrado beneficios similares en pacientes sin obstrucción en el TSVI en reposo, pero con gradiente tras provocación. En este sentido el grupo de Gadler *et al.*[17] realiza un estudio en el que comparan los beneficios de la estimulación DDD en 19 pacientes sin gradiente subaórtico en reposo pero con obstrucción dinámica del TSVI (tras ejercicio físico o infusión de nitrito de amilo o isoproterenol) con 22 pacientes con obstrucción en reposo, observando en ambos subgrupos una mejoría en la capacidad de ejercicio y en los síntomas (disnea o angina), así como una reducción similar del gradiente subaórtico. En concordancia con estos datos, otros estudios han demostrado que tanto con ablación como con miectomía septal, el beneficio en pacientes con elevado gradiente en el TSVI provocable es similar al obtenido en pacientes con elevado gradiente en reposo.[18,19]

De todas maneras, a pesar de que sí disminuye el gradiente en el tracto de salida y parece mejorar los síntomas de los pacientes, la estimulación permanente en modo DDD con intervalo AV corto no ha demostrado disminuir la mortalidad ni retrasar la evolución de la enfermedad. Por otra parte, cabe destacar que la estimulación auriculoventricular con preexcitación en ápex del ventrículo derecho no ha demostrado eficacia en la miocardiopatía hipertrófica no obstructiva.

2   Comparación con otros tratamientos

En un estudio no aleatorizado, Ommen *et al.*[20] compararon los resultados de la estimulación DDD en 19 pacientes, con los resultados obtenidos con miectomía en 20 pacientes en la Mayo Clinic. Las características basales de los dos grupos eran similares a excepción de que el grupo con estimulación DDD tenía una mayor edad media. Tras miectomía, el gradiente a nivel del tracto de salida del VI se redujo a < 20 mmHg en el 90 % de los pacientes en comparación con solamente un 26 % en el grupo de estimulación. Todos los pacientes del grupo quirúrgico mejoraron en comparación con solamente la mitad de los del grupo de estimulación. La capacidad de esfuerzo y el consumo máximo de oxígeno fueron también mayores en el grupo quirúrgico.

Por otra parte, no existen estudios que comparen directamente la ablación septal con la estimulación permanente. La disminución de los gradientes en los dos tratamientos se da de una manera similar, aunque con la estimulación disminuyen ya de manera aguda y con la ablación septal se produce una respuesta trifásica, llevando a una disminución permanente de los gradientes a partir del tercer mes. Sin embargo, los riesgos del procedimiento con ablación septal son mayores que los del implante de un marcapasos. La mortalidad estimada en la ablación con alcohol está entre el 1 y el 2 %; además, existe un riesgo elevado (alrededor del 30 %) de bloqueo auriculoventricular y necesidad de implante de marcapasos definitivo.

En general, la disminución del gradiente y la mejoría sintomática es menor en el tratamiento con estimulación permanente en comparación con la miectomía o la ablación septal. Además, a diferencia de los efectos nulos de la estimulación sobre la evolución natural de la enfermedad y la mortalidad, la miectomía sí ha demostrado mejorar la supervivencia de los pacientes con MH hasta alcanzar una supervivencia similar a la población general.[21]

3   Guías de práctica clínica

Según las últimas guías de la Sociedad Europea de Cardiología, publicadas en el año 2007,[22] no existe indicación de clase I para el implante de marcapasos en pacientes con MH. Las únicas indicaciones del implante del dispositivo para estos enfermos sería en el caso de bradicardia sintomática debida al tratamiento con betabloqueantes, si no existe otra alternativa terapéutica (clase IIa, con nivel de evidencia C) o pacientes sintomáticos a pesar de un tratamiento médico óptimo, con gradiente significativo en el tracto de salida (basal o tras provocación) y con contraindicación para la ablación septal con alcohol o para la miectomía (clase IIb, nivel de evidencia A). Por el contrario, no está indicada la estimulación cardíaca permanente en el caso de pacientes asintomáticos o sintomáticos sin obstrucción, basal o provocable.

Por otra parte, según las guías de la American College of Cardiology, American Heart Association y Heart Rhythm Society, de mayo de 2008,[23] es indicación clase I de implante de marcapasos definitivo, con un nivel de evidencia C, la presencia de disfunción sinusal o de bloqueo auriculoventricular de alto grado. Realmente, la indicación del implante en este caso está dada por la alteración en el ritmo, más que por la miocardiopatía en sí. Al igual que en las guías europeas, la presencia de síntomas refractarios al tratamiento médico, junto con obstrucción en el tracto de salida del ventrículo izquierdo, constituye una indicación clase IIb con nivel de evidencia A, aunque en este caso no precisa la contraindicación para ablación septal o miectomía. Igualmente, la ausencia de síntomas o de obstrucción en el tracto de salida, así como los síntomas controlados con tratamiento médico constituyen una contraindicación para la estimulación cardíaca permanente en la miocardiopatía hipertrófica (véase la tabla 4).

De una manera muy simplificada y resumida, se podría decir que existe una indicación clara de estimulación secuencial en pacientes con miocardiopatía hipertrófica obstructiva, en clase funcional III-IV de la NYHA, con gradiente severo y alto riesgo quirúrgico o que rechacen la intervención quirúrgica.[24] En caso de existir al menos un factor de riesgo mayor para muerte súbita debe considerarse el implante de un desfibrilador automático para prevención primaria.[25] En la actualidad no existen datos concluyentes que demuestren a largo plazo que la estimulación permanente altere el curso clínico de

	ESC	ACC/ AHA/ HRS
I	No	Disfunción sinusal o bloqueo auriculoventricular (C)
IIa	Bradicardia sintomática por betabloqueantes, si no existen alternativas terapéuticas (nivel evidencia C)	No
IIb	Gradiente en TSVI refractario a fármacos y contraindicación para ablación septal y miectomía (A)	Síntomas refractarios a tratamiento médico y obstrucción en TSVI, tanto en reposo como tras maniobras (A)
III	– Asintomáticos (C) – Sintomáticos sin obstrucción en TSVI (C)	– Asintomáticos o síntomas controlados con tratamiento médico (C) – Síntomas sin obstrucción en TSVI (C)

ACC: American College Cardiology. AHA: American Heart Association. ESC: European Society of Cardiology. HRS: Heart Rhythm Society. TSVI: Tracto de salida de ventrículo izquierdo.

Tabla 4. Indicaciones para estimulación cardíaca permanente en miocardiopatía hipertrófica.

la enfermedad o mejore la supervivencia o la calidad de vida en la MH; por tanto, la implantación rutinaria de marcapasos doble cámara no debe recomendarse en todos los pacientes con MH obstructiva con síntomas. Las personas que con mayor probabilidad pueden beneficiarse son aquéllos con gradientes significativos (más de 30 mmHg en reposo o más de 50 mmHg provocados).[14,24-26]

Por otro lado, una complicación relacionada con ablación septal trascoronaria en la MH, relativamente frecuente, es el bloqueo AV completo, y debe ser tratado con estimulación permanente con marcapasos doble cámara.[23]

4 Insuficiencia cardíaca diastólica

Se diagnostica cuando están presentes signos y síntomas de insuficiencia cardíaca en presencia de una fracción de eyección conservada del VI. La insuficiencia cardíaca diastólica predominante es poco frecuente en pacientes jóvenes, aunque su incidencia aumenta con la edad y es más frecuente en mujeres con hipertensión arterial sistólica, fibrilación auricular y en presencia de hipertrofia miocárdica con fibrosis. Las causas más comunes de insuficiencia cardíaca diastólica son la hipertensión y la enfermedad coronaria, mientras que la miocardiopatía hipertrófica es menos frecuente aunque constituye una causa importante.[27,28]

En la MH la disfunción diastólica está presente en casi todos los pacientes, independientemente de que presenten síntomas u obstrucción en el TSVI, así como de la extensión y distribución de la HVI. La dificultad al llenado VI secundaria a la alteración de la distensibilidad es, al menos, tan importante como la obstrucción a nivel del tracto de salida. La presión telediastólica del VI se encuentra elevada, mientras que el volumen telediastólico es normal o bajo en la mayoría de los pacientes con MH.[29] El bajo volumen latido en los pacientes con MH (incluyendo aquellos con MH obstructiva) se debe fundamentalmente a la disfunción diastólica.

Los trabajos publicados que han estudiado el efecto de la estimulación cardíaca permanente sobre la disfunción diastólica en la MH son escasos y presentan resultados contradictorios,[10,13,15] de modo que el único estudio que ha demostrado una mejoría de los parámetros diastólicos con la estimulación es el del grupo de Betocchi.

Tras ablación septal, por ejemplo, se ha demostrado que se produce una mejoría en los índices de disfunción diastólica que acompañan al descenso en el gradiente a nivel del tracto de salida del VI, una regresión de la hipertrofia y un descenso en la presión telediastólica del VI.[30] En un estudio realizado por Sitges *et al.*[31] con 57 pacientes, se estudiaron los cambios observados en la disfunción diastólica de los pacientes con MH que habían sido sometidos a ablación septal transcoronaria *versus* miectomía quirúrgica, observando mejoría significativa de la misma (tiempo de deceleración, índice E/A y velocidad de propagación del flujo sanguíneo en el ventrículo izquierdo usando el *dopplercolor* en modo M), pero sin hallar diferencias entre ambos métodos.

5   Remodelado ventricular izquierdo tras tratamiento

Existen pocos estudios, todos observacionales, que hayan descrito el remodelado del ventrículo izquierdo tras tratamiento con miectomía o ablación septal con alcohol. Se ha demostrado que el tratamiento quirúrgico de la miocardiopatía hipertrófica disminuye el grosor de la pared posterior del ventrículo izquierdo de manera significativa, aparte de mejorar los parámetros de disfunción diastólica,[32] disminuir los diámetros auriculares[33] y aumentar los diámetros del ventrículo izquierdo.[34] El seguimiento de estos pacientes se encuentra alrededor de dos años. Sin embargo, también se ha visto que se produce una disminución de la masa ventricular izquierda ya en el momento del alta, a pesar de que la disminución del grosor de la pared posterior no se da hasta los dos años de la intervención quirúrgica.[35] Además, la disminución de la masa es mayor que la esperada por la simple resección del septo interventricular, ya que es unas quince veces superior a la cantidad de músculo extraído. Este remodelado podría contribuir a mejorar la isquemia miocárdica debido a la disminución de la presión intracavitaria, que conllevaría una mejoría de la diástole y disminución de la fibrosis. Todo ello resultaría en una mejoría clínica de los pacientes.

Se han visto resultados similares tras ablación septal con alcohol. En un estudio realizado por Rivera *et al.*[36] se observó en el estudio ecocardiográfico un aumento de los diámetros ventriculares (sistólicos y diastólicos) y disminución del grosor de la pared posterior a los doce meses de seguimiento. Además, los autores destacan la importancia de la correlación del aumento del diámetro telesistólico con la disminución del gradiente. También hubo una reducción significativa de la masa y otra no significativa del grado de insuficiencia mitral. Resultados similares se encontraron en el estudio realizado por G. van Dockum *et al.*,[37] en el que también hubo una disminución del grosor de la pared anterior, inferior y lateral del ventrículo izquierdo, evidenciado por resonancia magnética, seis meses después del procedimiento. Sin embargo, aunque se vio un aumento del diámetro telesistólico, no hubo diferencias en los diámetros telediastólicos. Esta diferencia con respecto al estudio de Rivera *et al.* puede deberse a un menor tiempo de seguimiento de los pacientes. Aparte de la disminución de la masa, también se vio una reducción del diámetro de la aurícula izquierda, que podría estar en relación con la mejoría de la función diastólica. También existía una asociación significativa entre el porcentaje de reducción de masa remota y la disminución de los gradientes en el tracto de salida. En este estudio se concluye que la disminución de la obstrucción reduce el estrés parietal, resultando en el remodelado del miocardio remoto, siendo un proceso más gradual (que se da a los seis meses) en comparación con el remodelado septal (que tiene lugar ya en el primer mes tras la ablación). Por tanto, se destaca la reversibilidad de la hipertrofia en estos pacientes, postulando que la miocardiopatía hipertrófica no sería tan sólo un trastorno genético, sino que, en parte, sería consecuencia de la obstrucción dinámica al flujo en el tracto de salida. Además, parece que la disminución de la masa ventricular se mantiene de manera prolongada en el tiempo, como se ha visto en el estudio de Shamin W *et al.*, con un seguimiento de tres años.[38]

Pero ¿tras qué procedimiento es mayor el remodelado? Sitges *et al.*[39] observaron en una serie de 31 pacientes (14 tratados con ablación septal y 17 con miectomía) que la disminución de la pared posterior y la masa ventricular tras cinco meses de seguimiento era mayor en los pacientes con miectomía. Igualmente, los diámetros ventriculares y el área residual del tracto de salida del ventrículo izquierdo eran también mayores en estos pacientes. Por el contrario, Xin Qin *et al.*[40] vieron que, aunque la disminución de los gradientes eran mayores en el grupo de miectomía, los diámetros telediastólicos aumentaron más en el grupo tratado con ablación septal. En cuanto a la función diastólica, como ya hemos comentado previamente, parece no haber diferencias significativas entre las dos técnicas.[31]

El efecto de la estimulación bicameral en el remodelado ventricular es más controvertido. Fananapazir *et al.*[8] observaron un ligero incremento de los diámetros telesistólicos junto con una disminución de los grosores septales tras dos años de seguimiento. Sin embargo, Tascón *et al.*[41] no observaron remodelado significativo tras 36 meses de seguimiento. Estos resultados son concluyentes con los obtenidos en otros estudios.[15,42]

6 Terapia de resincronización cardíaca en miocardiopatía hipertrófica con insuficiencia cardíaca sistólica *(end stage)*

El curso clínico de la MH es muy variable entre distintos individuos pero hasta un 5-10 % de los pacientes con MH no obstructiva desarrolla disfunción sistólica del VI e insuficiencia cardíaca severa como resultado de un adelgazamiento de la pared del VI y dilatación de esta cámara.[27,43] En este estadio se suelen tratar con betabloqueantes, IECAs, diuréticos y digitálicos, aunque a menudo el desenlace es la muerte por insuficiencia cardíaca refractaria o arritmias ventriculares o bien, los pacientes se convierten en candidatos a trasplante cardíaco.

Se considera que el empeoramiento progresivo de la función sistólica en estos casos es debido a una transformación fibrosa del tejido conectivo intercelular o a una pérdida progresiva del aparato contráctil.

La terapia de resincronización cardíaca (resincronización auriculobiventricular) es un tratamiento coadyuvante al tratamiento farmacológico para pacientes con miocardiopatía dilatada en insuficiencia cardíaca en clase funcional III-IV de la NYHA con disfunción sistólica severa y complejo QRS ancho. El fundamento para este tratamiento es reducir la disincronía mecánica mejorando la función contráctil y la función diastólica. Estudios aleatorizados han demostrado que la TRC puede mejorar los síntomas de insuficiencia cardíaca y la capacidad de ejercicio, y reducir las hospitalizaciones y la mortalidad.[44-46] Sin embargo, se desconoce la capacidad de la TRC para producir beneficio clínico en los pacientes con MH.

En el caso de la MH se ha demostrado la existencia de alteraciones de la contracción y la relajación y la presencia de disincronía parece comportarse como un marcador de mal pronóstico.[47] Por tanto, la estimulación auriculobiventricular podría ser beneficiosa en estos pacientes. Hasta la fecha se han descrito algunos casos aislados de mejoría clínica y ecocardiográfica en pacientes con MH en CF III o IV,[48,49] con severa disfunción y dilatación ventricular, y criterios eléctricos y ecocardiográficos de asincronía, que tras la TRC presentaron una gran mejoría clínica y ecocardiográfica, con práctica desaparición del gradiente y remodelado reverso del VI (con normalización de diámetros ventriculares y FEVI).

En el estudio de Rogers *et al.*,[50] realizado sin grupo control, se analizaron los resultados de la TRC en 20 pacientes a lo largo de tres años de periodo de inclusión. Se incluyeron pacientes con MH, bloqueo de rama izquierda (BRI) (QRS ≥120 ms) y síntomas de insuficiencia cardíaca de al menos tres meses de duración a pesar de tratamiento farmacológico correcto, en clase funcional ≥ II. De los veinte pacientes incluidos, 16 recibieron un DAI biventricular y el resto un marcapasos biventricular. La mayoría de ellos se encontraban en clase funcional II (17 pacientes) y tenían historia de arritmias auriculares (17 pacientes). Tras un seguimiento medio de 13 ± 6 meses se encontró mejoría de al menos una clase funcional en el 40 % de los pacientes incluidos. La respuesta clínica se asoció a un aumento en la fracción de eyección (de un 41 ± 14 % a un 50 ± 12 %, p = 0,009) y a reducciones en el diámetro telediastólico del VI (de 57 ± 6 mm hasta 52 ± 7mm, p = 0,031) y en el diámetro auricular (de 65 ± 8 hasta 57 ± 6 mm, p = 0,005). Pero el consumo pico de oxígeno no cambió en los respondedores y disminuyó en los no respondedores (p = 0,029). Por tanto, la estimulación biventricular mejoró los síntomas de insuficiencia cardíaca en una proporción de pacientes inferior a la de los pacientes con miocardiopatía dilatada de otros orígenes (isquémica o idiopática). Sin embargo, en los pacientes en los que se obtuvo mejoría sintomática se produjo un remodelado inverso tanto a nivel de aurícula como de ventrículo.

De lo publicado hasta ahora se desprende que la TRC puede producir una mejoría sintomática y a nivel de remodelado inverso, y la relación entre una y otro, al final del seguimiento, hace poco probable que los buenos resultados estén motivados por un efecto placebo. Los nuevos estudios necesarios deberían tener, probablemente, un mayor tamaño muestral para permitir analizar los factores de que depende la importante falta de mejoría clínica (60 % de los pacientes) y un seguimiento también mayor para ver si el efecto es sostenido. Es difícil que se acepte realizar estudios aleatorizados de TRC frente a tratamiento farmacológico en este tipo de pacientes en el que no existen otras alternativas terapéuticas para mejorar el pronóstico, salvo el trasplante cardíaco.

7   Estimulación biventricular en la miocardiopatía hipertrófica obstructiva con función sistólica normal

Existe un número muy limitado de casos publicados de pacientes con miocardiopatía hipertrófica obstructiva con fracción de eyección normal, en los que se ha comprobado que la terapia de resincronización cardíaca produce una mejoría clínica, acompañada de disminución de los gradientes. En uno de ellos se observó también disminución del grado de insuficiencia mitral y del SAM,[51] aunque esta diferencia no se objetivó en el estudio de Rinaldi *et al.*[52] El primer estudio, de Yufu *et al.*,[51] describe la mejoría clínica y ecocardiográfica en una paciente de 55 años con MH medioventricular sintomática (clase funcional NYHA III) y refractaria a tratamiento médico. El gradiente basal a nivel medioventricular, en reposo, era de 198 mmHg y disminuyó a 122 mmHg tras tratamiento con verapamil y atenolol. Durante el estudio hemodinámico se comprobó la mayor disminución del gradiente (50 mmHg) con estimulación bicameral temporal cuando la frecuencia cardíaca era de 120 latidos/min., con un AV de 100 mseg. Sin embargo, cuando se disminuía la estimulación a 70 lat/min. o menos los gradientes obtenidos eran mucho mayores (160 mmHg). Tras estos resultados, la paciente fue intervenida y se le implantó un marcapasos epicárdico izquierdo. El menor gradiente (10 mmHg) se logró con la posición del electrodo ventricular cerca del ápex del VI, con un AV de 100 mseg y a una frecuencia cardíaca de 70 latidos/min. Un mes después, la paciente experimentó una mejoría clínica importante (clase funcional NYHA I) y el estudio ecocardiográfico seguía mostrando un gradiente de 10 mmHg, con disminución del SAM y la insuficiencia mitral. Un año después, también hubo mejoría de la función diastólica. Los autores plantean la posibilidad del tratamiento con estimulación ventricular izquierda en pacientes con MH con función sistólica normal y que no hayan presentado buena respuesta a la estimulación DDD con intervalo AV corto, especialmente en el caso de hipertrofia medioventricular.

El segundo caso, de Rinali *et al.*,[52] describe también el beneficio clínico en un paciente de 63 años, sintomático, con MH con función sistólica normal. Al paciente se le implantó un marcapasos bicameral convencional 18 meses antes, pero se decidió implantar un electrodo en VI para mejorar su estado hemodinámico, debido a su escasa mejoría clínica. Los autores destacan la importancia de la disincronía creada con la estimulación convencional, ya que la anchura del QRS basal era de 140 mseg y tras estimulación convencional de 200. El electrodo fue implantado en la vena cardíaca media y la estimulación, a diferencia del estudio anterior, fue biventricular. Se produjo una mejoría clínica, con un mayor tiempo de ejercicio y ecocardiográfica (con un gradiente con estimulación biventricular de 24 mmHg, cuando el basal era de 85 mmHg y el de estimulación en VD de 33 mmHg), aunque los autores no especifican en cuánto tiempo ni, salvo los parámetros ecocardiográficos, en qué grado. El QRS con estimulación VD-VI fue de 188 mseg.

En el caso descrito por Komsuoglu *et al.*[53] se implantó el marcapasos por alteraciones en el ritmo cardíaco. La paciente presentó un bloqueo AV de segundo grado, Mobitz II, tras ablación por radiofrecuencia de una taquicardia intranodal, así que la estimulación permanente se realizó con el objetivo de preservar el ritmo cardíaco y disminuir el gradiente basal (de 97 mmHg). Tras realizar el implante del marcapasos tricameral, con el electrodo del seno coronario implantado en una rama posterolateral, se realizaron determinaciones de los gradientes sin estimulación, con estimulación DDD convencional, en VI y biventricular, con un AV de 100 mseg. El gradiente basal era de 130 mmHg; la estimulación DDD disminuyó el gradiente a 100 mmHg, mientras que la estimulación secuencial AD-VI lo aumentó a 140 mmHg; finalmente, la estimulación biventricular, con un VV de 0 mseg, disminuyó el gradiente a 20 mmHg. Además, los cambios en el AV (entre 90 y 150 mseg) no modifi-

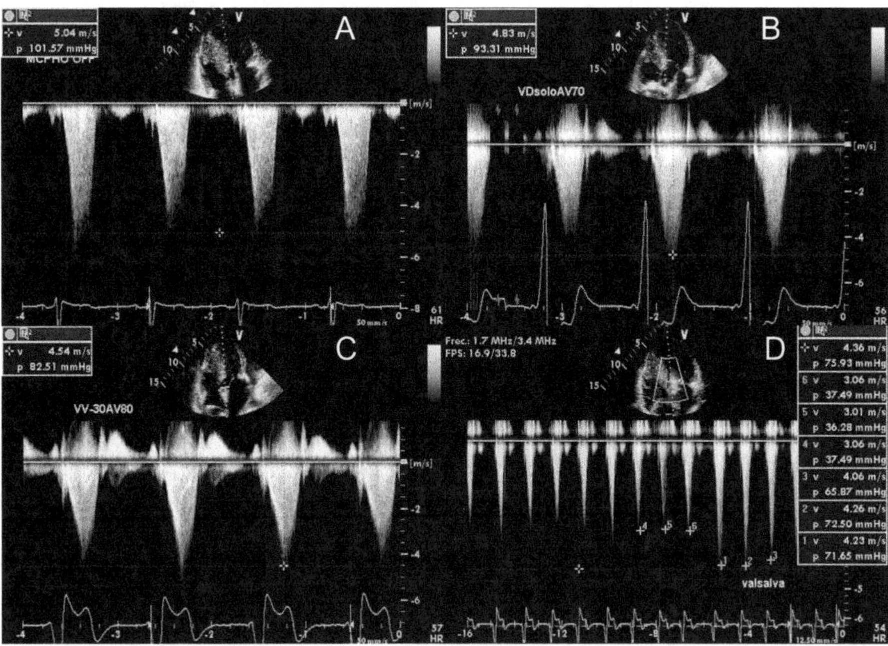

Figura 1. Ejemplo de reducción del gradiente en un paciente al que se le implanta un marcapasos biventricular. a) Gradiente a nivel del tracto de salida del VI en situación basal (101 mmHg). b) Gradiente a nivel del tracto de salida con estimulación en ápex del VD en modo DDD (93 mmHg). c) La máxima reducción del gradiente se obtuvo en este paciente con estimulación DDD biventricular con un intervalo AV de 80 y un VV de -30 ms (82 mmHg). d) Gradiente tras doce meses de estimulación con la configuración con la que se obtuvo una mayor reducción del gradiente (37 mmHg). Se puede observar una reducción del 60 % del gradiente. Este paciente pasó de estar en clase funcional III a I.

caban de manera significativa los gradientes. Un mes después, el gradiente en el TSVI era de 27 mmHg. Tras dos meses de seguimiento, la paciente se encontraba asintomática.

Existe un caso publicado de estimulación biventricular en un niño de diez años con MH, en clase funcional NYHA II, con un gradiente de 104 mmHg[54] y criterios para implante de desfibrilador automático por síncope y ausencia de progresión de la presión arterial en la prueba de esfuerzo. Durante el implante del desfibrilador se decidió obtener los valores de los gradientes con estimulación uni y biventricular, debido a la severa obstrucción intraventricular. El electrodo ventricular izquierdo se posicionó en una rama lateral del seno coronario, pero se retiró a la gran vena cardíaca para medir gradientes de manera puntual. Los gradientes menores también se alcanzaron con la estimulación biventricular con el electrodo de VI en la rama lateral (12 mmHg frente a los 78 mmHg con la estimulación en la gran vena cardíaca y los 82 mmHg con estimulación en VD). Tras dos meses y medio, el paciente mejoró un grado funcional y el consumo máximo de oxígeno aumentó de 21 ml/kg/min. a 24 ml/kg/min.; durante la prueba de esfuerzo también hubo progresión de la presión arterial de 90/60 mmHg durante el reposo a 120/70 mmHg en el máximo esfuerzo. El estudio ecocardiográfico mostró un gradiente de 12 mmHg y una disminución de la fracción de acortamiento, aunque con una fracción de eyección similar a la previa (0,86). El estudio con DTI demostró la existencia de disincronía intraventricular cuando previamente no la había.

El único estudio con una serie de casos es el de Honda T *et al.*[55] Es una serie prospectiva de seis pacientes con MH refractaria a tratamiento médico y portadores de marcapasos con estimulación DDD convencional, en los que se implanta un electrodo epicárdico izquierdo. El gradiente basal medio antes de la estimulación AD-VD era de 103 ± 44 mmHg, y disminuyó a 8 ± 16 mmHg tras estimulación AD-VI (p = 0,006); con la estimulación AD-VD tan sólo había disminuido a 68 ± 25 mmHg (no significativo). Tras tres meses de seguimiento el gradiente medio era de 1 ± 2 mmHg y todos los pacientes mejoraron su grado funcional NYHA. Por el contrario, la presión telediastólica del VI, el índice cardíaco y la presión sistólica aórtica no cambiaron de manera significativa.

Como hemos visto, el tiempo de seguimiento de los pacientes es relativamente corto, y oscila entre los dos y los doce meses. Por esto, y porque no existen estudios aleatorizados que comparen la eficacia de la TRC en la MH con función sistólica normal, es por lo que recomendar este tratamiento a este tipo de pacientes sería, por lo menos, aventurado. Son necesarios nuevos estudios que evalúen esta terapia para comprobar el supuesto beneficio adicional que podría suponer la estimulación en ventrículo izquierdo o biventricular con respecto a la estimulación doble cámara convencional en la mejoría clínica de los pacientes con obstrucción a nivel del tracto de salida.

BIBLIOGRAFÍA

1. Spirito P, Seidman CE, McKenna WJ *et al.* The management of hypertrophic cardiomyopathy. N Engl J Med 1997; 336: 775-85.
2. Geisterfer-Lowrance AA, Kass S, Tanigawa G *et al.* A molecular basis for familial hypertrophic cardiomyopathy: a beta cardiac myosin heavy chain gene missense mutation. Cell 1990; 62: 999-1006.
3. Nordenstrom B, Ovenfors CO. Low subvalvular aortic and pulmonic stenosis with hypertrophy and abnormal arrangement of the muscle bundles of the myocardium. Acta radiol 1962; 57: 321-40.
4. Gilgerkrantz JM, Cherrier F, Petitier H *et al.* Obstructive cardiomyopathy of the left ventricle with complete auriculo-ventricular block: therapeutic considerations. Arch Mal Coeur Vaiss 1968; 61: 439-53.
5. Losi MA, Betocchi S, Briguori S *et al.* Dual chamber pacing in hypertrophic cardiomyopathy: influence of atrioventricular delay on left ventricular outflow tract obstruction. Cardiology 1998; 89: 8-13.
6. McDonald K, McWilliams E, O'Keeffe B *et al.* Functional assessment of patients treated with permanent dual chamber pacing as a primary treatment for hypertrophic cardiomyopathy. Eur Heart J 1988; 9: 893-98.
7. Janreneaud X, Goy JJ, Kappenberger L. Effects of dual-chamber pacing in hypertrophic obstructive cardiomyopathy. Lancet 1992; 339: 1318-323.
8. Fananapazir L, Epstein ND, Curiel RV *et al.* Long-term results of dual chamber (DDD) pacing in obstructive hypertrophic cardiomyopathy: evidence for progressive symptomtic and hemodynamic improvement and reduction of left ventricular hypertrophy. Circulation 1994; 90: 2731-742.
9. Slade AK, Sadoul N, Shapiro L *et al.* DDD pacing in hypertrophic cardiomyopathy : a multicenter clinical experience. Heart 1996; 75: 44-9.
10. Betocchi S, Losi MA, Piscione F *et al.* Effects of dual-chamber pacing in hypertrophic cardiomyopathy on left ventricular outflow tract obstruction and on diastolic function. Am J Cardiol 1996; 77(7): 498-502.
11. Megevand A, Ingles J, Richmond DR *et al.* Long-term follow-up of patients with obstructive

hypertrophic cardiomyopathy treated with dual-chamber pacing. Am J Cardiol 2005; 95: 991-93.

12. Topilski I, Sherez J, Keren G *et al.* Long-term effects of dual-chamber pacing with periodic echocardiographic evaluation of optimal atrioventricular delay in patients with hypertrophic cardiomyopathy > 50 years of age. Am J Cardiol 2006; 97: 1769-775.

13. Nishimura RA, Hayes DL, Ilstrup DM *et al.* Effect of dual-chamber pacingon systolic and diastolic function in patients with hypertrophic cardiomyopathy: acute Doppler echocardiographic and catheterization hemodynamic study. J Am Coll Cardiol 1996; 27: 421-30.

14. Nishimura RA, Trusty JM, Hayes DL *et al.* Dual-chamber pacing for hypertrophic cardiomyopathy: a randomized, doubled-blind, crossover trial. J Am Coll Cardiol 1997; 29(2): 435-41.

15. Maron BJ, Nishimura RA, McKenna WJ *et al.* Assessment of permanent dual-chamber pacing as a treatment for drug-refractory symptomatic patients with obstructive hypertrophic cardiomyopathy: a randomized, double-blind, crossover study (M-PATHY). Circulation 1999; 99: 2927-933.

16. Linde C, Gadler F, Kappenberger L *et al.* Pacing in Cardiomyopathy. Placebo effect of pacemaker implantation in obstructive hypertrophic cardiomyopathy. Am J Cardiol 1999; 83: 903-07.

17. Gadler F, Linde C, Juhlin-Danfelt A *et al.* Long term effects of dual chamber pacing in patients with hypertrophic cardiomyopathy without outflow tract obstruction at rest. Eur Heart J 1997; 18: 636-42.

18. Robbins RC, Stinson EB. Long-term results of left ventricular myotomy and miectomy for obstructive hypertrophic cardiomyopathy. J Thorac Cardiovasc Surg 1996; 111: 586-94.

19. Gietzen FH, Leuner CJ, Obergassel L *et al.* Role of transcoronary ablation of septal hypertrophy in patients with hypertrophic cardiomyopathy, New York Heart Association functional class III or IV, and outflow obstruction only under provocable conditions. Circulation 2002; 106: 454-59.

20. Ommen SR, Nishimura RA, Squires RW *et al.* Comparison of dual-chamber pacing *versus* septal myectomy for the treatment of patients with hypertrophic cardiomyopathy : a comparison of objective hemodynamic and exercise end points. J Am Coll Cardiol 1999; 34(1): 191-96.

21. Maron Barry J. Is septal ablation preferable to surgical myomectomy for obstructive cardiomyopathy? Surgical myectomy remains the primary treatment option for severely symptomatic patients with obstructive hypertrophic cardiomyopathy. Circulation 2007; 116: 196-206.

22. The Task Force for cardiac pacing and cardiac resynchronization therapy of the European Society of Cariology. Developed in collaboration with the European Heart Rhythm Association. Guidelines for cardiac pacing and cardiac resynchronization therapy. European Heart Journal 2007; 28: 2256-295.

23. ACC/ AHA/ HRS 2008 guidelines for device-based therapy of cardiac rhythm abnormalities. A report of the American College of Cardiology/American Heart Association Task Force on practice guidelines (writing committee to revise the ACC/ AHA/ NASPE 2002 guideline update for implantation of cardiac pacemakers and antiarrhytmia devices. JACC 2008; 51: e1-62.

24. Symanski JD, Nishimura RA. The use of pacemakers in the treatment of cardiomyopathies. Curr Probl Cardiol 1996; 21: 385-443.

25. Hayes DL, Barold SS, Camm AJ *et al.* Evolving indications for permanent cardiac pacing: an appraisal of the 1998 American College of Cardiology/American Heart Association Guidelines. Am J Cardiol 1998; 82: 1082-086, A6.

26. Erwin JP III, Nishimura RA, Lloyd MA *et al.* Dual chamber pacing for patients with hypertrophic obstructive cardiomyopathy: a clinical perspective in 2000. Mayo Clin Proc 2000; 75: 173-80.

27. McMurray J, Swedberg K, Hogg K. Heart failure with preserved left ventricular systolic function. J Am Coll Cardiol 2004; 43: 317-27.

28. Cleland JG, Swedberg K, follath F *et al.* The Euro Heart Failure survey programme-a survey on the quality of care among patients with heart failure in Europe. Part 1: patient characteristics and diagnosis. Eur Heart J 2003; 24: 442-63.

29. Gotsman MS, Lewis BS. Left ventricular volumes and compliance in hypertrophic cardiomyopathy. Chest 1974; 66: 498-505.

30. Kuhn H. Transcoronary ablation of septal hypertrophy (TASH): a 5-year experience. Z Cardiol 2000; 89(6): 559-64.

31. Sitges M, Shiota T, Lever HM *et al.* Comparison of left ventricular diastolic function in obstructive hypertrophic cardiomyopathy in patients undergoing percutaneous septal ablation *versus* surgical myotomy/miectomy. Am J Cardiol 2003; 91: 817-21.

32. Monteiro PF, Ommen SR, Gersh BJ *et al.* Effects of surgical septal myectomy on left ventricular wall thickness and diastolic filling. Am J Cardiol 2007; 100: 1776-778.

33. Quinones JA, DeLeon SY, Vitullo DA *et al*. Regression of hypertrophic cardiomyopathy alter modified Konno procedure. Ann Thorac Surg 1995; 60(5): 1250-254.

34. Curtius JM, Stoecker J, Loesse B *et al*. Changes of the degree hypertrophy in hypertrophic obstructive cardiomyopathy under medical and surgical treatment. Cardiology 1989; 76(4): 255-63.

35. Deb SJ, Schaff HV, Dearani JA *et al*. Septal myectomy results in regression of left ventricular hypertrophy in patients with hypertrophic obstructive cardiomyopathy. Ann Thorac Surg 2004; 78: 2118-122.

36. Rivera S, Sitges M, Azqueta M *et al*. Left ventricular remodelling in patients with hypertrophic obstructive cardiomyopathy treated with percutaneous alcohol septal ablation: an echocardiographic study. Rev Esp Cardiol 2003; 56(12): 1174-181.

37. Van Dockum WG van, Beek AM, Cate FJ ten *et al*. Early onset and progression of left ventricular remodelling after alcohol septal ablation in hypertrophic obstructive cardiomyopathy. Circulation 2005; 111: 2503-508.

38. Shamim W, Yousufuddin M, Wang D *et al*. Nonsurgical reduction of the interventricular septum in patients with hypertrophic cardiomyopathy. N Engl J Med 2002; 347: 1326-333.

39. Sitges M, Xin Qin Jian, Lever HM *et al*. Evaluation of left ventricular outflow tract area after septal reduction in obstructive hypertrophic cardiomyopathy: a real-time 3-dimensional echocardiographic study. Am Heart J 2005; 150: 852-58.

40. Qin Jian Xin, Shiota T, Lever HM *et al*. Outcome of patients with hypertrophic obstructive cardiomyopathy after percutaneous transluminal septal myocardial ablation and septal myectomy surgery. J Am Coll Cardiol 2001; 38: 1994-2000.

41. Tascón JC, Albarrán A, Hernández F *et al*. Miocardiopatía hipertrófica obstructiva y estimulación secuencial auriculoventricular. Resultados agudos y seguimiento a largo plazo. Siete años de experiencia. Rev Esp Cardiol 2000; 53: 1028-039.

42. Nishimura RA, Trusty JM, Hayes D *et al*. Dual-chamber pacing for hypertrophic cardiomyopathy: a randomized, double-blind, crossover trial. J Am Coll Cardiol 1997; 29: 435-41.

43. Erwin JP, Nishimura RA, Lloyd MA *et al*. Dual chamber pacing for patients with hypertrophic obstructive cardiomyopathy: a clinical perspective in 2000. Mayo Clin Proc 2000; 75: 173- 80.

44. Cazeau S, Leclercq C, Lavergne T *et al*. Effects of multisite biventricular pacing in patients with heart failure and intraventricular conduction delay. N Engl J Med 2001; 344: 873-80.

45. Cleland JG, Daubert JC, Erd mann E *et al*. The effect of cardiac resynchronization on morbidity and mortality in heart failure. N Engl J Med 2005; 352: 1539-549.

46. Abraham WT, Fisher WG, Smith AL *et al*. Cardiac resynchronization in chronic heart failure. N Engl J Med 2002; 346: 1845-853.

47. D'Andrea A, Caso P, Severino S *et al*. Prognostic value of intra-left ventricular electromechanical asynchrony in patients with hypertrophic cardiomyopathy. Eur Heart J 2006; 27: 1311-318.

48. Pezzulich B, Montagna L, Greco LP. Successful treatment of end-stage hypertrophic cardiomyopathy with biventricular cardiac pacing. Europace 2005; 7: 388-91.

49. Ashrafian H, Mason MJ, Mitchell AJ *et al*. Regression of dilated hypokinetic hypertrophic cardiomyopathy by biventricular cardiac pacing. Europace 2007; 9: 50-4.

50. Rogers DPS, Marazia S, Chow AW *et al*. Effect of biventricular pacing on symptoms and cardiac remodelling in patients with end-stage hypertrophic cardiomyopathy. European Journal of Heart Failure 2008; 10; 507-13.

51. Yufu K, Takahashi N, Ooie T *et al*. Improved hypertrophic obstructive cardiomyopathy by left ventricular apex epicardial pacing. Internal Medicine 2004; 43: 295-99.

52. Rinaldi CA, Bucknall CA, Gill JS. Beneficial effects of biventricular pacing in a pacing with hypertrophic cardiomyopathy and intraventricular conduction delay. Heart 2002; 87: e6.

53. Komsuoglu B, Vural A, Agacdiken A *et al*. Effect of biventricular pacing on left ventricular outflow tract pressure gradient in a patient with hypertrophic cardiomyopathy and normal interventricular conduction. J Cardiovasc Electrophysiol 2006; 17: 207-09.

54. Lenarczyk R, Kowalski O, Kukulski T *et al*. Resynchronization or dyssynchronization-successful treatment with biventricular stimulation of a child with obstructive hypertrophic cardiomyopathy without dyssynchrony. J Cardiovasc Electrophysiol 2007; 18: 542-44.

55. Honda T, Shono H, Kayama J *et al*. Impact of right atrial-left ventricular dual-chamber permanent pacing in patients with severely symptomatic hypertrophic obstructive cardiomyopathy. Circ J 2005; 69: 536-42.

Capítulo 12

Prevención y manejo de las infecciones relacionadas con marcapasos

I. Anguera Camás[1], J. M. Miró Meda[2], S. Ninot Sugranyes[3], X. Sabaté de la Cruz[1]

[1] Unidad de Electrofisiología y Arritmias
Servicio de Cardiología
Hospital Universitario de Bellvitge
L'Hospitalet, Barcelona

[2] Servicio de Enfermedades Infecciosas
Instituto Clínico de Infecciones y Dermatología (ICMiD)
Hospital Clínic
Barcelona

[3] Servicio de Cirugía Cardiovascular
Instituto Clínico del Tórax (ICT)
Hospital Clínic
Barcelona

Dirección para correspondencia
Hospital Universitario de Bellvitge
Dr. I. Anguera
ianguera@bellvitgehospital.cat

Introducción

Los dispositivos cardíacos implantables, tanto marcapasos como desfibriladores, han revolucionado el tratamiento de los pacientes con trastornos del ritmo cardíaco, y su utilización se ha generalizado de forma muy importante. Se estima que se han implantado varios millones de unidades de generadores de marcapasos a nivel mundial y se prevé un crecimiento exponencial debido al aumento de posibles candidatos, tanto como consecuencia de la mayor expectativa de vida de la población como a causa del incremento en las indicaciones de implante.[1] En el registro de la Sociedad Española de Cardiología se documenta una tasa de implantación cercana a treinta mil generadores de marcapasos y superior a tres mil desfibriladores implantables para el 2006.[2]

Dado que los marcapasos definitivos y los desfibriladores implantables son estructuralmente similares y sus infecciones siempre se han considerado de forma conjunta en la literatura, en este capítulo también se analizarán como una sola entidad. Las tasas de complicaciones infecciosas que aparecen sobre estos dispositivos han disminuido en los últimos años como resultado de numerosos factores, como son las mejoras en las técnicas quirúrgicas y en las condiciones de asepsia en el momento del implante; la profilaxis antibiótica previa a la cirugía, así como el desarrollo de los dispositivos transvenosos. A pesar de ello, las tasas de infección todavía se sitúan en torno al 1 %-12 %[1,3-7] y la prevalencia de endocarditis sobre los electrodos de estos dispositivos es del orden del 0,6 % tanto para marcapasos como para desfibriladores.[8-10] Sin embargo, un estudio reciente ha destacado un riesgo significativamente mayor para las infecciones de desfibriladores en contraposición con los marcapasos.[11] En los Estados Unidos de América, la incidencia anual estimada es de un episodio de infección por cada 1.000 marcapasos implantados.[11]

Debido al notable incremento en el número de dispositivos que se implantan, las infecciones constituyen un problema clínico frecuente y, dada la complejidad de los sistemas de estimulación y desfibrilación, el estudio de dichas infecciones tiene un notable interés. Estas infecciones son una complicación potencialmente grave de la estimulación cardíaca a causa de las inherentes dificultades diagnósticas y terapéuticas de esta entidad.

1   Patogenia de las infecciones sobre marcapasos

La mayoría de marcapasos definitivos y desfibriladores que existen en la actualidad son transvenosos. Consisten en un generador de impulsos (combinado con un sistema capaz de generar cantidades elevadas de energía en el caso de los desfibriladores) implantado en la zona subcutánea de la pared torácica o en el abdomen, y en unos electrodos que atraviesan el tejido subcutáneo, se insertan en la vena subclavia, pasan a través de las cavidades derechas del corazón y sus extremos terminan en el endocardio auricular o ventricular derecho. En la actualidad, más del 99 % de dispositivos son totalmente transvenosos y tan sólo una pequeña cantidad de ellos tienen alguna parte del mismo en posición epicárdica. En las décadas iniciales de la estimulación cardíaca permanente, así como en los primeros años de la desfibrilación implantable, los electrodos tenían que ubicarse a través de toracotomía o esternotomía directamente sobre la superficie epicárdica, lo cual suponía un aumento importante en el grado de la complejidad del sistema y en el riesgo de infección.

Las infecciones sobre dispositivos implantables se han clasificado de forma tradicional según la localización anatómica de las mismas y según el tiempo de evolución. Las infecciones pueden localizarse en el generador o su bolsa, en los electrodos (tanto en su porción extravenosa como a lo largo de su recorrido transvenoso), pero también en la superficie endocárdica valvular y no valvular, como el endocardio mural o la vena cava superior. Las infecciones endovasculares profundas pueden involucrar a la válvula tricúspide, el extremo del electrodo en contacto con el endocardio de la aurícula o ventrículo derecho y, ocasionalmente, a trombos alrededor de los electrodos dentro del sistema venoso. Las infecciones precoces son aquellas que tienen lugar dentro del primer año desde el implante del sistema de estimulación o desfibrilación, mientras que las infecciones tardías son aquellas que se presentan después del primer año del implante.

Existen varios mecanismos patogénicos responsables de las infecciones de estos dispositivos. Las precoces, generalmente, son fruto de la contaminación intraoperatoria en el momento del implante del dispositivo o del recambio del generador, y se atribuyen a una contaminación directa por los microorganismos sobre el generador o la bolsa subcutánea. La flora bacteriana cutánea tiene un papel muy relevante en las infecciones de estos dispositivos. Da Costa *et al.* demostraron mediante técnicas de biología molecular que las cepas asociadas a infecciones de marcapasos y detectadas en hemocultivos, ya se encontraban presentes en el momento del implante en las muestras peroperatorias.[12] Ello demuestra que las infecciones precoces por estafilococos coagulasa-negativos son debidas a contaminación local durante el implante, de modo que es muy probable que los estafilococos presentes en el vello y glándulas sebáceas de la piel contaminen los márgenes de la herida durante el tiempo operatorio. Las infecciones tardías pueden resultar de la erosión de la piel que reviste la bolsa del generador, con infección secundaria de dicha bolsa. Esto se ve favorecido por factores como una técnica quirúrgica inadecuada, un lugar de implante inadecuado, deterioro nutricional o un generador de gran tamaño. En

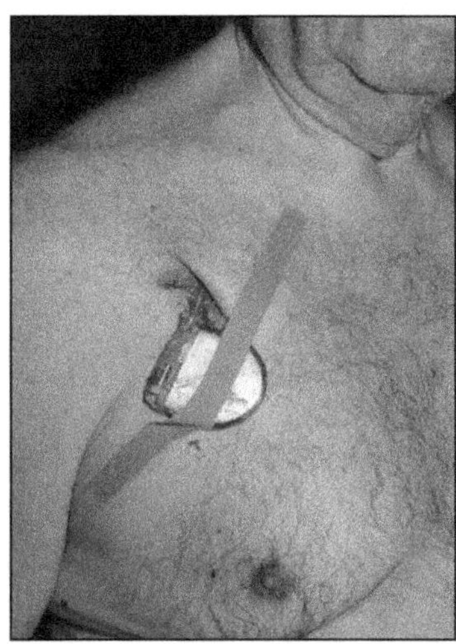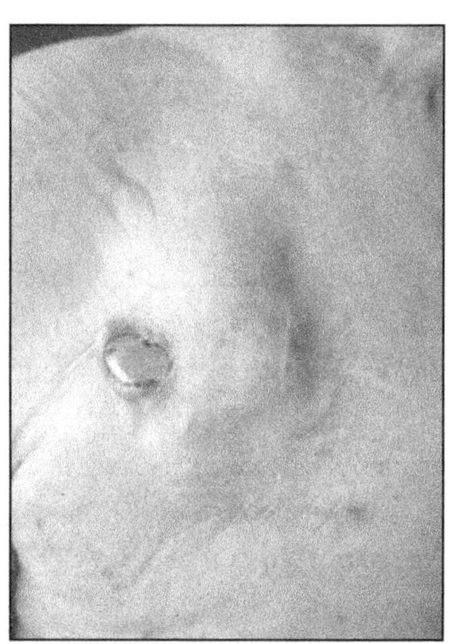

Figura 1. Fotografía de dos pacientes con decúbito del generador y extrusión completa del mismo. La extrusión del generador, aun en ausencia de signos inflamatorios locales, significa la infección del dispositivo por colonización de la flora cutánea.

otras ocasiones las infecciones cronificadas de la bolsa del generador producen un adelgazamiento y erosión de la piel con la consiguiente extrusión del generador. También es posible la infección del dispositivo después de un decúbito del generador con extrusión secundaria del mismo (véase la figura 1). En un estudio reciente, en el 57 % de casos hubo un procedimiento quirúrgico previo al desarrollo de la infección.[13]

Independientemente del mecanismo infeccioso inicial, la infección puede extenderse hacia los electrodos en su porción intravenosa y en último lugar llegar a la superficie endocárdica del corazón. La infección hematógena de los dispositivos implantables no es frecuente, exceptuando la bacteriemia por *S. aureus*.[8,14,15] Esto es debido a que, pocas semanas después del implante, todo el sistema de estimulación se cubre con una capa de tejido neoendotelial y fibroso que impide la colonización bacteriana durante los episodios de bacteriemia. Los *S. aureus* tienen una elevada capacidad de adherencia a cuerpos extraños, como son los distintos componentes de marcapasos y desfibriladores. En un estudio realizado en la Universidad de Duke en pacientes con bacteriemia por *S. aureus* aparecida con posterioridad al año de implante de un dispositivo de estimulación, el 29 % desarrollaron una infección del sistema;[15] sin embargo, las infecciones de marcapasos o desfibriladores después de una bacteriemia por bacilos gram-negativos son realmente infrecuentes.[16]

La mayoría de infecciones en marcapasos y desfibriladores son producidas por estafilococos (*S. aureus* y estafilococos coagulasa-negativos). Ello es debido a que los estafilococos tienen una gran capacidad de adherencia y formación de microcolonias en las vainas de silicona y polietileno de los electrodos. Estos gérmenes producen un material amorfo conocido con los términos de biocapas, biofilm o *slime* que cubre las células bacterianas y las protege de los mecanismos de defensa del huésped, así como de los efectos de los antibióticos (disminuyendo su sensibilidad en más de 500 veces).[17] La producción de biofilm es un factor determinante en la probabilidad de que las cepas de estafilococos produzcan una infección endovascular.

2   Epidemiología y factores de riesgo

Las diferentes comorbilidades que predisponen a las infecciones de marcapasos y desfibriladores incluyen malnutrición, alcoholismo, tumores malignos, diabetes mellitus, trastornos dermatológicos, así como el uso de corticoides o cualquier inmunosupresor en general y el uso de anticoagulantes. Entre los factores quirúrgicos asociados a un mayor riesgo de infección se encuentran el tiempo operatorio prolongado, las reintervenciones, los recambios de generador, la bacteriemia relacionada con catéter y la presencia de múltiples electrodos o electrodos abandonados.[18] En la reciente revisión de la Clínica Mayo las comorbilidades asociadas a las infecciones de dispositivos implantables fueron: la enfermedad coronaria en el 60 %, diabetes mellitus en el 24 %, la anticoagulación en el 35 % y los tumores malignos en el 13 %.[19] En un estudio reciente, prospectivo, multicéntrico y con un gran número de pacientes se ha demostrado que la incidencia de infecciones de dispositivos implantables se asoció estadísticamente con la fiebre en las horas previas al implante, el uso de electrocatéteres para estimulación temporal y las reintervenciones precoces (por hematomas o dislocación de electrodos), mientras que fueron factores de protección la implantación de un nuevo sistema y el uso de profilaxis antibiótica.[10]

El incremento de la utilización de sistemas completamente transvenosos sin el requerimiento de cirugía del tórax ha sido uno de los factores que más ha contribuido al descenso de las tasas de infección de estos dispositivos. El implante de los sistemas de estimulación o desfibrilación pocas horas o días después de la realización de los estudios diagnósticos por parte de los electrofisiólogos es otro de los factores que ha contribuido a disminuir estas infecciones. Hoy en día se sabe que las reintervenciones para sustituir los generadores agotados o por aparición de complicaciones no infecciosas como hematomas o dislocación de electrodos son potentes factores de riesgo de infección; por ello, en caso de aparición de dichas complicaciones deberá valorarse cuidadosamente la necesidad de reintervención frente al riesgo de infección del sistema. Los electrodos abandonados por disfunción o por dificultades previas en su extracción constituyen otro importante factor de riesgo para las infecciones de los dispositivos, así como de oclusión venosa.

3   Manifestaciones clínicas

Las manifestaciones clínicas y microbiológicas de las infecciones sobre marcapasos son similares a las de los desfibriladores, ya que en ambos casos son muy variadas y dependen, fundamentalmente, del momento de su aparición, de la localización del proceso infeccioso y del microorganismo causal. Los pacientes con desfibriladores son más jóvenes y tienen más enfermedad coronaria que los pacientes con marcapasos.[11]

Una gran parte de los pacientes se presenta con síntomas localizados sobre la bolsa del generador, que incluyen eritema localizado, dolor, supuración e incluso erosión de la piel con extrusión de parte del sistema a través de la epidermis. Una pequeña parte de los pa-

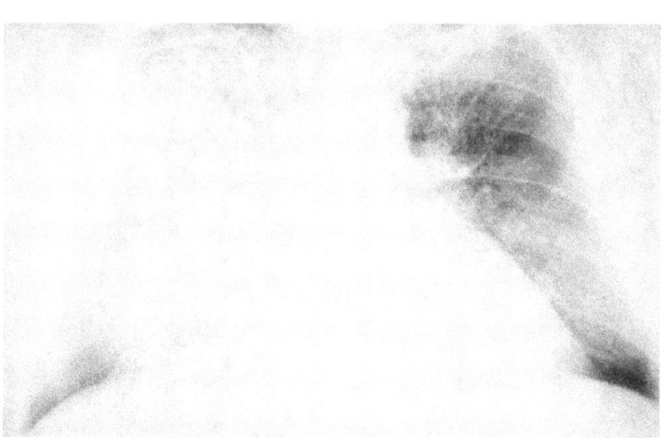

Figura 2. Radiografía de tórax en un paciente con EI sobre un marcapasos bicameral y embolismos pulmonares múltiples. Se observa la presencia de múltiples infiltrados redondeados que ocupan la totalidad del pulmón derecho y parte del ápex del pulmón izquierdo.

cientes se presenta con una combinación de síntomas locales y sistémicos, y una minoría sólo refiere síntomas sistémicos. Es de destacar que en una de las series más recientes que analizó las manifestaciones clínicas, la fiebre se reportó tan sólo en el 43 % de casos.[19] Otras investigaciones también han enfatizado la importante ausencia de fiebre en muchas de las infecciones de marcapasos.[1,20] A pesar de esto, la bacteriemia se presenta en más de un tercio de pacientes, lo cual significa que un número importante de enfermos presenta bacteriemia sin fiebre. Este dato tiene una gran relevancia clínica, puesto que debe mantenerse un alto índice de sospecha de infección sobre marcapasos en pacientes sin fiebre ni síntomas sistémicos infecciosos. Los hemocultivos están indicados, por consiguiente, en todos los pacientes con sospecha o evidencia de infección de estos dispositivos. Es importante recalcar que, en ocasiones, sobre todo en infecciones poco virulentas por estafilococos coagulasa-negativos, aparece bacteriemia intermitente, por lo que deberá mantenerse un elevado índice de sospecha para poder hacer el diagnóstico de infección de un dispositivo. La presencia de embolismos pulmonares puede proporcionar la pista sobre la infección de un electrodo intracardíaco, en especial si la radiografía de tórax muestra la presencia de infiltrados pulmonares múltiples, indicando la elevada probabilidad de embolismos sépticos (véase la figura 2). En algunos casos, generalmente debidos a infecciones por *S. aureus,* puede aparecer un cuadro agudo y grave de *shock* séptico con elevada bacteriemia y alta mortalidad.

La endocarditis sobre marcapasos y desfibriladores constituye un capítulo especialmente importante dentro de las infecciones de estos dispositivos, fundamentalmente por las dificultades diagnósticas que implica y por la morbimortalidad asociada. La endocarditis sobre dispositivos electrofisiológicos implantables representa el 4,6 %-5,9 % de todos los casos de endocarditis infecciosa.[8,9] En general, los pacientes con endocarditis sobre marcapasos o desfibriladores tienen un curso febril con bacteriemia y hemocultivos positivos en casi todos los casos, así como cultivos positivos de la punta de los electrodos explantados.[6,8,13,14,21,22,25,26] La mayoría de casos se presentan varios años después del implante del dispositivo, pero en muchos de ellos existe el antecedente de una manipulación quirúrgica de la bolsa (generalmen-

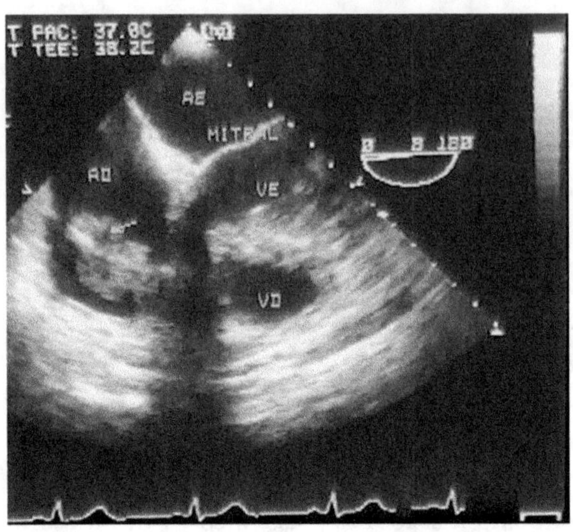

Figura 3. Ecocardiograma transesofágico en un paciente con una gran vegetación adherida al electrodo de marcapasos a su paso a través de la válvula tricúspide. La vegetación es de gran tamaño, de aspecto friable y de bordes irregulares.

te un recambio de generador). En hasta el 48 % de casos aparecen signos inflamatorios en la bolsa del generador.[13] La presencia de un soplo cardíaco es muy infrecuente y sólo se puede detectar cuando existe afectación valvular severa concomitante. Los criterios diagnósticos de endocarditis sobre electrodos de marcapasos o desfibriladores se basan en la positividad de los hemocultivos y en la detección de vegetaciones ecocardiográficas en los electrodos o las válvulas cardíacas.[27,28] La presencia de un cultivo positivo del extremo del electrodo confirma el diagnóstico microbiológico, siempre y cuando el electrodo no se haya explantado por vía percutánea a través de una bolsa de generador infectada. La técnica diagnóstica de elección es la ecocardiografía transesofágica, puesto que permite explorar la totalidad del sistema desde la vena cava superior hasta el extremo de los electrodos en el interior de la aurícula o el ventrículo derecho (véanse las figuras 3 y 4). La sensibilidad para la detección de vegetaciones en el electrodo se sitúa en torno al 91-96 %;[8,22-26] sin embargo, el ecocardiograma transesofágico no supone una mejora en la capacidad diagnóstica respecto al transtorácico en la detección de vegetaciones concomitantes a nivel de la válvula tricúspide.[8,22,23,25,26] Por todo ello, la ecocardiografía transesofágica debe realizarse en todos los pacientes con bacteriemia que sean portadores de un marcapasos o desfibrilador. Sin embargo, la ausencia de vegetaciones no descarta que exista una infección de la porción intravascular de los electrodos, ya que, en ocasiones, puede ocurrir que las vegetaciones pasen desapercibidas a la exploración transesofágica si son de pequeño tamaño o la infección lleva poco tiempo de evolución. Por lo tanto, si la sospecha clínica es elevada, deberá repetirse la exploración al cabo de unos siete o diez días.

Los pacientes portadores de marcapasos o desfibriladores pueden tener infecciones sobre válvulas nativas o protésicas sin afectación del electrodo o de la bolsa del generador, como ocurre en la población general. De igual modo, los pacientes con endocarditis sobre electrodos de marcapasos o desfibriladores pueden tener afectación concomitante de las estructuras valvulares, frecuentemente en la válvula tricúspide (50 %), pero también en la aórtica o la mitral.

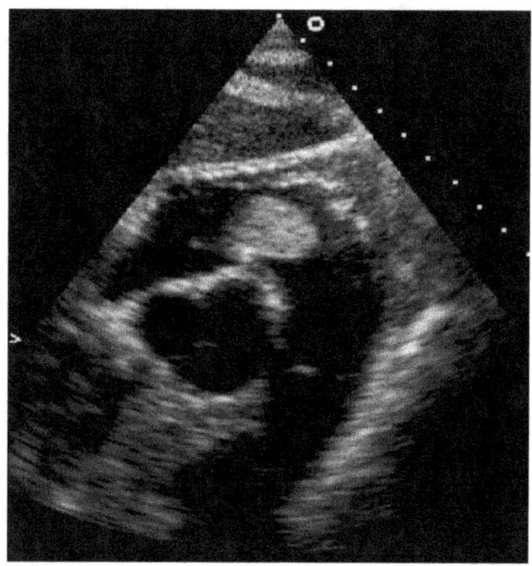

Figura 4. Ecocardiograma transesofágico en un paciente con una gran vegetación adherida al electrodo del marcapasos, a nivel del plano valvular aórtico. La vegetación tiene una forma redondeada al corte transversal en el interior del ventrículo derecho.

4 Microbiología

Existen numerosos estudios que han evaluado la microbiología de las infecciones de dispositivos implantables de estimulación y desfibrilación.[1,4,8,10,14,19,21-23,25,29-32] En prácticamente todas las series, la mayoría de infecciones están producidas por estafilococos, fundamentalmente *S. aureus* y estafilococos coagulasa-negativos. Diversos estudios han sugerido que las infecciones precoces son más probables por *S. aureus* y que las infecciones tardías son más probables por estafilococos coagulasa-negativos y suelen tener un curso más solapado debido a la baja virulencia de este microorganismo. Esto es debido, probablemente, al hecho de que muchas infecciones tardías derivan de la erosión mecánica de los dispositivos a través de la piel, con el resultado de la contaminación del generador por la flora cutánea. Les siguen en frecuencia las infecciones estreptocócicas y enterocócicas. Los gérmenes menos comunes son bacilos gram-negativos como los del grupo HACEK, *E. coli, Enterobacter, Serratia, Pseudomonas* y especies de *Klebsiella*. En raras ocasiones se encuentran microorganismos como micobacterias o infecciones fúngicas (*Cándida* spp., *Aspergillus* spp.). En la serie más numerosa y más reciente, que evaluó las infecciones en 189 pacientes con marcapasos y desfibriladores, los patógenos más frecuentes fueron estafilococos coagulasa-negativos (42 %), *S. aureus* (29 %), bacilos gram-negativos entéricos en el 9 % y otros cocos gram-positivos en el 4 %.[19] La distribución de gérmenes entre marcapasos y desfibriladores fue similar.

5 Tratamiento

El tratamiento de ante la infección de los dispositivos electrofisiológicos implantables ha sido un tema de amplia discusión en los últimos años, en especial la necesidad de la ex-

Microorganismos	Pautas de elección	Duración (semanas)	Pautas en alérgicos a la penicilina	Duración (semanas)
S. aureus o Estafilococos coagulasa negativos (ECN) (*S. epidermidis* u otros)	Meticilín-sensible: – Cloxacilina 12 g/d en 6 dosis i. v. más rifampicina,[1] 300 mg/8 h. i. v./v. o. más gentamicina (3 mg/kg/24 h en 2-3 dosis)	≥ 4 ≥ 4 2	– Vancomicina (misma dosis) más rifampicina, 300 mg/8 h. v. o. más gentamicina (misma dosis)	≥ 4 ≥ 4 2
	Meticilín-resistente: – Vancomicina (misma dosis) más rifampicina, 300 mg/8 h. i. v./v. o. más gentamicina (misma dosis)	≥ 4 ≥ 4 2	Misma pauta	

[1] La rifampicina se recomienda en infecciones por ECN. Debe utilizarse combinada con la gentamicina para evitar el desarrollo de resistencia a la rifampicina. Su eficacia en infecciones por *S. aureus* es controvertida. La rifampicina aumenta los requerimientos de dicumarínicos (inductor enzimático).

Tabla 1. Tratamiento antibiótico de la endocarditis estafilocócica sobre marcapasos y desfibriladores.

tracción completa del sistema para la erradicación de la infección. El tratamiento se basa en una combinación de antibiótico junto con la extracción del sistema.[18,33] Todos los pacientes deben recibir tratamiento antibiótico en función de la etiología del microorganismo y de su susceptibilidad antimicrobiana siguiendo las directrices internacionales del tratamiento de la endocarditis infecciosa.[34,35] Dado que tras el implante del sistema tanto el generador como los electrodos sufren un proceso de revestimiento por tejido neoendotelial y fibroso avascular, los antibióticos no penetran en el interior de las vegetaciones, por lo que es necesaria la extracción completa de las estructuras infectadas. Las pautas de administración de antibióticos son comunes para infecciones sobre válvulas protésicas, marcapasos y desfibriladores. En la tabla 1 se resume la pauta de tratamiento antibiótico para endocarditis sobre marcapasos y desfibriladores causada por *S. aureus* y esfafilococos coagulasa-negativos, que se basa en la administración de cloxacilina o vancomicina en función de la presencia o no de resistencia a la meticilina, con rifampicina y gentamicina (aunque el papel de la rifampicina en las infecciones por *S. aureus* meticilín-sensible es controvertido). El tratamiento antibiótico de las infecciones de los dispositivos que afectan exclusivamente la bolsa del generador o al trayecto subcutáneo de los electrodos y que cursan sin bacteriemia asociada, se ha de mantener durante un período corto de tiempo, en general hasta que desaparezcan los signos locales de infección a nivel de la bolsa del generador extraído (entre diez y catorce días). Por el contrario, cuando existe una infección de los electrodos el tratamiento debe mantenerse un mínimo de entre cuatro y seis semanas.[19] En algunos pacientes con dificultades para la extracción del sistema o para el reimplante de un nuevo dispositivo puede plantearse la administración de un tratamiento antimicrobiano supresivo durante periodos prolongados de tiempo (meses o años) con antibióticos orales a los que el microorganismo causal sea susceptible (trimetroprim-sulfametoxazol, quinolonas, rifampicina).[18,33,36]

Algunos autores han defendido el procedimiento conservador consistente en tratamiento antibiótico prolongado junto con la permanencia del sistema de generador y electrodos.[14,21,37-39] Los defensores de este tipo de tratamiento se han basado en la conveniencia de evitar un procedimiento quirúrgico invasivo, sobre todo en pacientes con comorbilidad importante o en aquellos con electrodos epicárdicos. Existen algunas experiencias sobre tratamiento semiconservador consistentes en el desbridamiento quirúrgico de infecciones localizadas sobre la bolsa del generador, conservando los electrodos e instaurando un sistema de irrigación continua de diversos antibióticos.[38] En general, los estudios que han reportado tratamientos exitosos mediante la estrategia conservadora de mantener el sistema implantado se han basado en escaso número de pacientes así como en infecciones limitadas a la bolsa del generador.[30]

El tratamiento quirúrgico para asegurar el éxito terapéutico se basa en la extracción completa del sistema incluyendo la totalidad de cables y del generador.[1,8,9,19,22,23,25,30,40,41] Sin embargo, también se ha considerado la posibilidad de una extracción parcial del generador o de la porción proximal (extravenosa) de los electrodos en caso de infección claramente delimitada a estas estructuras.[20,29,30] En uno de los estudios más recientes y con mayor número de casos se consiguió la extracción completa y satisfactoria de todo el sistema en el 95 % de los pacientes.[1] Las recidivas infecciosas fueron inferiores al 1 %, frente al 50 % en los seis pacientes que recibieron tratamiento conservador. En otro estudio de 190 pacientes con endocarditis sobre marcapasos se obtuvo una mortalidad del 41 % en pacientes tratados de forma conservadora (antibiótico sin cirugía) frente a una mortalidad del 19 % en el grupo de pacientes tratados con técnica invasiva (extracción del sistema junto a tratamiento antibiótico).[23]

La extracción de los electrodos de los marcapasos o desfibriladores infectados se puede realizar por extracción percutánea o mediante esternotomía/toracotomía con o sin circulación extracorpórea.[21] Siempre que sea posible se debe intentar la extracción percutánea (tracción, contratracción o mediante vainas con láser) de los electrodos, ya que supone una menor morbilidad para el paciente. Las técnicas de tracción/contracción no están exentas de complicaciones potencialmente graves como el desgarro de la válvula tricúspide, la rotura de la pared auricular o ventricular derechas o desgarros a nivel de vena subclavia, todo ello debido a la intensa fijación fibrótica de los electrodos en los puntos de apoyo en los grandes vasos, en la válvula tricúspide y la punta del electrodo.[3,8,19] En los últimos años se ha extendido la utilización de técnicas de extracción mediante vainas con tecnología láser, con lo cual se ha conseguido minimizar de forma notable el riesgo de complicaciones asociadas a estos procedimientos.[8,19,25,42,43] El principal inconveniente del tratamiento quirúrgico de los dispositivos infectados se encuentra en la morbimortalidad que ocasiona la extracción de dispositivos mediante toracotomía o esternotomía, con o sin circulación extracorpórea.[21] La cirugía cardíaca permite una extracción completa de

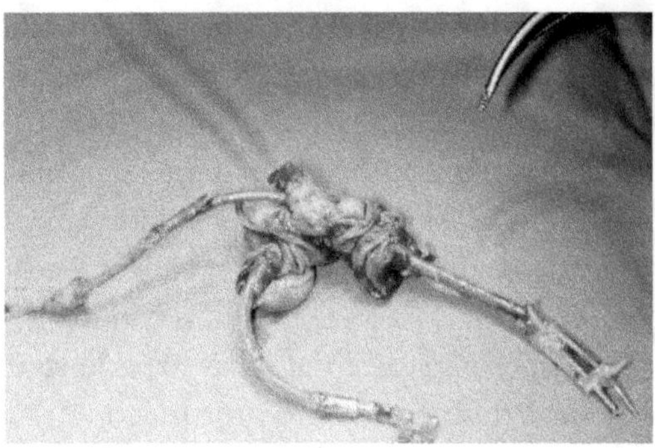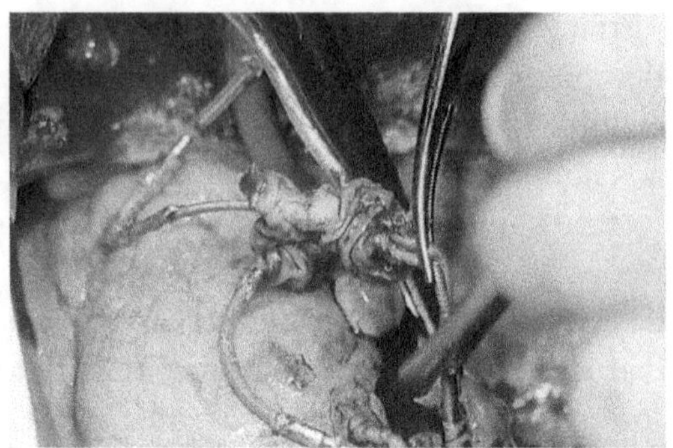

Figura 5. Fotografías tomadas durante la extracción quirúrgica de los electrodos mediante esternotomía. A la derecha se observan los electrodos de marcapasos adheridos entre sí e infectados. A la izquierda se observa el material explantado, apreciándose la gran cantidad de tejido de neoendotelización y fibrosis que rodea al electrodo. (Cortesía del Dr. Carlos A. Mestres, Hospital Clínic i Provincial, Barcelona.)

todos los electrodos, mediante visión directa, con menor riesgo de desgarros de las estructuras y menor riesgo de diseminación de las vegetaciones (véase la figura 5). En general se acepta que los casos que deben referirse para extracción quirúrgica mediante esternotomía/toracotomía con o sin circulación extracorpórea son aquellos que presenten vegetaciones de gran tamaño (mayores de 20 a 25 mm),[19,22,43] electrodos crónicos (más de 1-2 años), presencia de múltiples electrodos (más de 2) y los casos en que fracasen las técnicas de tracción. Sin embargo, con la generalización de la extracción mediante vainas con tecnología láser la cirugía cardíaca va quedando relegada a un segundo plano. La existencia de múltiples electrodos es una de las principales indicaciones de extracción quirúrgica, puesto que los cables se adhieren entre sí y a la pared de los grandes vasos, con lo cual se mantienen fuertemente unidos y la extracción percutánea es muy compleja y no exenta de riesgos.

El tiempo hasta el reimplante del sistema es otro de los temas controvertidos, dependiendo en cada caso de la localización de la infección y de la dependencia de marcapasos.[18,19,33] En pacientes con infección localizada a nivel del generador y hemocultivos negativos se debería esperar al menos 72 horas para el reimplante y realizarlo en el lado contralateral. Sin embargo, algunos autores recomiendan esperar varios días hasta el reimplante aunque se trate de una infección localizada, ya que los cultivos pueden tardar varios días en positivizarse.[1] En los pacientes con infección sobre los electrodos o afectación valvular y hemocultivos positivos se recomienda el reimplante del sistema al cabo de una o dos semanas después de su extracción y tras la negativización de los hemocultivos (sin interrupción del tratamiento antibiótico durante todo este periodo de tiempo), con el objetivo de erradicar la bacteriemia y minimizar el riesgo de reinfección del sistema. Recientemente, el grupo de investigadores de la Clínica Mayo de Rochester ha sugerido un algoritmo en el que a los pacientes con infecciones del electrodo (sin afectación valvular) se les podría reimplantar el sistema a partir de los tres días de tener los hemocultivos negativos con un tratamiento antibiótico adecuado.[19] Pero hacen falta más estudios que validen esta opción terapéutica. En los pacientes dependientes de marcapasos o que precisan el desfibrilador se puede optar por el implante de un electrodo epicárdico por vía subxifoidea junto con un generador en posición abdominal, o bien colocar un electrocatéter transvenoso temporal mientras se completa el tratamiento antibiótico en espera del reimplante del sistema. Si el paciente precisa cirugía cardíaca se puede implantar un electrodo epicárdico. Antes del reimplante del sistema deberá reevaluarse siempre la persistencia de la indicación del mismo, puesto que varios estudios han demostrado que en el 20 %-33 % de casos estos dispositivos no son necesarios en el futuro y por lo tanto no se requiere el reimplante.[8,19]

En casos en que no ha sido posible retirar todo el material protésico o éste ha quedado retenido, se recomienda mantener el tratamiento antibiótico durante un tiempo mayor e incluso algunos autores recomiendan asociar tratamiento oral de mantenimiento con quinolonas o rifampicina.

6 Pronóstico

El pronóstico de las infecciones sobre marcapasos y desfibriladores va muy ligado a la población que es portadora de estos dispositivos. En general, se trata de pacientes de edad avanzada en el caso de marcapasos y de pacientes con cardiopatía estructural avanzada con disfunción ventricular izquierda severa para el caso de los desfibriladores. La otra gran variable asociada al pronóstico es el tipo de tratamiento realizado. Las series clásicas de endocarditis sobre marcapasos y desfibriladores referían una mortalidad del 31 % a 66 %;[22,23] sin embargo, en la actualidad, con el uso de las modernas técnicas quirúrgicas de extracción del sistema se han conseguido reducir notablemente, aunque persisten en torno al 10-15 %.[8,9,13,32] Hoy en día está ampliamente aceptado que el tratamiento de elección de las infecciones de marcapasos y desfibriladores, sobre todo para el caso de las endocarditis, es la extracción completa de todo el sistema y el reimplante posterior en caso de la persistencia de la indicación. En un estudio reciente sobre endocarditis en electrodos de marcapasos y desfibriladores se demostró que la única variable asociada al fracaso del tratamiento antibiótico o a la muerte del paciente fue la no extracción del sistema.[8]

7 Prevención de las infecciones sobre dispositivos implantables

La adecuada técnica quirúrgica y la asepsia máxima durante la implantación y las manipulaciones del sistema constituyen las medidas más importantes de prevención de las infecciones. La profilaxis antibiótica de la infección de los dispositivos en el momento del implante es un apartado de gran importancia. Las evidencias recientes demuestran que

Gérmenes	Antibióticos	Dosis única
S. aureus, S. epidermidis, otros ECN, corynebacterias BGN	Cefazolina, o Vancomicina,* o Teicoplanina*	1-2 g i. v. 1 g iv 400 mg i. v.

* En pacientes alérgicos a los betalactámicos o en hospitales con alta incidencia de infecciones por estafilococos meticilín-resistentes constituyen los antibióticos de elección.

Tabla 2. Pautas de profilaxis antibiótica en la cirugía de implante o recambio de marcapasos o desfibriladores.

la administración de antibióticos de forma profiláctica ante cualquier manipulación quirúrgica del sistema de estimulación (recambio de generador, implante de electrodos adicionales, recolocación del generador en distinto plano, etc.) tiene un efecto muy beneficioso en la reducción de los casos de infecciones locales y de infecciones de los electrodos.[10,44] En un metaanálisis publicado en 1998 se demostró la efectividad de la profilaxis antibiótica en la reducción de las infecciones de dispositivos electrofisiológicos implantables.[44] En un estudio prospectivo, multicéntrico y con un gran número de pacientes también se ha observado que la administración de antibióticos de forma profiláctica se asocia a un riesgo significativamente menor de infecciones de dichos dispositivos.[10] En la tabla 2 se resumen las pautas antibióticas recomendadas. Una cefalosporina de primera o segunda generación, o bien de un glucopéptido en casos de colonización previa por patógenos resistentes a los betalactámicos o en pacientes alérgicos a los betalactámicos, en dosis única antes de realizar la incisión de la implantación del sistema, es la pauta recomendada.

Los pacientes portadores de marcapasos y desfibriladores se consideran de bajo riesgo y no deben recibir profilaxis antibiótica frente a la endocarditis bacteriana cuando son sometidos a procedimientos dentales, genitourinarios o digestivos con riesgo de bacteriemia.[18]

Conclusión

Las infecciones de marcapasos y desfibriladores son una complicación importante de estos dispositivos implantables. Su incidencia ha disminuido en los últimos años debido a una variedad de mejoras técnicas, pero, a causa del creciente número de implantes, cada vez van a ser más frecuentes en el futuro. Las infecciones de marcapasos y desfibriladores pueden localizarse en la bolsa del generador o en el electrodo y constituir en tal caso un cuadro sistémico de endocarditis infecciosa. El tratamiento de estas infecciones se basa en la combinación de tratamiento antibiótico y la extracción completa del sistema, lo cual no está exento de una considerable morbimortalidad.

BIBLIOGRAFÍA

1. Chua JD, Wilkoff BL, Lee I *et al.* Diagnosis and management of infections involving implantable electrophysiologic cardiac devices. Ann Int Med 2000; 133: 604-08.

2. Peinado R, Torrecilla EG, Ormaetxe J *et al.* Grupo de trabajo de desfibrilador implantable. [Spanish implantable cardioverter-defibrillator registry. Third Official Report of the Spanish Society of Cardiology Working Group on Implantable Cardioverter-Defibrillators (2006)] Rev Esp Cardiol 2007; 60: 1290-301.

3. Frame R, Brodman RF, Furman S *et al.* Surgical removal of infected transvenous pacemaker leads. Pacing Clin Electrophysiol 1993; 16: 2343-348.

4. Smith PN, Vidaillet HJ, Hayes JJ. Infections with non-thoracotomy implantable cardioverter-defibrillators: can these be prevented? Pacing Clin Electrophysiol 1998; 21: 42-55.

5. Lai KK, Fontecchio SA. Infections associated with implantable cardioverter-defibrillators placed transvenously and via thoracotomies: epidemiology, infection control, and management. Clin Infect Dis 1998; 27: 265-69.

6. Harcombe AA, Newell SA, Ludman PF *et al.* Late complications following permanent pacemaker implantation or elective unit replacement. Heart 1998; 80: 240-44.

7. Klug D, Vajsmann G, Jarwe M *et al.* Pacemaker lead infection in young patients. Pacing Clin Electrophysiol 2003; 26:1489-493.

8. Del Rio A, Anguera I, Miro JM *et al.* Surgical treatment of pacemaker and defibrillator lead endocarditis: the impact of electrode lead extraction on outcome. Chest 2003; 4: 1451-459.

9. Duval X, Selton-Suty C, Alla F *et al.* Endocarditis in patients with a permanent pacemaker: a 1-year epidemiological survey on infective endocarditis due to valvular and/or pacemaker infection. Clin Infect Dis 2004; 39: 68-74.

10. Klug D, Balde M, Pavin D *et al.* Risk factors related to infections of implanted pacemakers and cardioverter-defibrillators. Results of a large prospective study. Circulation 2007; 116: 1349-355.

11. Uslan DZ, Sohail MR, St Sauver JL *et al.* Permanent pacemaker and implantable cardioverter defibrillator infection: a population-based study. Arch Intern Med 2007; 167: 669-75.

12. Da costa A, Lelievre H, Kirkorian G *et al.* Role of preaxillary flora in pacemaker infections. A prospective study. Circulation 1998; 97: 1791-795.

13. Sohail M, Uslan D, Khan A *et al.* Infective endocarditis complicating permanent pacemaker and implantable cardioverter-defibrillator infection. Mayo Clin Proc 2008; 83: 46-53.

14. Camus C, Leport C, Raffi F *et al.* Sustained bacteremia in 26 patients with a permanent endocardial pacemaker: assessment of wire removal. Clin Infect Dis 1993; 17: 46-55.

15. Chamis AL, Peterson GE, Cabell CH *et al.* Staphylococcus aureus bacteremia in patients with permanent pacemakers or implantable cardioverter-defibrillators. Circulation 2001; 104: 1029-033.

16. Uslan DZ, Sohail MR, Friedman PA *et al.* Frequency of permanent pacemaker or implantable cardioverter-defibrillator infection in patients with gram-negative bacteremia. Clin Infect Dis 2006; 43: 731-36.

17. Rodríguez-Martínez JM, Pascual A. Activity of antimicrobial agents on bacterial biofilms. Enferm Infecc Microbiol Clin 2008; 26: 107-14.

18. Gandelman G, Frishman WH, Wiese C *et al.* Intravascular device infections: epidemiology, diagnosis, and management. Cardiol Rev 2007; 15: 13-23.

19. Sohail M, Uslan D, Khan A *et al.* Management and outcome of permanent pacemaker and implantable cardioverter-defibrillator infections. J Am Coll Cardiol 2007; 49: 1851-859.

20. Spratt KA, Blumberg EA, Wood CA *et al.* Infections of implantable cardioverter defibrillators: approach to management. Clin Infect Dis 1993; 17: 679-85.

21. Arber N, Pras E, Copperman Y *et al.* Pacemaker endocarditis: report of 44 cases and review of the literature. Medicine (Baltimore) 1994; 73: 299-305.

22. Klug D, Lacroix D, Savoye C *et al.* Systemic infection related to endocarditis on pacemaker leads: clinical presentation and management. Circulation 1997; 95: 2098-107.

23. Cacoub P, Leprince P, Nataf P *et al.* Pacemaker infective endocarditis. Am J Cardiol 1998; 82: 480-84.

24. San Román JA, Vilacosta I, Zamorano JL *et al.* Transesophageal echocardiography in right-sided endocarditis. J Am Coll Cardiol 1993; 21: 1226-230.

25. Victor F, DePlace C, Camus C *et al.* Pacemaker lead infection: echocardiographic features, management and outcome. Heart 1999; 81: 82-7.

26. Vilacosta I, Sarria C, San Román JA *et al.* Usefulness of transesophageal echocardiography for diagnosis of infected transvenous permanent pacemakers. Circulation 1994; 89: 2684-687.

27. Durack DT, Lukes AS, Bright DK, and the Duke Endocarditis Service. New criteria for diagnosis of infective endocarditis: utilization of specific echocardiographic findings. Am J Med 1994; 96: 200-09.

28. Li Js, Sexton DJ, Mick N *et al.* Proposed modifications to the Duke criteria for the diagnosis of infective endocarditis. Clin Infect Dis 2000; 30: 633-38.

29. Trappe HJ, Pfitzner P, Klein H. Infections after cardioverter-defibrillator implantation: observations in 335 patients over 10 years. Br Heart J 1995; 73: 20-4.

30. Molina JE. Undertreatment and overtreatment of patients with infected antiarrhythmic implantable devices. Ann Thorac Surg 1997; 63: 504-09.

31. Samuels LE, Samuels FL, Kaufman MS *et al.* Management of infected implantable cardiac defibrillators. Ann Thorac Surg 1997; 64:1702-706.

32. Murdoch DR, Corey GR, Hoen B *et al.* Clinical Presentation, Etiology and Outcome of Infective Endocarditis in the 21st Century: The International Collaboration on Endocarditis-Prospective Cohort Study. Arch Intern Med 2008 (en prensa).

33. Karchmer AW, Longworth DL. Infections of intracardiac devices. Infect Dis Clin N Am 2002; 16: 477-505.

34. Baddour LM, Wilson WR, Bayer AS *et al.* Infective endocarditis: diagnosis, antimicrobial therapy, and management of complications: a statement for healthcare professionals from the Committee on Rheumatic Fever, Endocarditis, and Kawasaki Disease, Council on Cardiovascular Disease in the Young, and the Councils on Clinical Cardiology, Stroke, and Cardiovascular Surgery and Anesthesia, American Heart Association: endorsed by the Infectious Diseases Society of America.Circulation 2005; 111(23): e394-434.

35. Horstkotte D, Follath F, Gutschik E *et al.* Guidelines on prevention, diagnosis and treatment of infective endocarditis. Executive summary. Eur Heart J 2004; 25: 267-76.

36. Baddour LM *et al.* Infectious Diseases Society of America's Emerging Infections Network. Long-term suppressive antimicrobial therapy for intravascular device-related infections. Am J Med Sci 2001; 322: 209-12.

37. Tylman T, Seaworth B. Pacemaker-associated sepsis: successful medical management. South Med J 1985; 78: 1140-141.

38. Lee JH, Geha AS, Ratehalli NM *et al.* Salvage of infected ICDs: management without removal. Pacing Clin Electrophysiol 1996; 19: 437-42.

39. Turkisher V, Priel I, San M. Successful management of an infected implantable cardioverter defibrillator with oral antibiotics and without removal of the device. Pacing Clin Electrophysiol 1997; 20: 2268-270.

40. Myers MR, Parsonnet V, Bernstein AD. Extraction of implanted transvenous pacing leads: a review of a persistent clinical problem. Am Heart J 1990; 121: 881-88.

41. Klug D, Wallet F, Lacroix D *et al.* Local symptoms at the site of pacemaker implantation indicate latent systemic infection. Heart 2004; 90: 882-86.

42. Wilkoff BL, Byrd CL, Love CJ *et al.* Pacemaker lead extraction with the laser sheath: results of the pacing lead extraction with the excimer sheath (PLEXES) trial. J Am Coll Cardiol 1999; 33:1671-676.

43. Ruttmann E, Hangler HB, Kilo J *et al.* Transvenous pacemaker lead removal is safe and effective even in large vegetations: an analysis of 53 cases of pacemaker lead endocarditis. Pacing Clin Electrophysiol 2006; 29: 231-36.

44. Da Costa A, Kirkorian G, Chucherat M *et al.* Antibiotic prophylaxis for permanent pacemaker implantation: a meta-analysis. Circulation 1998; 97: 1796-801.

Capítulo 13

Implante de dispositivos en pacientes con anticoagulación y antiagregación

J. M. TOLOSANA VIÚ

Instituto del Tórax
Unidad de Arritmias
Servicio de Cardiología
Hospital Clínic
Barcelona

Dirección para correspondencia
Hospital Clínic
Dr. J. M. Tolosana
tolosana@clinic.ub.es

Actualmente existe un gran número de pacientes con tratamiento anticoagulante y/o antiagregante que requieren el implante o recambio de un marcapasos y/o el de un desfibrilador (DAI).

El tratamiento anticoagulante y antiagregante se asocia a un aumento de la incidencia de sangrado y desarrollo de hematomas de la bolsa del generador en los pacientes a los que les implantamos un marcapasos o un DAI.

Los pacientes tratados con heparina durante el perioperatorio o con tratamiento antiagregante doble aspirina (AAS) + ticlopidina o AAS + clopidogrel tienen entre cuatro y cinco veces más riesgo de desarrollar un hematoma en la bolsa del generador que el resto de los pacientes. El uso de heparina durante el perioperatorio, así como el tratamiento antiagregante doble son factores de riesgo independientes para el desarrollo de hematomas tras el implante.[1]

En este capítulo vamos a analizar las distintas opciones del manejo de la terapia anticoagulante y antiagregante durante el perioperatorio y vamos a valorar los riesgos que tienen estos pacientes de presentar un sangrado o un evento tromboembólico al modificar el tratamiento anticoagulante o antiagregante.

1   Implante de dispositivos en pacientes anticoagulados

El implante o recambio de marcapasos y/o DAI en pacientes tratados con anticoagulantes orales es cada vez es más habitual.

Las indicaciones más frecuentes para el tratamiento anticoagulante son: la fibrilación auricular (FA), el implante de prótesis valvulares mecánicas cardíacas (PVC), la trombosis venosa profunda (TVP) o el tromboembolismo pulmonar (TEP).[2,3]

El manejo perioperatorio de los pacientes anticoagulados es controvertido. El cese del tratamiento anticoagulante incrementa el riesgo de presentar nuevos eventos tromboembólicos, algunos de ellos con graves consecuencias: el 6 % de las recurrencias de las trombosis venosas son fatales.[4,5] El 20 % de los eventos tromboembólicos arteriales tienen consecuencias fatales y en un 40 % de los casos dejan secuelas permanentes.[6] Las trombosis de las prótesis mecánicas tienen una mortalidad en torno al 15 %.

Por otro lado, el mantenimiento de una terapia anticoagulante agresiva durante el perioperatorio para intentar disminuir la incidencia de eventos tromboembólicos, incrementa la incidencia de hematomas y sangrados tras el implante. El hematoma de la bolsa del generador es una complicación precoz en el implante de dispositivos y en ocasiones requiere el drenaje quirúrgico. Entre el 14 % y el 17 % de las reintervenciones tempranas, definidas como aquellas que se realizan antes del alta del paciente, se deben al desarrollo de un hematoma en la bolsa del generador,[7] con el riesgo que esto conlleva de desarrollar una endocarditis;[8] además, el sangrado postoperatorio obliga a suspender la terapia anticoagulante abriendo, por tanto, una ventana de tiempo en el que el paciente permanecerá con una coagulación dentro de los rangos de la normalidad, aumentando el riesgo de presentar nuevos eventos tromboembólicos.

Actualmente existe muy poco consenso en el manejo perioperatorio de la terapia anticoagulante, sobre todo en pacientes con un riesgo tromboembólico moderado. Esto se debe en parte a la falta de estudios randomizados.[9]

1.1   *Variables a tener en cuenta para el correcto manejo perioperatorio de los pacientes tratados con dicumarínicos*

1.1.1   *La indicación del tratamiento anticoagulante*

Nos permite calcular el riesgo que tiene el paciente de presentar un evento tromboembólico si suspendemos la terapia anticoagulante.

- **Tromboembolia venosa profunda (TVP) o tromboembolismo pulmonar (TEP):** después de una TVP, el riesgo de recurrencia disminuye rápidamente tras el primer mes. Suspender la anticoagulación en el primer mes tras una TVP se asocia con un riesgo muy elevado de recidiva, que oscila en torno al 40 %. Si el tratamiento anticoagulante se interrumpe en el segundo o tercer mes, el riesgo de recidiva disminuye considerablemente, siendo de grado intermedio (10 %). En pacientes con trombosis venosa de repetición, o con estados hipercoagulables (enfermedades sistémicas, cáncer…) que requieren anticoagulación durante largo tiempo, el riesgo de presentar nuevos eventos tromboembólicos si se suspende la terapia anticoagulante es del 15 % por año.[10,11]
- **Fibrilación auricular:** en pacientes con fibrilación auricular sin patología valvular, el riesgo medio de presentar un evento tromboembólico oscila entre el 4-5 % por año. El riesgo se debe valorar de forma individualizada (edad, diabetes, hipertensión, ictus previo, insuficiencia cardíaca); y el peligro de desarrollar eventos tromboembólicos oscila entre un 1 % y un 20 % por año.[12] En la tabla 1 se muestra, según la clasificación $CHADS_2$, el riesgo que tiene un paciente con fibrilación auricular no valvular de presentar un evento tromboembólico si no está anticoagulado.

CHADS$_2$	PUNTOS
Ictus	2
Hipertensión	1
Edad < 75 años	1
Diabetes	1
Insuficiencia cardíaca	1
RIESGO EMBÓLICO (% por año) 95 % I. C.	**Σ puntos**
1,9 (1,2-3,0)	0
2,8 (2,0-3,8)	1
4,0 (3,1-5,1)	2
5,9 (4,6-7,3)	3
8,5 (6,3-11,1)	4
12,5 (8,2-17,5)	5
18,2 (10,5-27,4)	6

Tabla 1. Riesgo tromboembólico en pacientes con fibrilación auricular no valvular, no tratados con anticoagulación de acuerdo con el índice CHADS$_2$ (Tabla modificada de JAMA 2001; 285: 2864-870.)

La fibrilación auricular asociada a patología valvular (enfermedad reumática) incrementa 17 veces el riesgo de presentar un evento tromboembólico al año si no esta anticoagulado.[13] Estos pacientes deben ser considerados, por tanto, como de alto riesgo.

- **Prótesis valvulares mecánicas:** el riesgo medio de presentar un evento tromboembólico en los pacientes con prótesis mecánicas cardíacas sin anticoagulación está en torno al 8 % por año.[14] Para valorar el riesgo al suspender la terapia anticoagulante, hay que tener en cuenta una serie de factores como: 1) la localización de la prótesis, teniendo mayor riesgo aquellos pacientes que la tienen ubicada en posición mitral; 2) el número de prótesis, ya que aquellos pacientes con múltiples implantes (mitro-aórtica) tendrán un riesgo tromboembólico mayor; 3) el tipo de prótesis: tienen un mayor riesgo tromboembólico los antiguos implantes de jaula y los monodisco que las prótesis bidisco, y 4) la presencia de otros factores de riesgo como: la existencia de eventos tromboembólicos previos, la fibrilación auricular, la fracción de eyección deprimida y los estados hipercoagulables (enfermedades sistémicas, cáncer…).[15] Todos los pacientes con prótesis mecánicas en posición mitral, prótesis mecánicas bidisco en posición aórtica junto con algún factor de riesgo tromboembólico, portadores de varias prótesis mecánicas o de prótesis monodisco deben ser considerados como pacientes de alto riesgo tromboembólico.

1.1.2   La farmacocinética del anticoagulante del paciente

Esto determina el momento en que el tratamiento debe suspenderse. Existen antagonistas de la vitamina K con una vida media corta de 24 horas como el acenocumarol (Sintrom®), que es el principal dicumarínico usado en España, aunque también existen otros dicumarínicos con una vida media más larga como la warfarina (Aldocumar®) o el Phenprocoumon con una vida media de 4-5 días.[16]

1.1.3   El tipo de intervención

Nos ayuda a calcular el riesgo de sangrado posprocedimiento en nuestros pacientes. La incidencia de sangrados y complicaciones es mayor en las reintervenciones para la revisión de los electrodos o del generador o en el implante de nuevos electrodos *up-grade* de dispositivos.[17]

1.1.4   La experiencia del equipo implantador

Varios estudios han demostrado que la incidencia de complicaciones durante el implante tiene una relación inversamente proporcional con la experiencia del médico que realiza el implante.[1,18,19] En el estudio de Uwe K *et al.*[1] la baja experiencia del médico implantador (< 50 intervenciones al año) fue un predictor, independiente de sangrado y formación de hematoma en la bolsa del generador.

1.2   Manejo de la terapia anticoagulante

De acuerdo con las variables descritas previamente, tenemos tres estrategias diferentes en el manejo de la terapia anticoagulante para los pacientes a los que les vayamos a implantar o recambiar un dispositivo:

a) El implante del dispositivo suspendiendo el tratamiento anticoagulante oral.
b) Realizar la intervención manteniendo el tratamiento anticoagulante con dicumarínicos.
c) Suspender el tratamiento con dicumarínicos y pasar a heparina como tratamiento coadyuvante, de acuerdo con las guías clínicas actuales.[15]

1.2.1   Implante de dispositivos suspendiendo el tratamiento anticoagulante oral

En la mayoría de los pacientes, cuando suspendemos el tratamiento anticoagulante con dicumarínicos, los valores de INR alcanzan un valor ≤1,5 a los dos días, si el fármaco usado es el acenocumarol (Sintrom®), o a los cuatro días, si el dicumarínico usado tiene una vida media más larga, como la warfarina (Aldocumar®).[20] Estos niveles de INR permiten realizar el implante del dispositivo con un riesgo de sangrado similar a un paciente con coagulación normal, disminuyendo la tasa de hematomas en torno al 1-2 %.[21]

Cuando comenzamos nuevamente la terapia anticoagulante con dicumarínicos, el efecto anticoagulante no es inmediato, tardando unos dos días en el caso del acenocumarol y tres días si el fármaco usado es la warfarina para alcanzar unos niveles de anticoagulación adecuados INR > 2.

Por tanto, en caso de los pacientes tratados con acenocumarol, si suspendemos el fármaco 48 horas antes del procedimiento y lo volvemos a iniciar el mismo día tras el procedimiento, el paciente se expone a un riesgo tromboembólico similar al esperado a dos días sin tratamiento anticoagulante, que son los que corresponden al día de antes de la intervención y al propio día de la misma. Si el paciente tiene un riesgo anual de presentar un evento tromboembólico del 3 %, el peligro de presentar un evento tromboembólico durante esos dos días será del 0,016 %.

García David *et al.*[22] analizaron, en un estudio observacional, a una serie de 1.024 pacientes (7 % de alto riesgo tromboembólico) y evaluaron los peligros que tiene un paciente anticoagulado de presentar un sangrado postoperatorio o un evento tromboembólico al interrumpir el tratamiento anticoagulante. A todos los pacientes se les realizó una cirugía menor (dental o cutánea, biopsia prostática...) o una colonoscopia. La incidencia total de eventos tromboembólicos fue del 0,7 %, 95 % IC (0,3 %-1,4 %), pero para el grupo de pacientes con un riesgo tromboembólico alto que no recibieron tratamiento sustitutivo con heparina la incidencia de embolias posprocedimiento fue del 2,7 %. Por otro lado, la hemorragia posprocedimiento fue del 0,8 % en los pacientes a los que se les suspendió el tratamiento con dicumarínicos frente al 13 % (p < 0,05) de los que hicieron tratamiento sustitutivo con heparina. A pesar de las limitaciones metodológicas, este estudio demostró que los eventos tromboembólicos en pacientes con bajo riesgo a los que se les suspende durante un breve periodo de tiempo el tratamiento anticoagulante (< 7 días) son poco frecuentes; además, esto permite minimizar las complicaciones hemorrágicas en este grupo de pacientes.

Esta estrategia menos agresiva con el tratamiento anticoagulante nos permite, en pacientes con un riesgo tromboembólico bajo, disminuir los peligros de sangrados postimplante, sin asumir tampoco un riesgo elevado de presentar nuevos eventos tromboembólicos.[22]

1.2.2 Implante/recambio de dispositivos manteniendo el tratamiento anticoagulante con dicumarínicos

Varios estudios han analizado la seguridad de realizar el implante o recambio de dispositivos sin suspender el tratamiento anticoagulante con dicumarínicos.[23-25] La tabla 2 muestra un resumen de los diferentes estudios publicados.

Autor y año	Diseño	Población y grupos	Manejo anticoagulantes	INR al implante	Seguimiento	Hematomas	Embolias
Al Kadra (2003)	Cohorte retrospectivo	47 (70 % FA, 23 % MV, 2 % TVP, 2 % ictus)	No cese VKA	2,3	6 semanas	2 %	0 %
Giudici (2004)	Cohorte retrospectivo	1025: A: INR ≥ 1,5 B: INR, 1,5	Grupo A: no cese VKA Grupo B: cese VKA	A: 2,6 B: 1,1	2 semanas	Grupo A: 2,6 % Grupo B: 2,2 %	A: 0 % B: 0,2 %
Goldstein (1998)	Cohorte retrospectivo	140: A: 37 VKA B: 113 no anticoagulación	Grupo A: no cese VKA Grupo B: cese VKA	A: 2,5 B: 1,1	1 semana	0 %	0 %
Milic (2005)	Subgrupo randomizado	81 A: VKA: 89 % FA; 6 % MV; 5 % TVP B: no VKA		A: 2,8 B: 2,7	2-27 meses	A: 0 B: 4 %	0 %

FA: fibrilación auricular; MV: prótesis mecánicas valvulares; TVP: trombosis venosa profunda; VKA: antagonistas vitamina K.

Tabla 2. Estudios publicados que evalúan el implante de dispositivos y mantienen la terapia anticoagulante con dicumarínicos. (Tabla modificada de Jamula E et al., J Throm Haemost 2008.)

Goldstein *et al.*[23] analizaron retrospectivamente a una serie de 150 pacientes, de los cuales a 37 (25 %) se les realizó el procedimiento manteniendo la terapia anticoagulante con dicumarínicos y los 113 restantes (75 %) fueron controles. El INR en el momento del implante fue de 2,5 ± 0,2. Aunque la incidencia de hematomas posprocedimiento fue mayor en el grupo de pacientes a los que se les mantuvo el tratamiento anticoagulante, 2/37 (5,4 %) frente a 2/113 (1,8 %), la diferencia no alcanzó significación estadística; p = 0,25.

Al Khadra *et al.*[24] también describió la seguridad de realizar el procedimiento manteniendo la anticoagulación oral (INR de 2,3) en una serie de 47 pacientes. En este estudio la incidencia de hematomas fue del 2 %, pero el 19 % de los pacientes incluidos en el estudio tenían un INR menor de 2 en el momento de realizar el procedimiento.

Giudici *et al.*[25] han analizado la mayor serie de pacientes a los que se les implantó un marcapasos o DAI sin suspender el tratamiento anticoagulante. En este estudio se analizaron retrospectivamente los datos de un registro y compararon la incidencia de complicaciones entre 470 pacientes a los que se les realizó el procedimiento con un INR > 1,5 con respecto a 555 pacientes con un INR < 1,5. No hubo diferencias significativas en la incidencia de hematomas de la bolsa de generador o sangrados posprocedimiento (2,5 % frente a

1,6 %, respectivamente). En este registro llama la atención la baja incidencia de hematomas de bolsillo en los pacientes a los que se les realizó el procedimiento manteniendo la terapia anticoagulante, siendo prácticamente similar a los pacientes con coagulación normal. El hecho de que el estudio sea retrospectivo, de que no este diseñado originalmente para evaluar el implante de dispositivos en pacientes anticoagulados y la falta de unificación en la definición de hematoma pueden haber subestimado la incidencia real de sangrados.

Estos estudios han sido observaciones, han tenido carácter retrospectivo, han admitido distintas técnicas de implante (punción vena subclavia, disección vena cefálica o punción vena axilar), no dejan claro el riesgo tromboembólico de los pacientes y, además, la mayoría de estas investigaciones mezclan pacientes de alto y bajo riesgo. La baja incidencia de complicaciones hemorrágicas en quienes se realizó el implante del dispositivo manteniendo la terapia con dicumarínicos sugiere que el implante de dispositivos sin suspender la anticoagulación oral y manteniendo un INR en torno a 2-2,5 es un procedimiento seguro en cuanto a la incidencia de hematomas y sangrados postoperatorios cuando se realizan en centros con personal experimentado, con una cuidadosa hemostasia local y aplicando vendajes compresivos sobre la herida tras el procedimiento.

1.2.3 *Implante de dispositivos suspendiendo el tratamiento con dicumarínicos y usando heparina como tratamiento sustitutivo durante el periodo perioperatorio*

El implante de marcapasos asociado a tratamiento con heparina i. v. o heparina de bajo peso molecular como terapia coadyuvante tras suspender el tratamiento con los dicumarínicos durante el perioperatorio, se asocia a un incremento en el riesgo de sangrados y hematomas.[1]

Las guías clínicas (tanto en pacientes con prótesis mecánicas valvulares[15] como en pacientes con fibrilación auricular,[26] de alto riesgo tromboembólico) recomiendan suspender el tratamiento anticoagulante dos a cuatro días antes del procedimiento, cuando el INR sea < 2, debe haber hospitalización y el tratamiento debe cambiarse a heparina no fraccionada intravenosa. La heparina debe interrumpirse seis horas antes de la cirugía y restablecerse entre seis y doce horas después.

Como alternativa se puede administrar heparina de bajo peso molecular por vía subcutánea como preparación preoperatorio. Ésta es una opción atractiva, ya que el manejo más sencillo de estas heparinas permite iniciar el tratamiento sustitutivo anticoagulante del paciente desde su domicilio, no requiriendo el ingreso hospitalario, aumentando la comodidad del paciente y reduciendo los costes de la intervención al disminuir el número de días que el paciente permanece ingresado.[27] Pero a pesar de su uso generalizado y de los resultados positivos de los estudios observacionales, la seguridad de la heparina de bajo peso molecular en esta situación no se ha establecido de manera definitiva y su eficacia no ha sido probada por estudios controlados, sobre todo en los pacientes que tienen alto riesgo de trombosis valvular.[28]

Varios estudios han analizado la incidencia de eventos tromboembólicos y sangrados postoperatorios en los pacientes a los que se les ha implantado un marcapasos, se les ha

Autor y año	Diseño	Población y grupos	Anticoagulación	INR	Seguimiento	Hematomas	Embolias
Wiegand (2004)	Cohorte retrospectivo	1069 (67 % FA;16 % MV; 2 % PTE) Grupo A: 1.069 Grupo B: 2.095 controles	A: Cese VKA, paso a Hep i. v. o s. c. B: No VKA: dosis baja Hep i. v. posprocedimiento	< 2	3 meses	A: 130 (12,2 %) B: 52 (2,5 %)	Ictus: 0,1 % TVP: 0,2 %
Michaud (2000)	Cohorte aleatorizado	192 (61 % FA, 37 % MV, 2 % TVP) Grupo A: 49 Grupo B: 28 Grupo C: controles 115	A: cese VKA, paso a Hep i. v. B: cese VKA, se inició tras procedimiento C: no VKA	< 1,5	2 meses	A: 10 (20 %) B: 1 (4 %) C: 2 (2 %)	A: 0 % B: 1 (4 %) C: 0 %
Hammerstingl (2007)	Subgrupo, prospectivo	116 MV Grupo A: 22 pacientes requieren implante MCP	A: cese VKA, paso a Hep de bajo peso molecular	< 1,5	1 mes	A: 0 %	A: 0 %
Marquie (2006)	Casos-controles	114: 38 MV, 76 FA Grupo A: 38 Grupo B: 76 Grupo C: controles 114	A: cese VKA, paso a Hep i. v. B: cese VKA, bajas dosis Hep i. v. pre y posprocedimiento C: no VKA	< 1,2	1 mes	A: 11 (29 %) B: 3 (4 %) C: 2 (4 %)	No explicados

FA: Fibrilación auricular; MV: Prótesis mecánicas valvulares; TVP: Trombosis venosa profunda; VKA: Antagonistas vitamina K.

Tabla 3. Estudios publicados que evalúan el implante de marcapasos con heparina como tratamiento sustitutivo a los dicumarínicos. (Tabla modificada de Jamula E et al., J Throm Haemost 2008.)

suspendido el tratamiento con dicumarínicos y se les ha realizado tratamiento sustitutivo con heparina. La tabla 3 muestra un resumen de los principales estudios publicados hasta la fecha en el implante de dispositivos usando heparina como tratamiento sustitutivo en los días previos y posteriores al implante.

Wiegand UK *et al.*[1] analizaron retrospectivamente a una serie de 3.164 pacientes a los que se les realizó el implante de un marcapasos o DAI. De éstos, 1.069 (33,7 %) recibían tratamiento anticoagulante. Los pacientes que recibieron terapia con heparina de bajo peso molecular como tratamiento sustitutivo durante el perioperatorio aumentaban en 7,7 veces, 95 % IC (3,7-15,4) la probabilidad de presentar un hematoma tras el implante. También el uso perioperatorio de heparina i. v. incrementaba cinco veces con un IC (3,0-8,8) el riesgo de sangrar tras la intervención.

Michaud G *et al.*[29] analizó en un estudio prospectivo y randomizado la incidencia de hematomas con el uso postoperatorio de heparina i. v. comenzada a las seis o a las 24 horas tras el implante y comparó el riesgo de sangrado con un grupo de pacientes que no recibían terapia anticoagulante (grupo control) y con otro segmento de pacientes a los que se les suspendió el tratamiento con warfarina cuatro días antes de la cirugía, iniciándolo nuevamente ese mismo día pero sin usar heparina como sustitutivo. En dicho estudio, la incidencia de hematomas posprocedimiento fue mayor en el grupo que uso heparina i. v. con respecto al grupo control y al segmento que suspendió el tratamiento con warfarina (20 %, 2 % y 4 %, respectivamente), independientemente de si la heparina i. v. se inició a las seis o a las 24 horas tras el implante. Ningún paciente del grupo que recibió tratamiento postoperatorio con heparina i. v. (49 pacientes) presentó eventos tromboembólicos durante el seguimiento.

Marquie *et al.*[30] analizó la incidencia de sangrados en un grupo de 114 pacientes tratados con anticoagulantes orales a los que se les implantó un marcapasos frente a otro grupo de 114 pacientes sin tratamiento anticoagulante. Del grupo con anticoagulante, los pacientes con prótesis valvulares mecánicas realizaron tratamiento sustitutivo con heparina, de acuerdo con las guías clínicas actuales, y los pacientes con fibrilación auricular y sin alto riesgo tromboembólico recibieron tratamiento anticoagulante posprocedimiento con heparina i. v. a dosis bajas (5.000 IU /12 horas). La incidencia de sangrados en los pacientes que realizaron el tratamiento sustitutivo con heparina i. v. fue del 29 %, bastante superior a la del grupo de pacientes que recibió tratamiento postoperatorio con heparina a bajas dosis (4 %) y con respecto al grupo control (2 %) p < 0,05.

En el estudio publicado por Hammerstingl *et al.*[31] hay un subgrupo de 22 pacientes con prótesis mecánicas valvulares a los que se les realizó el implante de un marcapasos. Estos pacientes cesaron la terapia con warfarina entre cuatro y seis días antes del procedimiento y se les realizó terapia sustitutiva cuando el INR < 2 con heparina de bajo peso molecular a dosis anticoagulante. La última dosis de heparina se les administró la noche antes del implante, y se volvió a comenzar el tratamiento anticoagulante con heparina de bajo peso molecular a las 24 horas del implante, hasta que el paciente alcanzó un INR > 2. En este subgrupo de pacientes no se describió ningún evento tromboembólico y/o sangrado tras el implante. Estos resultados hay que interpretarlos con cautela, ya que se trata de un grupo muy pequeño de pacientes y por otro lado tampoco se ha demostrado la seguridad de emplear heparina de bajo peso molecular como terapia sustitutiva a los pacientes portadores de prótesis valvulares mecánicas.

Nuestro grupo[32] realizó un estudio prospectivo y aleatorizado que incluía a una serie consecutiva de 101 pacientes, todos ellos con alto riesgo tromboembólico, que requerían el implante o recambio de un marcapasos o DAI. Estos enfermos fueron aleatorizados a realizar el implante manteniendo el tratamiento con acenocumarol, para tener el día del implante unos niveles de INR de 2 ± 0,3 o realizar el paso de acenocumarol a heparina i. v. durante el perioperatorio. La heparina i. v. se comenzaba nuevamente a las 24 horas tras el implante del dispositivo con un *bolus* de 5.000 U y perfusión, para mantener unos tiempos de tromboplastina parcial (TTPa) en torno a 55-70 segundos. En nuestra serie de pacientes no hubo diferencias entre los dos grupos en la incidencia de hematomas postimplante, siendo de 4/51 (7,8 %) en el grupo de heparina i. v. y de 4/50 (8 %) en el grupo que mantenía el tratamiento anticoagulante con acenocumarol. Sólo un paciente en cada grupo requirió el drenaje del hematoma. No se registró ningún evento tromboembólico durante el seguimiento, que abarcaba 15 días antes del implante hasta 45 días postimplante. Además, la estancia media hospitalaria fue 2,5 ± 0,7 días más corta en el grupo que se realizó el procedimiento manteniendo el tratamiento con el acenocumarol (IC 1,1-4,1 días, p < 0,0001). Los datos de nuestro estudio sugieren que en centros con implantadores experimentados, el implante o recambio de dispositivos en pacientes con alto riesgo tromboembólico modulando el tratamiento anticoagulante con dicumarínicos para obtener el día del implante un INR de 2- 2,3 es una alternativa al tratamiento sustitutivo con heparina. En nuestra serie de pacientes, la incidencia de sangrados en el grupo de heparina i. v. fue menor a la reportada en anteriores estudios. Posiblemente, el hecho de comenzar la heparina 24 horas tras el procedimiento en lugar de a las seis o doce horas minimiza los riesgos de sangrado postimplante, sin aumentar en exceso el peligro de presentar un evento tromboembólico. Por otra parte, en nuestra serie de pacientes, el realizar el implante manteniendo la anticoagulación oral nos permitió disminuir la estancia media hospitalaria de los pacientes.

Milic *et al.*[33] compararon en un estudio, que incluyó a 81 pacientes, la eficacia de colocar un sellador de fibrina en la bolsa del generador al final del procedimiento. En todos los casos, se realizó el implante con anticoagulación con warfarina o realizando terapia sustitutiva con heparina de acuerdo con las guías clínicas actuales. A un grupo se le implantó en la bolsa del generador un sellador de fibrina. La tasa de hematoma del grupo que no uso el sellante de fibrina fue del 25 % en el grupo de heparina y del 24 % en el grupo de la warfarina, mientras que, por otro lado, a los pacientes que se les colocó el sellador de fibrina en la bolsa del marcapasos no presentaron ningún hematoma tras el procedimiento. Este estudio demuestra que el uso de selladores de fibrina puede ser una opción para disminuir la incidencia de hematomas tras el implante de dispositivos en pacientes con alto riesgo tromboembólico. Estos resultados se deben interpretar con cautela, dado que son necesarios más estudios que incluyan a más pacientes, para valorar las posibles complicaciones del uso de selladores de fibrina como la trasmisión de virus, las reacciones alérgicas al producto y las posibles embolias que se puedan producir si se vierte este producto dentro del torrente sanguíneo de forma accidental.

1.3 *Recomendaciones de manejo perioperatorio para el implante de dispositivos en pacientes anticoagulados*

Con los estudios publicados hasta la fecha, es difícil valorar el mejor manejo de la terapia anticoagulante en los pacientes a los que se les implanta un marcapasos o un DAI, ya que las investigaciones realizadas tienen limitaciones metodológicas importantes. La mayoría de ellas son observaciones y retrospectivas, incluyen series pequeñas de pacientes y tienen distintas definiciones de hematoma o eventos tromboembólicos. Además, muchos de ellos se desarrollan en un solo centro, añadiendo más limitaciones según la experiencia y técnica usada por los médicos implantadores.

A pesar de las limitaciones metodológicas, en la mayoría de estudios se observa un aumento en la incidencia de sangrado postimplante en los pacientes a los que se les realiza el implante usando heparina como terapia sustitutiva durante el perioperatorio. El riesgo de presentar un hematoma postimplante con este abordaje oscila entre el 8 % y el 29 %, mientras que los estudios que han analizado la incidencia de hematomas en pacientes a los que se les ha implantado el dispositivo manteniendo la terapia anticoagulante oral está entre el 2 % y el 8 %.

Posiblemente, uno de los factores que puedan explicar la diferencia en el porcentaje de hematomas entre las dos estrategias, es que los pacientes a los que se les realiza el implante manteniendo el tratamiento anticoagulante con dicumarínicos tienden a sangrar más durante el implante y el profesional puede aplicar de medidas hemostáticas de manera inmediata disminuyendo, así, el porcentaje de hematomas posteriores, mientras que la administración de heparina i. v. tras el procedimiento provoca el sangrado de puntos que no se observan durante el implante y, por tanto, puede favorecer la aparición de hematomas .[34]

A la hora de decidir la mejor estrategia hay que valorar al paciente de forma individualizada, teniendo en cuenta los riesgos de sangrado si realizamos un manejo de la terapia anticoagulante agresiva frente a los riesgos de presentar un evento tromboembólico si suspendemos la anticoagulación (véase la figura 1).

En personas con alto riesgo tromboembólico (> 10 % al año), lo que nos interesa es mantener el menor tiempo posible unos niveles de anticoagulación inadecuados, usando una terapia agresiva. Para ello, lo recomendable sería usar la heparina como terapia sustitutiva al tratamiento anticoagulante, tal y como recomiendan las guías clínicas, o realizar el implante manteniendo el tratamiento con dicumarínicos. Si usamos la heparina i. v. como tratamiento sustitutivo, en nuestra experiencia es mejor comenzar a las 24 horas del implante, disminuyendo así el riesgo de sangrado sin aumentar excesivamente el peligro de presentar un evento tromboembólico.

Los pacientes con un riesgo tromboembólico bajo (< 4 % año) se benefician de una estrategia anticoagulante menos agresiva, para disminuir el riesgo de sangrado postimplante. La opción recomendable sería suspender el tratamiento anticoagulante unos días antes de la intervención, para reiniciarlo el mismo día o 24 horas más tarde, tras el implante del dispositivo.

En el grupo de pacientes con riesgo tromboembólico de grado intermedio (4-10 % año), nos interesa no ser tan agresivos con la anticoagulación, pero por otra parte tampoco debemos mantener al paciente demasiado tiempo con una coagulación normal, por su riesgo tromboembólico. Jamula *et al.*[34] recomienda una estrategia anticoagulante poco agresiva, mientras que Douketis JD *et al.*[35] opta por un manejo anticoagulante más agresivo. La estrategia a seguir se debe valorar individualmente, de acuerdo con el riesgo tromboembólico del paciente y la experiencia del médico implantador. Posi-

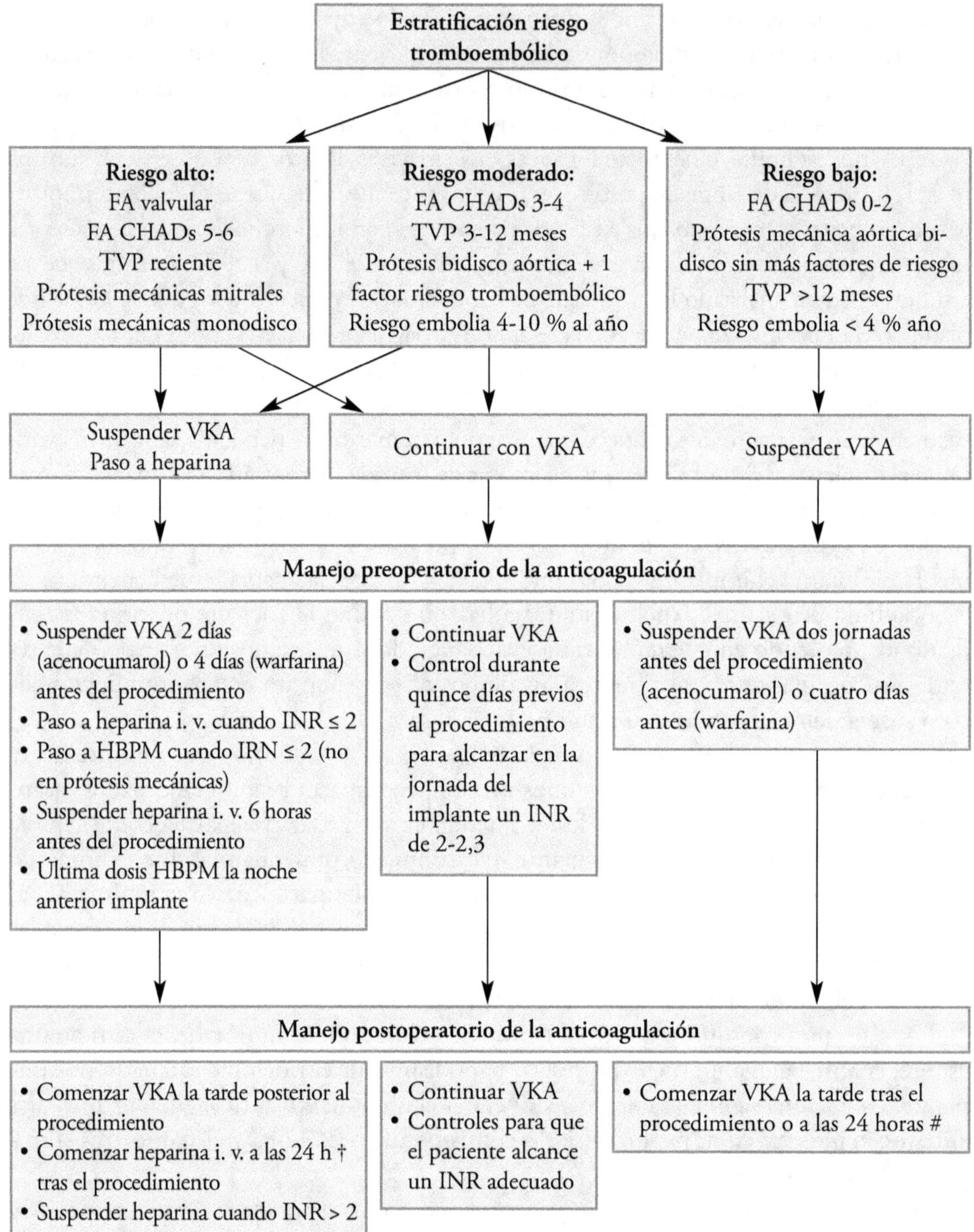

FA: Fibrilación auricular. TVP: Trombosis venosa profunda. VKA: antagonista Vitamina K. HBPM: heparina de bajo peso molecular. # A criterio del médico tratante. † Protocolo inicio heparina en nuestro centro, con *bolus* 5.000 U i. v. + perfusión.

Figura 1. Manejo perioperatorio de la terapia anticoagulante en el implante de dispositivos, de acuerdo con el riesgo tromboembólico del paciente.

blemente, dado el menor porcentaje de sangrados postimplante, una de las opciones más aconsejables sería realizar el implante manteniendo la terapia anticoagulante con dicumarínicos, para tener el día de la cirugía un INR en torno a 2. Aunque el éxito de esta estrategia depende en gran parte de la experiencia del equipo que realiza el implante.

2　Implante de dispositivos en pacientes antiagregados

Numerosos pacientes que requieren el implante de un marcapasos o un DAI reciben tratamiento antiagregante ya sea para la prevención primaria o secundaria del infarto de miocardio, del ictus o para evitar la trombosis de *stents* implantados en las arterias coronarias. Las terapias más comunes son la Aspirina o el clopidogrel como monoterapia o el tratamiento doble con Aspirina y clopidogrel.[35]

2.1　Riesgos de sangrado en pacientes antiagregados a los que se les implanta un marcapasos o DAI

En el estudio de Wiegand K *et al.,*[1] los pacientes a los que se les realizó el implante de un dispositivo y que estaban en tratamiento con Aspirina no presentaron un aumento en la incidencia de sangrados con respecto a los que no estaban antiagregados (2,9 % *versus* 2,4 %, respectivamente, p = 0,57). En cambio, los pacientes tratados con ticlopidina o con clopidogrel presentaron un mayor porcentaje de sangrados postimplante, en torno al 7 %, aunque no alcanzó significación estadística. La terapia antiagregante doble con AAS y clopidogrel, que, generalmente, se asocia para la prevención de trombosis de *stents* implantados en las arterias coronarias, incrementa de forma considerable la incidencia de sangrados postimplante (22 %). El riesgo que tienen estos pacientes de presentar un hematoma es once veces superior al que tienen los pacientes que no reciben terapia antiagregante, siendo un predictor independiente de sangrado postimplante.

2.2　Estrategia perioperatoria en pacientes antiagregados a los que se les va a implantar un marcapasos o DAI

2.2.1　Pacientes tratados con Aspirina

En aquellos pacientes tratados únicamente con AAS no sería necesario suspender la terapia antiagregante, ya que el riesgo de sangrado postimplante es igual al de los pacientes que no están antiagregados.[1]

2.2.2   Pacientes tratados con clopidogrel o ticlopidina

Estos enfermos tienen una mayor incidencia de sangrado postimplante, por ello se debe valorar el riesgo de presentar algún evento tromboembólico si se suspende la terapia antiagregante. En aquellos pacientes con riesgo tromboembólico bajo (prevención primaria de ictus o infarto) sería recomendable suspender el tratamiento antiagregante previamente a la intervención, para disminuir la incidencia de hemorragias posprocedimiento. El clopidogrel, como la ticlopidina, inhibe de forma irreversible las plaquetas y su efecto persiste de cinco a siete días (vida media de las plaquetas). Por tanto, en estos pacientes se debe suspender la terapia con el clopidogrel o la ticlopidina entre cinco y siete días antes del procedimiento, para garantizar el correcto funcionalismo de las plaquetas. La terapia antiagregante se deberá comenzar nuevamente a las 24 horas del procedimiento.[35] En aquellos pacientes con riesgo tromboembólico alto, el implante se realizaría sin suspender la terapia antiagregante y extremando la hemostasia durante el procedimiento.

2.2.3   Pacientes tratados con doble antiagregación (AAS + clopidogrel o AAS + ticlopidina) portadores de stents coronarios

El implante de dispositivos en pacientes con doble antiagregación se asocia a un riesgo muy importante de sangrado. Por otro lado, la suspensión del tratamiento antiagregante aumenta el riesgo de que se produzca una trombosis del *stent* y eso conlleva un aumento en la mortalidad, ya que se asocia generalmente a infartos de miocardio extensos.[35] Existen una serie de factores que aumentan los riesgos de trombosis del *stent* como:

- El tipo de *stent* (convencional o recubierto).
- Las dimensiones del *stent*, teniendo mayor riesgo los que miden > 18 mm de longitud o con un diámetro < 3 mm.
- Factores asociados al implante, teniendo mayor riesgo los pacientes con múltiples *stents*, con éstos localizados en el tronco común, en *ostium* de las arterias coronarias o en alguna bifurcación.
- Factores relacionados con los pacientes: diabetes, insuficiencia renal.
- Tiempo transcurrido desde el implante del *stent*, teniendo mayor riesgo si es < 4 semanas en *stents* convencionales o < 12 semanas en *stents* recubiertos.

En aquellos pacientes portadores de un *stent* convencional se debe evitar el implante de dispositivos de forma electiva durante las primeras cuatro semanas tras el implante, ya que el tratamiento antiagregante no se puede suspender por el alto riesgo de trombosis del *stent*. De cuatro a seis semanas tras el implante del *stent*, normalmente, éste ya se ha recubierto por el endotelio y el riesgo de trombosis disminuye, con lo cual en estos pacientes se puede suspender el tratamiento con clopidogrel cinco días antes del procedimiento para minimizar el riesgo de sangrado, manteniendo el tratamiento con AAS. En los pacientes portadores de *stent* recubiertos, la endotelización más lenta del *stent* aumenta el riesgo de su trombosis si se suspende la doble terapia antiagregante durante los doce primeros meses tras el implante. En pacientes a los que se les ha implantado un *stent* recubierto hace más de 12 meses y les tenemos que implantar un dispositivo, se deberá realizar manteniendo la doble terapia antiagregante.[35]

En pacientes a los que les vayamos a implantar un dispositivo y no podamos suspender el tratamiento antiagregante con clopidogrel o ticlopidina, será necesario realizar una cuidadosa hemostasia durante el procedimiento. Según nuestra experiencia, sería recomendable la aplicación de vendajes compresivos sobre la herida al final del procedimiento e incluso la aplicación de hielo sobre la herida durante las primeras horas tras el implante (evitando el contacto directo con la piel para evitar quemaduras). Otra alternativa, en caso de que la herida tuviera un sangrado difuso durante el implante, sería la colocación de un drenaje durante las primeras 24 horas del implante.

BIBLIOGRAFÍA

1. Wiegand UK, LeJeune D, Boguschewski F *et al.* Pocket hematoma after pacemaker or implantable cardioverter defibrillator surgery: Influence of patient morbidity, operation strategy and perioperative antiplatelet/anticoagulation therapy. Chest 2004; 126: 1177-186.

2. Becker RC, Ansell J. Antithrombotic therapy: an abbreviated reference for clinicians. Arch Intern Med 1995; 155: 149-61.

3. Research Committee of the British Thoracic Society. Optimum duration of anticoagulation for deep-vein thrombosis and pulmonary embolism. Lancet 1992; 340: 873-76.

4. Hirsh J, Dalen JE, Deykin D. *et al.* Oral anticoagulants: Mechanism of action, clinical effectiveness and optimal therapeutic range. Chest 1995; 108(Suppl): 231S-46S

5. Levine MN, Hirsh J, Gent M *et al.* Optimal duration of oral anticoagulant therapy: a randomized trial comparing four weeks with three months of warfarin in patients with proximal deep vein thrombosis. Thromb Haemost 1995; 74: 606-11.

6. Kaplan RC, Trischell DL, Longstreth WT Jr *et al.* Vascular events, mortality and preventive therapy following ischemic stroke in the elderly. Neurology 2005; 65: 835-42.

7. Chauhan A, Grace AA, Newell SA *et al.* Early complications after dual chamber versus single chamber pacemaker implantation. Pacing Clin Electrophysiol 1994; 17: 2012-015.

8. Klug D, Balde M, Pavin D *et al.* for the PEOPLE Study Group. Risk factors related to infections of implanted pacemakers and cardioverter-defibrillators. Results of a large prospective study. Circulation 2007; 116: 1349-355.

9. Garcia DA, Ageno W, Libby EN *et al.* Perioperative anticoagulation for patients with mechanical heart valves: a survey of current practice. J Thromb Thrombolysis 2004; 18(3): 199-03.

10. Research Committee of the British Thoracic Society. Optimum duration of anticoagulation for deep-vein thrombosis and pulmonary embolism. Lancet 1992; 340: 873-76.

11. Levine MN, Hirsh J, Gent M *et al.* Optimal duration of oral anticoagulant therapy: a randomized trial comparing four weeks with three months of warfarin in patients with proximal deep vein thrombosis.Thromb Haemost 1995; 74: 606-11.

12. Gage BF, Waterman AD, Shannon W *et al.* Validation of clinical classification schemes for predicting stroke: results from the National Registry of Atrial Fibrillation. JAMA 2001; 285: 2864-870.

13. Wolf PA, Dawber TR, Thomas HE Jr *et al.* Epidemiologic assessment of chronic atrial fibrillation and risk of stroke: the Framingham study. Neurology 1978; 28: 973-77.

14. Cannegieter SC, Rosendaal FR, Briet E. Thromboembolic and bleeding complications in patients with mechanical heart valve prostheses. Circulation 1994; 89: 635-41.

15. Bonow RO, Carabello BA, Kanu C *et al.* ACC/AHA 2006 guidelines for the management of patients with valvular heart disease: A Report of the American College of Cardiology/American Heart Association Task Force on Practice guidelines. Circulation 2006; 114: 84-231.

16. Ickx BE, Steib A. Perioperative management of patients receiving Vitamin K antagonist. Can J Anesth 2006; 53(6): S113-S22.

17. Hildick-Smith DJ, Lowe MD, Newell SA *et al.* Ventricularpacemaker upgrade: experience, complications and recommendations. Heart 1998; 79: 383-87.

18. Tobin K, Stewart J, Westveer D *et al.* Acute complications of permanent pacemaker implantation: their financial implication and relation to volume and operator experience. Am J Cardiol 2000; 85: 774-76.

19. Parsonnet V, Bernstein AD, Lindsay B. Pacemaker-implantation complication rates: an analysis of some contributing factors. J Am Coll Cardiol 1989; 13: 917-21.

20. White RH, McKittrick T, Hutchinson R *et al.* Temporary discontinuation of warfarin therapy: changes in the international normalized ratio. Ann Intern Med 1995; 122: 40-2.

21. Rustad H, Myhre E. Surgery during anticoagulant treatment: the risk of increased bleeding in patients on oral anticoagulant treatment. Acta Med Scand 1963; 173: 115-19.

22. García DA, Regan S, Henault LE *et al.* Risk of thromboembolism with short-term interruption of warfarin therapy. Arch Intern Med 2008; 168(1): 63-9.

23. Goldstein D, Losquadro W, Spotnitz H. Outpatient pacemaker procedures in orally anticoagulated patients. PACE 1998; 21: 1730-734.

24. Al-Kadra AS. Implantantion of pacemakers and implantable cardioverter defibrillators in orally anticoagulated patients. PACE 2003; 26: 511-14.

25. Giudici M, Barold S, Paul D *et al.* Pacemaker and implantable cardioverter defibrillator implantation without reversal of warfarin therapy. PACE 2004; 27: 358-60.

26. Fuster V, Ryden LE, Cannom DS *et al.* Task Force on Practice Guidelines, American College of Cardiology/American Heart Association: Committee for Practice Guidelines; European Society of Cardiology; European Heart Rhtythm Association; Heart Rhythm Society. ACC/AHA/ESC 2006 guidelines for the management of patients with atrial fibrillation. Executive summary: A report of the American College of Cardiology/American Heart Association Task Force on practice guidelines and the European Society of Cardiology Committee for Practice guidelines. Europace 2006; 8(9): 651-745.

27. Kovacs MJ, Kearon C, Rodger M *et al.* Single-arm study of bridging therapy with low-molecular-weight heparin for patients at risk of arterial embolism who require temporary interruption of warfarin. Circulation 2004; 110: 1658-663.

28. Salem DN, Stein PD, Al-Ahmad A *et al.* Antithrombotic therapy in valvular heart disease-native and prosthetic: the Seventh ACCP Conference on Antithrombotic and Thrombolytic Therapy. Chest 2004; 126: 457S- 82S.

29. Michaud G, Pelosi FR, Noble MD *et al.* A randomized trial comparing heparin initiation 6 h or 24 h after pacemaker or defibrillator implantation. J Am Coll Cardiol 2000; 35: 1915-918.

30. Marquie C, De Geeter G, Klug D *et al.* Postoperative use of heparin increases morbidity of pacemaker insertion. Europace 2006; 8: 283-87.

31. Hammerstingl C, Tripp C, Schmidt H *et al.* Periprocedural bridging therapy with low-molecular-weight heparin in chronically anticoagulated patients with prosthetic mechanical heart valves: experience in 116 patients from the prospective BRAVE registry. J Heart Valve Dis 2007; 16: 285-92.

32. Tolosana JM, Berne P, Mont L *et al.* Heparin *versus* acenocumaro in device implant/replacement: a prospective, randomized trial. Eur Heart Journal 2007: 28 (abstract supplement), 255.

33. Milic DJ, Perisic Z, Zivic SS *et al.* Prevention of pocket related complications with fibrin sealant in patients undergoing pacemaker implantation who are receiving anticoagulant treatment. Europace 2005; 7: 374-79.

34. Jamula E, Douketis DJ, Schulman S. Perioperative anticoagulation in patients having implantation of a cardiac pacemaker or defibrillator: a systematic review and practical management guide. J Throm Haemost 2008.

35. Douketis JD, Berger PB, Dunn AS. *et al.* The perioperative management of antithrombotic therapy: American College of Chest Physicians Evidence-Based Clinical Practise Guidelines (8 th Edition). Chest 2008; 133: 299S-339S.

Every choice matters.
Every decision critical.
Every move confident.

MORE CONTROL.
LESS RISK.

St. Jude Medical is focused on reducing risk by continuously
finding ways to put more control into the hands of those who save lives.

Experience Control. Visit sjm.com

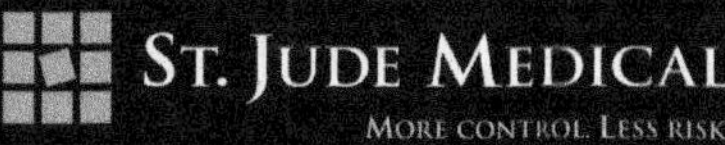

ST. JUDE MEDICAL
MORE CONTROL. LESS RISK.